科学出版社"十四五"普通高等教育研究生规划教材

中医药科研思路与方法

主　编　胡建鹏

科学出版社

北　京

内 容 简 介

本教材主要介绍中医药科研的思路与方法，共分 11 章，分别为绪论，中医药科研的思维方式、科研选题、科研设计的要素、科研设计的常用方法，医学文献研究，中医药动物实验研究，中医临床研究，中药研究，中医药科研论文的写作、科研课题的申报与实施。在教材编写过程中，力求体现教材的思想性、科学性、先进性、规范性、启发性和实用性相结合等要求，以突出中医药学的特点为前提，以科学、规范为原则，以启迪中医药研究创新思维为目的，根据中医药专业教育应具备的学科特点，在中医药理论指导下，紧密结合中医药现代研究进展编写而成。通过本教材的教学，使研究生对中医药学科研的形式、内容和特点形成初步的认识，掌握中医药科研的思路、切入点和基本方法，为从事中医药科研工作打下基础，以培养和增强研究生的创新意识、创新能力、科学态度、科研素养、科研能力和水平。

本教材适合高等中医药院校中医药类专业七年制学生和研究生使用，对从事中医药科研和临床工作者有较高的参考价值。

图书在版编目（CIP）数据

中医药科研思路与方法 / 胡建鹏主编 . -- 北京 : 科学出版社 , 2025. 6. -- (科学出版社“十四五”普通高等教育研究生规划教材).
ISBN 978-7-03-082208-6

Ⅰ. R2-3

中国国家版本馆 CIP 数据核字第 2025TB6498 号

责任编辑：郭海燕　王立红　/ 责任校对：刘　芳
责任印制：徐晓晨 / 封面设计：陈　敬

科学出版社 出版
北京东黄城根北街 16 号
邮政编码：100717
http://www.sciencep.com
固安县铭成印刷有限公司印刷
科学出版社发行　各地新华书店经销
*
2025 年 6 月第　一　版　开本：787×1092　1/16
2025 年 6 月第一次印刷　印张：14
字数：405 000

定价：108.00 元

（如有印装质量问题，我社负责调换）

本书编委会

主　编　胡建鹏

副主编　张　瑞　孙学刚　李学军　熊　阳　邹　冲　杨　芳

编　者　（以姓氏笔画为序）

王又闻（上海中医药大学）
王丽娜（安徽中医药大学）
王晓骁（南京中医药大学）
刘珍珠（北京中医药大学）
孙学刚（南方医科大学）
李　艳（河南中医药大学）
李佩佩（安徽中医药大学）
李学军（安徽中医药大学）
杨　芳（辽宁中医药大学）
杨　璇（安徽中医药大学）
邹　冲（南京中医药大学）
张　婷（浙江中医药大学）
张　瑞（河南中医药大学）
金月萍（安徽中医药大学）
胡建鹏（安徽中医药大学）
宫　鹏（安徽医科大学）
高　磊（南方医科大学）
熊　阳（浙江中医药大学）

本书编委会

前　言

为全面贯彻落实2020年全国研究生教育会议精神，全面深化高等中医药研究生教育教学改革，加强高水平研究生教材建设，提升研究生课程教学质量，培养传承中医药文明、创新中医药事业的复合型、创新型高等中医药专业高素质人才，提升研究生教育教学水平和培养质量。党的二十大报告明确指出教育、科技、人才是全面建设社会主义现代化国家的基础性、战略性支撑。根据《科学出版社“十四五”普通高等教育研究生规划教材的通知》要求，《中医药科研思路与方法》入选第二批科学出版社“十四五”普通高等教育研究生规划教材。

本教材主要介绍中医药科研的思路与方法，共分11章，分别为绪论，中医药科研的思维方式、科研选题、科研设计的要素、科研设计的常用方法，医学文献研究，中医药动物实验研究，中医临床研究，中药研究，中医药科研论文的写作、科研课题的申报与实施。第一章、第二章由胡建鹏、宫鹏编写，第三章由王又闻编写，第四章、第五章由张瑞、李艳编写，第六章由杨芳编写，第七章由王丽娜编写，第八章由李学军、邹冲、胡建鹏、金月萍、王晓骁编写，第九章由熊阳、张婷编写，第十章由李佩佩、刘珍珠编写，第十一章由孙学刚、高磊、杨璇编写，教材各章的内容由张瑞、李学军、孙学刚、熊阳、邹冲、杨芳根据编委会意见分别进行统稿，最后由胡建鹏对全书统一审定。中医药科研思路与方法课程在中医药院校研究生教学中的重要性不言而喻，通过本教材的教学，研究生对中医药学科研的形式、内容和特点会形成初步的认识，掌握中医药科研的思路、切入点和基本方法，为从事中医药科研工作打下基础，以培养和增强研究生的创新意识、创新能力、科学态度、科研素养、科研能力和水平。解决研究生科研工作的迫切需求，提高其发现问题、解决问题的科学思维能力。在教材编写过程中，力求体现教材的思想性、科学性、先进性、规范性、启发性和实用性相结合等要求。以突出中医药学的特点为前提，以科学、规范为原则，以启迪中医药研究创新思维为目的，根据中医药专业教育应具备的学科特点，在中医药理论指导下，紧密结合中医药现代研究进展编写而成。

本教材适合高等中医药院校中医药类专业七年制学生和研究生使用，对从事中医药科研和临床工作者有较高的参考价值。在编写过程中，科学出版社对教材的编写进行了精心的组织和指导。各编委单位、研究生院也给予了热情鼓励和支持，在此一并表示衷心的谢意。《中医药科研思路与方法》的编写是一项探索性工作，教材中难免存在一些疏漏和不足，热切期望广大师生在使用本教材过程中提出宝贵意见，以便今后进一步修订提高，不胜感激！

编　者

2025年2月

目　　录

第一章 绪 论

中医药学（traditional Chinese medicine and pharmacy）是拥有4000～5000年历史的中国传统医学，有其科学系统的理论体系，在疾病防治、养生保健等方面积累了丰富的临床实践，长期以来为中华民族的繁衍昌盛和延续发展发挥了重要作用。中医药学研究与其他自然科学研究一样，是探索未知的认识活动，其根本任务在于全面、系统、深入地反映生命的本质及其变化规律。中医药学蕴藏着科学的内涵及较强的实用价值，其科学研究是现代科学技术研究的分支之一，充分发挥中医药学的优势，促进中医药学现代化和国际化，为人类的健康保健事业作出更大的贡献是现代中医药学研究的重要课题。在研究工作中培养良好的科学思维和科学素养、掌握基本的研究方法，对研究和发展中医药学理论和临床应用具有重要的意义。

第一节 医学科学研究概述

一、科学研究定义

科学研究的英文是“research”，前缀re是“再度”“反复”的意思，“search”是“探索”“寻求”的意思，合在一起即“反复探索”之意。科学研究是指运用科学的理论和方法，探索自然界未知领域中物质运动及其客观规律，创造新理论、新技术的认识活动。科学研究是发现问题、分析问题和解决问题的过程，也就是对未知事物的认识过程，从现代信息加工理论来看，科学研究是通过实验或调查、观察取得信息，并对其进行加工（如数据资料的统计学处理）。

二、医学科学研究的目的意义

医学科学研究是人们的自觉活动，是一种能动地去探索未知、创造知识和技术的认识活动。医学科学研究区别于医疗活动和教学活动，就在于医学科学研究是创造知识，医疗活动是应用知识，教学活动是传授知识。医学科学研究这种科学劳动，同其他科学劳动一样，具有探索性、创新性、继承性、连续性、集体性和独立思考性等特点，而其中的探索性和创造性则是把科学研究区别于其他劳动的本质特征。探索与创新是科研活动和一般性劳动活动的区别所在，探索是为了获得对未知事物和现象的认识，发现其运动的规律；创新是在已经获取的认识基础上，建立新的理论、阐明新的规律、发明新的技术、研制新材料、新产品。探索是创新的前提，创新是探索的结果。探索性和创新性的特征，是由科学研究本身的性质所决定，它从实质上概括和反映了科学研究的根本任务和科研劳动的真正价值。从此意义上说，不去探索未知、不去创新，就不能称其为科学研究。继承和积累是进行科学研究的基础，已有的科学理论知识和技术方法是从事科研工作的基础，而这些理论和方法则是前人通过大量的科学研究积累下来的，利用这些理论和方法，开展科学研究活动，体现了科学研究的继承性，同时在科学研究中创新，也为科学的发展积累了知识和技术。因此科学研究是通过不断的积累和创新，推动着科学技术的进步和发展。

三、医学科学研究的任务

医学科学研究与其他自然科学研究一样，也是认识客观事物、探索未知认识的过程，作为一个极其复杂的认识活动，它是研究人体的生理、病理、健康和疾病的变化规律。医学科学研究的任务就是要认识健康与疾病互相转换的规律（基础医学）、防止发生健康向疾病转化（预防医学）、促进现实疾病向健康转化（临床医学）、恢复健康机体所应有的功能。其主要任务旨在揭示人体生命现象的本质与疾病发生、发展的过程和机制，认识人与环境的相互关系，掌握健康与疾病相互转化的客观规律，为研究人的生命现象和防治疾病，提高健康水平提供了理论知识和技术方法。

四、医学科学研究的基本特征

医学科学研究具有独特的基本特征，为明确医学科学研究工作具备主动性、自觉性和计划性，研究者制订了医学科学研究的正常程序。该程序由活动规律所决定，能够正确指导研究工作正常进行，使医学科学研究活动遵循科学规律，进而取得科学成果。其核心目标是要揭示人体生命本质，以及疾病发生、发展的现象和机制；明确认识人和环境的相互关系，为提升健康水平提供防治的技术、方法和手段。医学科学研究的对象是人而不是物，人不仅存在生理活动，还具备语言、思维、心理活动和社会活动等社会属性，人体的生理现象既不能简单地用一般生物学规律解释，也无法仅通过一般的物理、化学的规律去认识。因此，在研究的过程中须重视其自身的特点，这也对研究方法提出了更高、更严格的要求。所以医学科学研究相较于其他自然科学研究，更具有复杂性和困难性，是兼自然科学与社会科学综合属性的科学，现代医学模式正是“生物-社会-心理”的体现。

五、医学科学研究的类型

根据医学科学研究工作的目的、任务和方法不同，通常可划分为以下几种类型。

1. 基础研究

基础研究（basic research）是对未知事物现象的本质和规律进行探索的科研活动，目的是发现新理论、新原理、新知识等，从而丰富并发展成为科学理论，为新的技术发明和创造提供理论依据。当一项科学研究是为获得对自然界更充分的了解，或要获得对探索领域新的发现，但又未考虑近期的实用目标时，此项研究就可称为基础研究。由于基础研究的成果常对广泛的科学领域产生影响，并说明一般的和普遍的真理，因此它的成果也易成为普遍的原则、理论或定律。

中医药学的基础研究是以发现人类自然规律和发展中医药理论为目标，探讨中医药学基本理论的本质，进而探究中医药学的新领域、新发现、新理论。例如，阴阳五行理论本质的研究、藏象本质的研究、经络实质的研究、六淫本质的研究、病机实质的研究、传变规律的研究、中药性味的研究等，均属于中医药学基础研究的范畴。此类研究成果虽不能直接应用于临床，也不能转化为产品，但对中医药理论的发展具有重要作用。中医药学的基础研究是打开古老中医药学与现代科学之间的大门，使中医药学走向世界，基础研究是与现代科学尤其是现代医学接轨的关键途径。

2. 应用研究

应用研究（applied/application research）是将理论发展转为实际应用，指导基础研究成果的实际应用以达到具体或预定目标的研究。具体来说，应用研究是指把基础研究发现的新理论和新知识应用于特定的科学领域，其具有明确的研究目标，是基础研究的延续，也为基础研究的成果开辟了具体的应用途径，使之转化为实用型技术。区分应用研究与基础研究的主要标志是目的性，应用研究既具有针对一定的实际应用目的去发展基础研究成果的性质，也为达到某些特定的、预先确定的实际目标提供新的方法或途径。一般来说，通过应用研究可以把理论转化为可应用的形式。应用研究的成果能够解决特定科学技术领域的实际问题，具有一定的选择性和针对性，与基础研究成果的普遍指导意义形成区别。

对于中医药学而言，应用研究主要聚焦于中医药学理论在临床诊断、治疗、预防疾病及药品生产中的应用问题，旨在为进一步研究临床诊疗技术方法或药品生产工艺打下基础。如清热解毒、醒脑开窍、活血化瘀、养阴生津、化痰通腑、益气固脱等治法及其代表方剂的疗效与作用机制研究等。

3. 开发研究

开发研究（development research）是指运用基础研究、应用研究所获得的知识和方法，开展新技术、新材料、新产品研制的科研活动。它是将基础研究、应用研究的成果应用于生产实践的科学研究，是科学转化为生产力的中心环节。开发研究与基础研究、应用研究的主要区别是：基础研究与应用研究侧重于增加科学技术知识，注重技术手段和方法的创新；而开发研究则侧重于将基础研究和应用研究的成果进行应用和推广，以产生直接的社会效益和经济效益。对中医药学领域而言，开发研究的重点在于解决目前中医药新药、新技术和新设备的开发问题。具体是指研究临床疾病的中医诊断和治疗方法，尤其是有效方药的研究，如中药新药的开发、新的医疗器械的研制等。

基础研究、应用研究、开发研究是整个科学研究系统三个互相联系的环节，它们在特定专业领域的科学研究体系中协同发展，体现了科学理论知识向物质生产领域转化和发展的基本过程；同时也表明，生产力的发展与创新必须以科学理论知识为基础和支撑。

第二节 中医药科学研究概述

中医药科学研究是指探讨中医药学术知识的科学实践，主要从中医药的理论与实践出发，探索生命和疾病过程的规律，以提高中医药防治疾病的水平和疗效。

一、中医药科学研究的定义和分类

（一）中医药科学研究的定义

遵循中医药学理论，运用现代和传统的科学方法与手段，揭示中医药本质，探索人体健康与疾病相互转化的规律，探寻维护人体健康和防治疾病的方法手段，从而得出新理论、新发现、新发明、新创造，这种从未知到已知的实践过程，称为中医药科学研究。

（二）中医药科学研究的分类

中医药科学研究依据研究目的、研究领域、研究性质和方法，存在多种分类方式，常见的中医药科学研究主要分为以下几种。

1. 文献研究

文献研究（literature research）主要是指搜集、鉴别、整理文献，并通过对文献的分析形成对事实的科学认识。作为一种古老而富有生命力的科学研究方法，文献研究的核心在于通过充分掌握资料、开展文献调研，以便科研人员把握有关的科研动态及前沿进展，了解前人已取得的成果与研究的现状等。中医药的古今文献浩如烟海，是中医药学研究的重要内容之一。利用数据挖掘、人工智能、知识图谱构建等现代方法与技术，对中医药文献资料进行挖掘整理，不仅能够为中医药科研提供研究资料、研究方法，还可对研究工作的思路发挥重要的指导作用。

2. 动物实验

动物实验（animal testing）是指以实验动物为研究对象，运用生物学、物理学、化学等技术方法在实验动物身上进行科学实验，了解并掌握实验过程中动物发生的生理、病理变化及这些变化产生的机制，从而为人类生命科学服务。实验动物是指以实验研究为目的培育而成，具备明确的微生物和遗传背景，专门用于科学实验的动物。动物实验研究须在配备相应仪器设备的实验室中，由经过培训且具备实验技术操作能力的人员实施，作为中医药实验研究中最为重要的组成部分，其最终目的是通过对动物本身生命现象和疾病现象的研究，将成果推用至人类，以探索人类的生命奥秘、防治人类的疾病、延缓衰老并延长人类的寿命。

3. 名老中医学术思想研究

名老中医学术思想与临床经验研究是具有中医特色的科研活动，名老中医学术经验作为中医药理论、前人经验与当今临床实践相结合的典范，是中医药宝库中的瑰宝，但其内容深奥复杂、形式灵活多变，不便于后来者继承和学习。因此将名老中医的学术思想通过科研的方式转化成科研成果，既有利于后来者继承和学习，又便于推广和应用；既可对名老中医学术经验进行评价，促进名老中医学术思想的继承和发展，又利于培养高素质的中医药人才，提高临床诊疗水平，推动中医药学术进步和理论创新。

4. 临床试验

临床试验（clinical trial）是指以人体（患者或健康人）为研究对象的医学研究，旨在揭示研究因素（如新药、新疗法等）对人体的作用及不良反应，或探索药物在人体内的吸收、分布、代谢和排泄规律。其目的是探寻疾病的诊断、治疗与预防措施，以及确认研究因素的有效性与安全性。通常将参加临床试验的人员称作“志愿者”或“受试者”（包括健康的人和患者），具体根据试验的性质和目的而定。例如，某种新药正式上市前，为评估其临床疗效和副作用情况，研究人员在征得患者同意后给予药物，经过规定的疗程后，观察其用药反应。中医药临床试验必须遵循医学伦理学要求，即必须尊重志愿者的人格、保障其权益，严禁临床试验危害其生命，且受试者在试验期间，可以无理由退出。总之，中医药临床试验是改善人类健康，探寻新型治疗药物和方法的重要途径。

5. 预防医学研究

预防医学（preventive medicine）是以“环境-人群-健康”为模式，以人群为研究对象，以预防为主要指导思想，运用现代医学和中医药学知识和方法，研究自然环境及社会环境对健康的影响规律，制订疾病预防的策略与措施，以实现控制疾病、保障人类健康、延长人类寿命的目标。随着医学模式的发展和转变，预防医学在医学科学中的重要性日益凸显。其与临床医学的不同之处在于它是以人群为研究对象，而非仅限于个体，重点研究环境与人群健康的关系，以及疾病预防的策略和方法。在中医学研究领域，“治未病”是研究的热点之一。通过中医学特色的诊疗思路和方式，尽早干预，以达到预防疾病发生、控制疾病加重的目的。

6. 新药研究

中药新药是在中医药理论指导下，以中药材、中药饮片、中药提取物等为原料研制的未曾在中国境内外上市销售的中成药。中药新药须按照国家有关规定，经过规范的研究、严谨的制备，并由国家药品监督管理局药品审评中心审评通过并批准发放新药证书及生产批准文号后，方可投放市场。根据《中药注册分类及申报资料要求》，中药新药注册分为中药创新药、中药改良型新药、古代经典名方中药复方制剂、同名同方药等类别。其临床前研究包括药学研究和药理毒理研究。药物的临床试验根据试验目的分为不同阶段。根据《药品注册管理办法》，新药临床试验分为四期；注册申报与审批分为药物临床试验申请和药品上市许可申请两个阶段。

7. 调查研究

调查研究（research）是一种观察性研究，研究者无须采取特殊措施，只须到现场系统地收集所需数据资料，这些资料反映客观存在的结果或条件，不包括任何影响结果的因素或变量。调查研究按其指标观察的时限分为横向调查研究和纵向调查研究。横向调查研究是指研究者收集某一时间点的一组指标的观察数据，纵向调查研究则是在某一段时段内反复地获取一个或一组指标的观察数据，以分析其在不同时间点的变化。调查研究又可按研究者需求分为陈述性调查研究和分析性调查研究。陈述性调查研究主要描述在某一特定情况下临床或人口统计观察的结果；分析性调查研究则是为了探寻某一情况的形成因素（如病因），并解释观察结果。例如，疾病与证候关系的调查研究，通过分析收集到的数据，可以初步探索疾病与证候的关联关系，总结与疾病本质最相关的核心症状与鉴别症状，结合客观的现代化体征信息及检验检查结果，使证候诊断过程更加客观标准。

二、中医药科学研究的特点

中医药研究的对象主要是具有复杂属性的人类，因此中医药科研活动除具备上述科学研究作为创造新理论、新知识、新技术的认识活动所具有的创造性、探索性、困难性等基本特点外，由于中医药学具有其独特的学术体系，其科研活动还具有以下特点。

1. 复杂性

中医药科研的主要对象是人，作为复杂的生物体，人既有生物性又有社会性，除一般的生理活动外，还具有着复杂的精神及心理活动。人体的精神心理状况、生理活动及疾病过程，会受到自然和社会因素的综合影响，这使得医学研究相比其他科学研究，具有更加明显的复杂性和困难性。而中医药学的学术体系尤其注重人与自然、社会的和谐统一，因此中医药科研除了研究人的生物学因素外，还须重视心理、自然环境、社会环境等因素对人体的影响，这进一步使中医药科研具备显著的复杂性和困难性。

2. 伦理性

中医药科学研究以人和动物为主要研究对象，不仅要探索生命现象奥秘，还要研究外界环境中可能影响人体健康的各种因素，其研究关系到人的生老病死，涉及千家万户的切身利益，尤其某些重大的传染病研究对社会的稳定和发展有着重要的影响。在芬兰赫尔辛基召开的世界医学会上通过的《赫尔辛基宣言》（1964）、联合国教科文组织的《世界人类基因组与人权宣言》（1997）和《世界生命伦理与人权宣言》（2005），均是生命伦理方面的国际规范性文件。按照文件的要求，医学研究的所有干预措施必须经过验证确保安全有效，杜绝给受试者造成不必要的伤害。在医学人体试验中，应保护受试者的生命权、健康权、人格尊严、身体完整权、自主决定权、隐私权、个人信息保密权、治疗权及损害补偿权。因此，要求研究人员必须具备高尚的职业道德和严谨的科研作风，严格遵循伦理学原则，严禁直接或间接地损害人体健康。凡涉及人体试验的研究，均须严格遵守医学伦理学原则，如知情同意原则、实验设计及实验过程的道德规范等。世界卫生组织和我国卫生管理部门对医学科研特别是临床试验制定了严格的规定，颁布了相关管理条例，医学科研人员必须严格遵守。2007 年卫生部发布《涉及人的生物医学研究伦理审查办法（试行）》，进一步完善了伦理审查制度。2018 年我国正式实施 GB/T 35892-2018《实验动物 福利伦理审查指南》，要求设立由实验动物专家、兽医、管理人员、科研人员及公众代表等不同方面的人员组成的实验动物管理和使用委员会或福利伦理委员会，按照实验动物福利伦理的原则和标准，对使用实验动物的必要性、合理性和规范性进行审查和监管。

3. 整体性

整体观是中医药理论的核心，与中国古代哲学中的“天人合一”思想一脉相承。中医药理论认为人体是由若干器官、组织、细胞组成的一个有机整体，各个器官、组织或细胞，虽具有各自不同的功能，但均是人体整体活动的一部分，这既决定了机体在组织结构上的整体统一性，又保证了在生理上相互联系，以维持其生理活动上的协调平衡。而在病理上则相互影响、传变，进而产生复杂的病理变化。因此在诊断与治疗上，形成了四诊合参和整体调理的诊疗观。此外，人与自然界及社会也保持着统一的整体关系，自然环境和社会环境的变化会对人的生命活动和疾病过程产生影响。因此，中医药科学研究应始终贯彻整体性特征。

4. 实践性

中医药理论主要源自临床运用中医药诊疗疾病的实践总结，在长期的医疗实践过程中，形成了“实践—理论—实践”的循环发展模式，经过总结和积累，构成了一整套预防及诊治疾病的理论、方法和技术。中医药学理论无论在指导思想、研究方法和研究内容等方面，都凸显了临床实践的重要性。因此，临床实践既是中医药科研的基础，又是中医药科研的目的。即中医药科学研究首先应从临床研究入手，解决临床实际问题，运用现代科学技术与方法观察病例、分析疗效、总结经验、掌握规律，然后再做实验研究，以阐明其原理、机制；对名老中医的经验及中医药临床文献的发掘、整理及研究，亦是中医药科研至关重要的一部分。

5. 重证候

中医学“证候”的理论与实践贯穿于疾病的诊断、治疗、康复、疗效评价的全过程。“证候”指从整体性出发，对个体疾病状态下特征的描述及对疾病内在规律变化的概括。“辨证论治”集中体现了中医学对人体生理、病理规律的认识及临床诊疗水平，是中医学区别于现代医学诊疗体系的特色和优势。抓住“证候”这一关键环节开展科学研究，既能够充分保持和发扬中医学的优势，又能够推动中医药学术的发展。证候学是中医理论体系的核心内容，也是中医诊断和治疗的核心环节。辨证论治作为中医学的重要特色之一，通过证候的分析判断来实行。证候标准化研究是科学、客观、系统评价中医临床疗效的前提，是采用中医辨证论治临床研究得到更广泛认可的基础，这不仅有助于提升中医药临床诊疗的规范性，还为中医药应用于临床实践提供了科学依据，更对深化中医理论和中医诊疗方法的认识具有重要意义。

6. 特色性

开展中医药科研工作须突出中医药特色，在基础理论方面，以阴阳五行体系为指导，以脏腑经络学说、精气神学说和天人相应学说为依据；在临床实践方面，以辨证、辨病论治为核心的理、法、方、药（或穴）体系为原则。这些学说和体系都统一于整体观、恒动观，至今指导着中医药科研工作者的科研和医疗实践活动。在临床中突出中医药特色，是指无论采用何种研究方法，其思路必须是以中医药理论逻辑为指导，其研究结论须反馈到中医药理论和中医临床命题上来，将中医药认知水平向前推动。

因此，中医药科学研究是以中医药理论和知识为指导，运用现代与传统科学技术和方法，旨在揭示中医药理论的本质，探索人体健康和疾病的规律，研究保持健康、防治疾病的理论知识和方法，从而创造新的理论和知识，发明新的技术和方法，以促进中医药理论发展，提高人类的健康水平。

三、中医药科学研究的意义

中医药在人类养生保健、疾病防治、延缓衰老等方面积累了丰富经验，总结出较为全面系统的理论体系。其蕴含着科学的内涵与极强的实用价值，在保障人类健康和繁衍方面发挥了重要的作用，值得进一步研究开发、发扬光大，从而对推动中医药走向世界和促进现代生命科学的发展具有重要意义。

1. 提高健康水平

中医药作为我国独具特色的卫生资源，与西医药共同担负着维护和增进人民健康的重要使命，是中国特色医药卫生事业不可或缺的重要组成部分。长期以来中医药对于中华民族的繁衍昌盛发挥了积极的作用，随着社会的变革和疾病谱变化，人类健康面临着双重挑战，一方面，许多新的防病治病的课题亟待解决；另一方面，化学药品的毒副反应、药源性疾病的增加和耐药性的不断出现，成为影响人类健康水平和生存质量的重要因素。基于此，中医药学具有独特的优势，它对人类健康的保障作用日益受到医学界的重视。如中医、中西医结合治疗严重急性呼吸综合征（severe acute respiratory syndrome，SARS）的治疗方案，用科学的数据证实了中医药防治 SARS 的科学性和有效性，获得了世界卫生组织的认可。开展中医药科学研究，保持和发扬中医药学的特色和优势，能够进一步提高中医药预防、诊断和治疗疾病的能力，更好地为防病治病、提高人类的健康水平服务。

2. 发展中医药理论

中医药理论有其自身的特色优势，但也有一些局限性，须在学科发展过程中不断完善，以构建科学合理的中医药理论体系。任何一门学科都是在历史和科学的前进中不断完善和发展，中医药学也不例外，随着科学技术的发展，不断汲取当代的科学技术成果和科学方法，深入开展中医药科学研究，不断解决学科发展中遇到的新问题，对中医药理论的发展和学科体系的完善具有重要的意义。在保持中医药特色与优势的前提下，遵循其自身规律，诠释中医药理论的本质及科学内涵，推动中医药理论的发展。

3. 促进现代生命科学理论的发展

中医认为人体是一个有机的整体，机体各脏腑相互协调，相互影响，共同维持人体生命活动的动态平衡，以保持健康的状态。这一认识揭示了人体内部的协调整合功能及对外部环境的适应性的生命活动规律。中医药的辨证治疗体系是在此认识指导下建立的，旨在因人、因时、因地对患病个体进行多靶点、多环节的整体调节，以实现机体的动态平衡。中医药“以患者为核心”的医学理念，“治未病”及养生保健领域的独特优势更是体现了中医学“防寓于治，防治结合”的思想。科学客观地开展该学术体系的研究，不仅是中医药自身发展需求，同时也将丰富现代医学的内涵，以促进现代生命科学理论的发展。

四、中医药科学研究的基本程序

中医药科学研究课题虽然性质不同，目的有异，但都具有基本的工作程序，即选题、课题设计、实施、资料分析、提出研究结论、撰写研究报告等。

（一）选题

科学研究的第一步工作就是选择所要研究的中医药课题，确立研究目标和内容。在中医药实践中，经常会遇到一些用现有科学知识无法解释的现象和无法解决的问题，从而人们在思想上形成想探索问题、寻求答案的意念，称之为初始意念，初始意念可能是局限的、粗浅的，但却是可贵的，可以为科学研究提供线索和思路。有了初始意念，提出了问题，这只是选题的第一步，并不等于已经确定了题目，还需要通过深入细致的国内外文献查阅，摸清所提问题的理论依据、价值和意义，以及国内外研究动态和发展趋势。在此基础上，对所获取的资料和信息进行分析对比，使所提问题系统化、深刻化，找出问题的关键所在，为立题提供理论上和实验上的科学依据，并提出所要研究中医药问题的假定性答案，建立科学假说。根据假说内容，进行科学构思，从而确立研究课题的题目。

（二）课题设计

课题设计（project design）是指围绕中医药课题选题，进行构思、计划，设计课题具体研究方案，包括课题研究的科学假说、目的意义、技术路线、指标选择、方法步骤、时间安排、人员分工和经费预算等一整套研究方案。课题设计的意义在于凸显中医药课题研究的创造性、探索性，增强科研过程的科学性，使误差控制在最低限度，以保证科研结果准确可靠。一项完整的中医药科研课题设计应包括以下基本内容。

1. 立项依据

立项依据是科研工作的关键，包括中医药课题的研究意义、国内外研究现状分析等。基础研究，应着重结合国际国内科学发展趋势，论述课题的科学意义；应用研究，应着重结合学科前沿，围绕国民经济和社会发展中的重要科学技术问题，论述其应用前景和价值。要科学地描述课题所研究领域的国内外研究现状及趋势，找出该领域存在的问题及与项目相关的空白点、未知数、难点、关键技术，在已有基础上形成清晰严密的假说和设想，明确本课题想做什么、要做什么、能做什么，并以问题为导向确定项目顺利开展后能解决什么问题，这些问题的解决究竟有何科学意义和应用价值。

2. 研究计划

研究计划是中医药课题设计的重中之重，研究计划的设计水平是研究者科研水平的直接反映。研究方案包括研究目标、研究内容和拟解决的关键问题，拟采取的研究方法、技术路线、实验方案及可行性分析，本研究的特色和创新之处，预期研究成果等。研究目标一定要明确，应突出课题的科学假说。研究内容必须具体，要详细明确地说明课题准备解决什么问题及采取什么方法。技术路线要采取系统工程，具有可操作性与自明性。中医药课题研究的创新性是课题的生命力所在，应该充分阐述。预期研究成果是对本课题研究结果的预期，应实事求是。

3. 课题实施计划

中医药课题实施计划主要内容包括课题组组成、任务分工，研究工作总体安排和年度进度计划，研究工作基础，已具备的研究条件包括实验条件、研究场地、仪器设备、病例或动物来源、研究力量、协作条件等，尚缺少的条件及拟解决的途径，经费预算包括科研业务费、仪器设备费、药品试剂材料费、动物及饲养费、协作费、课题组织实施费、成果鉴定费、劳务费等。

（三）课题研究的实施

中医药课题研究方案制订和批准后，就要实施，根据研究方案开展具体的研究，以完成课题的研究工作。这是把研究计划付诸行动的实际操作阶段，是运用科学的方法搜集研究资料的阶段。中医药课题研究的实施主要采取观察、实验与调查等研究方法。

1. 观察

观察是中医药科研的基本方法，观察必须坚持全面、客观、实事求是的原则和一丝不苟的科学态度，不主观武断，不固执己见，要做好详尽、准确无误的观察记录，不能带有主观倾向，更不能凭空捏造。在观察的过程中，不仅要做好常规资料的收集记录，而且要留意意外情况或反常现象的记录。

2. 实验

实验是中医药科研的重要手段，是根据科学研究的需要，人为地制造出某种特定的研究条件，以获取相应的研究资料。实验的基本过程包括制订实验方案，先做预实验，再做正式实验，规范实验操作，做好实验记录，控制实验误差，衡量实验成功的标准是能够重复实验结果。实验性研究课题需要在实验环境中进行，屏除外界因素的干扰，从而获得比较可靠的科学数据。

3. 调查

调查是指认识疾病的人群现象、流行规律，以及评价一个国家、一个地区居民健康水平的重要方法，如居民健康状况调查、流行病学调查、地方病调查、病因学调查、职业病调查、疾病证候调查等。调查有现场调查、前瞻性调查、回顾性调查、追踪调查等类型。调查的基本要求是必须坚持客观性原则，实事求是，尊重客观事实；必须制订详细的调查方案和调查表格；系统收集，全面记录，进行统计分析，从而发现并推断本质特征或特点及基本规律。

（四）研究资料的整理分析

中医药课题实施工作结束后，获得一系列研究资料，这些研究资料有的是数据，有的是图形，还有的是实物（如切片、照片等）。因此首先要对研究资料进行分类，凡能数量化的尽可能用数字表示，切片、照片等不能数量化的结果，可用分级计分等方法表示。通过对所获取的研究资料进行整理和分析，特别是通过对研究数据进行统计学分析，以揭示各因素之间的相互关系，为后期总结分析、归纳推理、抽象概括及得出研究结论做准备。这一过程是排除偶然、发现必然、透过现象、发现规律的重要步骤。

（五）总结研究结果，得出研究结论，撰写研究报告

这一阶段主要是运用科学的思维方法，把客观的实验结果，上升为理性认识，从研究结果中推导出科学的结论，对课题的科学假说进行分析验证、修改补充或否定。

研究报告是各类研究课题的根本，标志着课题完成的通用表现形式。无论是基础研究、应用研究还是开发研究，无论是动物实验、临床观察还是现场测试、证候学调查，抑或是中药、制剂、中医器械研制还是中医药用计算机软件开发等，课题完成后都必须撰写研究（研制）报告作为已完成课题研究的主要技术资料。研究报告主要包括两个大部分，一是工作报告，二是技术报告，前者是工作总结性质的报告，主要是介绍课题的立项情况、研究背景、计划执行情况、研究结果情况和存在的问题及下一步的打算等；后者是成果的核心材料，反映的是课题研究的全部技术内容。

第三节　中医药科学研究的发展概况

科学的发展离不开科研活动，中医药也不例外，纵观中医药的发展历史，每当学术理论迅速发展之时，中医药科研必然发挥着重要的作用。中医药科研活动揭示生理、病理、疗效机制十分有效。追溯历史，2000多年前在中医药的代表作《黄帝内经》中已有许多中医药学科研内容的记载，如解剖形态、临床诊疗等方面的记载。此后，历代文献中也有许多关于临床研究、解剖研究和动物实验方面的记录，这对推动中医药的发展发挥了重要的作用。

一、古代中医药科研的研究概况

1. 中医药临床研究

中医药的临床研究早在远古时期就已开启，《山海经》中记载：“有白石焉，其名曰礜，可以毒鼠。有草焉，其状如稾茇，其叶如葵而赤背，名曰无条，可以毒鼠。”又云：“有草焉，名曰莽草，可以毒鱼。”唐代司马贞在《史记・三皇本纪》中记载：“炎帝神农氏……始尝百草，始有医药。”宋代刘恕在《资治通鉴外纪》中云：“神农氏……尝百草酸咸之味，察水泉之甘苦，令民知所避就。当此之时，一日而遇七十毒。”北宋苏颂在《图经本草》中记载：“相传欲试人参者，当使二人同走，一与人参含之，一不与，度走三五里许，其不含人参者必大喘，含者气息自如者，其人参乃真也。”记载了自愿受试者进行的药物实验的方法。《素问・热论》记载：“岐伯曰：伤寒一日，巨阳受之，故头项痛腰脊强。二日阳明受之，阳明主肉，其脉侠鼻络于目，故身热目疼而鼻干，不得卧也。三日少阳受之，少阳主胆，其脉循胁络于耳，故胸胁痛而耳聋。三阳经络皆受其病，而未入于藏者，故可汗而已。”是医者长期临床观察的总结。临床试验是几千年来中医药学科研的主要形式。历代大量的方书、医案是这一研究成果的体现。早在司马迁《史记・扁鹊仓公列传》中就记载了仓公淳于意所诊治的25例患者，其中治愈15例，死亡10例。医籍中对患者的病情、诊断、治疗方法和疗效多有比较全面的记录。宋代许叔微的《伤寒九十论》是治疗伤寒的医案集，每论皆以病案为先，然后立论分析。至明清时期，医案的记载较为全面而详细，同时，不断有专书问世，如嘉庆年间由江瓘父子编著的《名医类案》是我国第一部医案专著。此后，除了有汇集医案

的专书外，还有不少个人的医案专集，如清代叶天士的《临证指南医案》、徐灵胎的《洄溪医案》、程杏轩的《杏轩医案》、王孟英的《王氏医案》、郑重光的《素圃医案》等。医案集的出现是临床研究的一大进步，能够体现医家诊断、治疗疾病的思路和方法，这不仅有助于研究前人的经验，更能对临床实践发挥重要的指导作用。

2. 中医药动物实验观察

医家在注重临床研究的同时，也开展了动物实验研究，如东汉王充在《论衡·道虚》中云："致生息之物密器之中，覆盖其口，漆涂其隙，中外气隔，息不得泄，有倾死也。"即通过动物实验证明呼吸空气对生命维持的重要性。《本草纲目》引弘景曰："……今有一种细黄虫，状如蜈蚣而甚长，俗名土虫。鸡食之醉闷至死。"是对动物中毒后症状的观察描述。唐代孟诜《食疗本草》中记载："黍米……不得与小儿食之，令儿不能行。若与小猫、犬食之，其脚便踻曲，行不正。"可视为典型的病因病机动物模型。宋代唐慎微在《证类本草》中记载："蓬莪茂，……子似干椹，叶似蘘荷，茂在根下并生。一好一恶，恶者有毒。西戎人取之，先放羊食，羊不食者弃之。"表明某些药物能够散发出某些有毒气体，使捕食动物具有拒食的作用。明代李时珍在《本草纲目》中引用唐代的《本草拾遗》记载："赤铜屑主折伤，能焊入骨及六畜有损者。取细研酒中，温服之，直入骨损处；六畜死后，取骨视之，犹有焊痕，可验。"此记载既包含动物实验，也涉及解剖学的研究。古代若怀疑某物有毒，则常给牲畜食之，若死，则证明此物有毒，这可看作是简单的毒理实验。清代汪昂《本草备要》中"朴硝、芒硝"条云："丰城尉家有猫，子死腹中，啼叫欲绝。医以硝灌之，死子即下。后有一牛，亦用此法得活。"是利用患病动物进行治疗性试验验证的典型案例。

3. 解剖生理研究

《黄帝内经》中早有解剖学的记载，如《灵枢·经水》中云："若夫八尺之士，皮肉在此，外可度量切循而得之，其死可解剖而视之，其脏之坚脆，腑之大小，谷之多少，脉之长短，血之清浊，气之多少……皆有大数。"可见当时已将人体实验的方法划分为两类：正常人的检测与尸体解剖。西汉司马迁在《史记·扁鹊仓公列传》中记述了"割皮解肌，诀脉解筋，搦髓脑，揲荒爪幕，湔浣肠胃，漱涤五脏，练精易形"的情景。西汉王莽曾命令对受刑死者的尸体进行解剖，在解剖过程中，用竹签贯入脉管中，以观察脉的走向，并让画师描绘记录。宋代吴简、杨介等都进行了尸体解剖的研究，分别绘制《欧希范五脏图》与《存真图》。清代王清任对人体解剖学进行了深入的探索，除了亲自解剖上百具尸体，还多次与行刑人交谈，以了解人体结构，绘制成《亲见改正脏腑图》一书，该图谱不但首次描述了会厌和幽门括约肌等组织，而且还纠正了古人的一些错误，如肝、肺的结构，脑的功能等。《医林改错》中指出："血府即人胸下膈膜一片，其薄如纸，最为坚实，前长与心口凹处齐，从两胁至腰上，顺长如坡，前高后低，低处如池，池中存血，即精汁所化，名曰血府。"又曰："膈膜以上，满腔皆血，故名曰血府。"

二、现代中医药科研的研究概况

20 世纪 50 年代以来，中医药学开始将现代科学技术、现代医学方法应用于中医药学科研工作中，遵循随机、对照、双盲、重复、多中心等科研工作的基本原则，采用统计学处理方法；同时还开始创造特定的环境和条件，排除可能的干扰，使研究的结果更加准确可靠，便于重复，更容易找出有规律性的东西。随着信息科学的发展，运用计算机来挖掘中医药文献中大量信息已成为可能。经过长期的努力，在中医药基础理论和临床实践领域等诸多领域均取得了重要的进展。

1. 基础研究

在藏象学说方面，研究人员对脏腑、阴阳、气血津液等的功能和本质进行了深入的探索研究，取得了大量的研究成果：①对肾主生殖、肺与大肠相表里、脾主运化、心主血脉、肝主疏泄、中药性味归经等中医药学独特理论的实质及运用，进行一定程度的阐述分析；②在病因学说方面，对六淫病因学说的本质和特点进行了深入研究；③在病机学说方面，利用各种物理、化学、药物、生物等技术与方法，复制了一批证候动物模型，如阴虚证、阳虚证、气虚证、血虚证、血瘀证等，在络病、毒损脑络、气虚血瘀、肾阳虚等病机研究方面取得显著进展；采用现代技术手段和相关指标阐述证候的病机本质。④在对中医治则治法的研究中，取得了丰硕的研究成果，如对活血化瘀法的作用机制进行了较为深入的研究，揭示了该法在血液流变学、凝血与纤溶、血小板聚集性、微循环、血管活性因子等多方面的作用，同时还发现了该法在改善机体免疫功能、抗炎、抗病原微生物、镇痛等方面的调整作用，从而对活血化瘀的本质有了进一步的认识，在对清热解毒治法的作用机制研究中，不仅发现了该法对病原微生物的抑制、杀灭等作用，还发现了许多清热解毒方药具有显著的调节免疫功能作用，同时具有解热、抗炎、改善血液流变性、改善微循环和血凝过程、抗休克、保护组织细胞、增强器官功能等作用，从而对清热解毒法治疗感染性疾病的机制作了深入广泛的阐述，在对通下法进行实验研究中，发现该法不仅通过调整肠管张力、改善肠蠕动而起到通下大便的作用，而且具有利胆保肝、改善肠缺血、抗病原微生物、抗炎解热、调整机体免疫功能等作用，在对益气扶正法进行实验研究方面，证实了该法能影响神经-垂体-肾上腺皮质系统的功能，具有良好的适应原抗应激、抗休克和抗感染作用，对心血管系统具有良好的影响（包括强心、增强耐缺氧能力、扩张冠状动脉、抗心肌梗死、抗心律失常、改善微循环等方面的作用），对免疫功能具有广泛的激活或调整作用，另外还具有保肝、解毒、抗炎等作用，在益气活血法治疗脑缺血研究中，证实该法能够调节凝血与纤溶平衡、清除氧自由基、降低兴奋性氨基酸、抗神经细胞凋亡、抗炎症反应、增强血管内皮细胞增殖、促进神经干细胞增殖分化、调节脑内神经营养因子、改善脑内微循环等作用。

2. 临床研究

中医临床研究方面，根据国家相关单位制定颁布最新《新药审批办法》，对新药临床试验提出了严格、具体、规范的要求。同时组织专家编写《中药新药临床研究指导原则》《中药新药注册分类及申报资料要求》《中药注册分类及申报资料要求》，从而提高了中药新药研发科学化、标准化、规范化水平。在中医临床研究中广泛采用现代实验诊断技术、病理诊断和治疗的理论与方法等，使中医临床诊治规范不断发展，建立起一系列诊断标准、分期分级标准、辨证分型标准、治疗规范、疗效评价标准、临床诊疗路径等。临床研究中注重随机对照、盲法设计、多中心、大样本、流行病学调查等科研方法的运用，提高了中医临床科研的科学性、规范性和标准化水平。如开展了前瞻性、随机、双盲、双模拟、对照试验，对麻子仁丸治疗功能性便秘的临床疗效进行评估，为麻子仁丸的疗效和安全性提供临床依据。中医药不仅对诊治临床常见病、多发病发挥了重要的作用，而且在诊治疑难杂病方面显示出明显的优势和特色，在重大疾病的防治方面越来越受到重视。

3. 中药研究

在药物研究方面，针对目前抗肿瘤中药活性成分的安全性问题，采用具有生物靶向功能的核酸适配子修饰中药有效成分单体，成功地实现了抗肿瘤中药活性成分在体内的靶向递送，增强了抗肿瘤药物的疗效，同时降低其毒副作用；对抗肿瘤药物天仙液的有效性和作用机制进行了探究，发现其对大肠癌细胞效果较佳，相关中医药复方治疗大肠癌研究成果得到了国际认同。以色谱-质谱仪等应用为标志的现代物化分析技术为从化学层面来认识中药复方物质基础提供了有用的工具；以人类基因组学和蛋白质组学进展为背景及其蕴含的整体意义上的功能与结构、微观和宏观相统一的理念，为从微观层次上来探查方药作用机制提供了思路；新近发展起来的通过分析机体生物液体和组织中代谢产物谱的变化，来研究机体整体生物学状况和功能调节为特点的代谢组学，对于在效应终点代谢调节层面上认识证的状态和方药作用的生物学基础，具有明显优势；非线性复杂适应系统科学原理及研究思路对于探查人体与方药的相互作用的复杂系统的生命调控机制具有很好的启示作用。

人工智能、区块链与大数据等现代信息科学技术迅猛发展，有力地促进了中医药现代化，为实现智能化诊断和个性化治疗提供了技术手段。中药安全性技术的研究与应用，人工麝香的研制及其产业化等获得国家科学技术进步奖一等奖；中医药循证研究四证方法学体系创建及应用，基于物质-药代-功效的中药创新研发理论与关键技术及其应用，中医药防治新冠感染诊疗技术体系创建与应用，中医体质辨识体系建立与应用等获得国家科学技术进步奖二等奖。

第四节　中医药科研的注意问题

中医药源远流长，是中国传统文化、哲学和科学思想与医学实践相结合的产物，其科学系统的理论体系和丰富的临床实践，为中华民族的繁衍昌盛作出了重大贡献，与现代西医学相比，具有独特的理论体系和鲜明的学术特色。因此中医药科研应遵循中医药学固有的理论体系，基于有效临床疗效，保持和发扬中医药的特色和优势，促进中医药理论与临床实践的应用与发展。

一、以中医药理论为指导

中医药经过数千年的发展，其学术理论经历了长期的考验，其科学性和实用性是不容置疑的。中医药的科学研究，就是要揭示中医药理论的本质，提高临床诊疗水平，因此只有在深入、全面、正确地理解中医药的前提下，才能保证中医药科研的正确方向。中医药理论作为中医药研究各项科研设计的指导思想和衡量评价标准，其研究结论必须融入中医药学理论之中，同时推动中医药理论创新与发展。中医药基础理论研究具有明显的临床特征，其研究应该建立在坚实的临床基础之上，辅以相关的现代科学技术和方法。中医药在阴阳五行、脏腑经络、精气血津液等基础理论指导下，经长期的临床实践，形成了以辨证论治为核心的独特的临床体系。由辨证而论治，再由证（症）的变化来判断疗效，这是中医药理论体系中的重要组成部分，对其进一步进行研究和发展，是按照中医药特有的医学模式发展自身学术的重要环节。此外，中医药科研不能只限于验证中医药理论，应该通过科学研究，不断丰富和发展中医药理论，既要利用现代科学理论和技术研究传统中医药理论的本质和规律，也应注重中医药学术体系传承与创新发展。

二、正确处理中医药理论与西医理论的关系

中医药和西医虽然都是研究人的生命现象和疾病现象的科学，但两者的学术体系和思维模式有较大的差异，因此从事中医药科研工作时应正确处理中西医理论的关系，以中医药理论为指导，以丰富和发展中医药理论、防病治病为目的，借鉴西医学认识与技术手段开展研究工作，若没有牢固掌握中医药理论，或完全以西医的思维模式和认识来硬套中医药理论，那样的研究对中医药理论的发展是无益的。《黄帝内经》时代中医药所论述的整体是结构与功能的统一，随着时代的发展，由于传统文化和中国哲学功用思维重用轻体、重道轻器价值取向的影响，医者开始疏于人体具体的形态和结构，忽视人体解剖，对人体的细节和局部方面未做较深入的剖析研究，使得《黄帝内经》的结构与功能统一的整体观逐渐演变为功能性的整体观。而现代医学论述的是结构复杂性，是结构的相互联系和统一，是在结构基础上论述功能，在结构研究的基础上逐步逼近结构与功能完整统一的整体，是结构整体观。例如，中医藏象学说中的“肾”，和西医学中“肾”的概念是不一样的，中医学中肾的概念较为广泛，主藏先天之精，与生殖有关；主水，与泌尿有关；主纳气，与呼吸有关；肾为作强之官，与运动有关；中医学中还有“久病及肾”“恐伤肾”等病理方面的认识，所以单纯运用西医学“肾”的概念，仅从生殖、泌尿的角度来认识中医学的“肾”显然是不够的。在中医临床研究中，应注意发扬中医药固有的理论特色，扬其精华，避其所短，重视辨证施治理论的研究，避免“废医存药”的现象。

三、坚持科技创新与多学科交叉

中医药科学研究是中医药发展、创新的保障和根本途径。开展中医药科学研究，要正确处理继承与创新的关系，既要继承中医药的特色和优势，遵循中医药自身发展规律，又要勇于创新，积极利用现代科学技术与方法，促进中医药理论的发展和实践能力的提高，促进中医药现代化。同时还要进一步解放思想，树立创新意识，不断形成新理论、新思想、新方法，为应用和开发研究提供源泉，增强持续创新能力。在中医药科学研究的方法上，既要积极运用传统的研究方法，也要大胆引进适于中医药研究的现代自然科学研究的技术和方法，促进多学科的交叉、融合、渗透，联合攻关，实现在较高水平上的技术跨越。因此，在中医药基础理论指导下，其他学科与中医药的交叉渗透，是中医药科学研究取得突破性进展的关键。

四、以提高临床疗效为出发点

从历史上看，中医药是在“以人为本”的临床研究基础上发展起来的，这既是中医药的特点，也是其优势。因此，临床实践是中医药科学研究的源泉，而科学研究也是解决临床实际问题的根本途径。中医药科学研究既要从传统的中医药理论出发，又要密切联系临床实践，注重将临床实践中遇到的难题从理性高度深入分析，把握重点，不断探索，广泛开展“以人为本”的临床研究，使科学研究真正做到“源于临床，服务临床，发展临床”。使科学研究既能够为中医药学术发展提出新的方向和思路，又能够成为提高临床诊疗水平的先导和支撑。遵循实践—认识—再实践—再认识的科学发展规律，创立新学说，发现新理论，促进中医药学术进步和诊疗水平提高。

五、推动中医药国际合作研究

随着医药科学技术的不断发展和满足服务人类健康需求，中药新药研究与开发也进入到一个新的时期。如何利用现代科学技术研究和开发中医药宝贵资源，怎样更好地保证中药新药研究与开发沿着系统、规范、国际化方向发展，是我们面临的重要课题。为此，积极开展中医药国际合作研究，将有益于中药新药开发沿着产业化、国际化方向发展，从而为中药新药研究与开发早日与国际接轨、进入国际市场，提供必要的理论先导。正确认识中医药的本体，处理好中医药学与现代医学的关系，始终是多国学者关注的焦点。因此，立足这一焦点，以科学的态度深入研究中医药产生、发展的文化背景，不断挖掘中医药博大的科学内涵，是消除中西文化障碍、取得共识的关键，同时也是中医药国际化发展的重要环节。

思考题

1. 医学科学研究的基本特征有哪些？
2. 中医药科学研究的特点是什么？
3. 中医药科学研究中应注意哪些问题？

（胡建鹏）

第二章　中医药科研的思维方式

思维（thinking）是人们认识客观世界的方法和过程，是人脑对客观事物能动的、间接的和概括的反应。从思维的定义来看，思维包含思维主体、思维客体和思维手段（工具）三个思维活动的要素，并反映了认识的过程。思维方式（way of thinking）是指相对固定的思维表现形式，是思维结构、思维形式和思维方法等方面的总称。思维方式与医学科学研究有着密切的关系，正确认识思维方式及其在医学科学研究过程中的作用，对于正确地进行医学科学研究，提高研究水平是非常重要的。中医药学是医学的重要组成部分，但其思维方式侧重点与西医学有所不同，从哲学角度看，两者在生命观、疾病观和医学观上各有其特点。在生命观上，中医药学的特点主要体现在生命的精神层面、功能层面、整体层面、动态层面，体现在对生命复杂现象的直觉观测、灵性感悟、整体把握上。与之相比，西医学则注重生命的物质、结构、个体、静态层面，以及对生命现象的知性观测、数理分析、微观把握上。中医药作为传统医学，在其发展过程中，也受到印度、希腊、巴比伦等传统医学思维方式的影响，同样中医药学也影响其他民族医学的思维方式。随着现代医学的发展，整合医学概念的提出，使得中西医在某些思维方式上相互借鉴和逐步融合。

第一节　中医药思维方式

中医药思维是指基于中国传统文化背景与哲学思想影响而形成的指导中医药理论及临床辨证立法、处方用药的医学思维。中医药思维方式是植根于中国传统文化和传统哲学思想、体现中医药本质与特色、属于相对稳定的思维方式。中医药思维的形成与中华传统哲学及文化的滋养密不可分，在共同的发展中互相沟通，互相交流，因此古代哲学朴素的唯物论和辩证法思想渗透和移植到中医药理论体系之中，成为中医药的指导思想。在中华传统哲学与文化的范畴中，中国古代气血、阴阳与五行学说，是中医药学乃至各门类学科共同的宇宙观、认识论与方法论，这对中医药思维的形成具有非常重要的影响，并基于此形成了理论独特、内涵丰富的中医药学知识体系。中医药学注重从整体上把握人的健康和疾病；疾病诊断方面注重医患的直接接触；治病和用药方面注重辨证施治、整体调节；中药的来源方面，大多为生物药材，靠采集和播种获得。中医药学对人的生命现象和病理变化的认识，具有浓厚的思辨色彩，强调人与自然的关系和谐。因此，中医药的思维方法具有鲜明的特点，从具体内容来看，中医药思维主要包括象思维、整体思维和辨证思维等。

一、中医药思维的哲学特征

在中国几千年历史中，哲学思想丰富多彩，影响较大的主要有天观道、元气论、阴阳学说、五行学说，这些思想注重整体、分化、相互作用、内在矛盾。在漫长的演进中，形成了中国人整体观的朴素系统论思维方式。中医药学是建立在中国传统哲学基础之上的，随着中医药学的发展，“气血-阴阳-五行”成为中医药学最基本的思维模式。在中国传统哲学思想的深刻影响下，中医药学经过长期的医疗实践形成了不同于西医学的思维方式。这一独特的思维方式主要表现为象数思维、整体思维、变易思维、中和思维、直觉思维、虚静思维、顺势思维和功用思维等。

中医学的象数思维主要体现在取象运数的思维方法，运用取象比类，分析生理功能，建立“藏象”学说；对于疾病的认识，将各种病证表现归结为“证象”，建立“辨证论治”理论体系。运数思维是以“数”为工具、以“运数”为基本方法，用以认识宇宙万物的一种思维方式。中医药学的整体思维既表现在将人体本身看作一个有机联系的整体，也表现为从人与自然、社会环境的整体联系和统一中考察人体生理病理过程，并提出相应的治疗养生方法。中医药学的变易思维将生命、健康和疾病看作是普遍联系和永恒运动变化的过程，不仅重视疾病的传变转化，还重视治疗的应变而动。中医药学的中和思维强调在观察分析和研究处理生命问题时，应注重各种矛盾关系的和谐、协调与平衡。如在疾病的认识上，中医药学侧重于“阴阳失调”的关系性因素，并提出以阴阳失调为核心的病因病机理论；在治疗上，中医药学注重的是宏观地调和人体阴阳状态，而不是微观地消除病原体，并提出了调和致中的治病、养生学说。中医药学的直觉思维又称为“心语”“心法”，在直觉思维过程中，人们的思维能动性被充分发挥，思维潜力得到充分发掘，从而具有逻辑思维无法替代的功能。中医药学的虚静思维目的是通过“虚心”“静神”的方法，达到生命的最佳状态，养生的“恬淡虚无”，情志的“清静安和”，诊脉的“虚静为保”，针刺的“无营众物”，均体现了这一思维特征。中医药学的顺势思维表现在顺应自然之趋势及事物的时序变化之中，该思维方法既考虑了疾病过程中机体的各种反应性，又考虑到了各种内外因素对机体反应性的影响。中医药学的功用思维注重从事物的功能、属性、效用出发考虑问题，在功用上认识人体藏象及病因病机、调节气血失衡。

二、中医药思维的方式

（一）整体思维

整体思维（holistic thinking）即中医药的整体观念，是中医药关于人体自身的完整性及人与自然、社会环境的统一性认识，是中医药思维的核心思想。中医药学的整体观念与中国古代哲学中的天人合一思想是一脉相承的。中医药非常重视人与自然及社会的统一性和完整性，同时也非常重视人体本身各个局部的统一性和完整性。中医药学重视从宏观、整体、系统角度研究问题，把天、地、人、时的统一关系作为研究对象，建立了中医药理论框架。中医药整体思维既表现在将人本身看成一个有机联系的整体，也表现为从自然、社会、心理的整体联系中，从事物与事物之间及其内部存在的紧密关联性出发，考察人体生理病理过程，并针对不同个体提出相应的治则治法。几千年来，中医药学在临床实践与基础理论交融发展中，始终坚持和贯彻整体观，没有走把整体进行分解、还原的道路。

1. 整体思维内容

整体思维内容包括人体是一个有机的整体，人与自然是一个整体，人与社会是一个整体。

1）人体是一个有机的整体：在中国传统文化整体观的影响下，中医药学认为人体是一个有机的整体，把生命活动作为一个整体运动变化的过程来认识。在形态结构上，认为人是以五脏为中心，通过经络系统把六腑、五体、五官、九窍、四肢百骸等全身组织器官联络成一个有机整体，并通过精、气、血、津液的作用，完成机体统一的生命活动。中医学认为，人体的各个脏腑器官都是相互协调配合的，任何一脏一腑、一官一窍、皮肉筋骨的活动都是整体生命功能不可分割的一部分。机体中的任何功能活动，都是建立在与其他功能活动相联系的基础上，处于统一的形气转化的整体联系之中。许多气化功能的产生是多个脏腑协调配合的结果。人体在结构上具有不可分割性，在生理功能活动中具有相互协调、相互为用性，在病理变化中具有相互影响性及治疗兼顾性。因此，认为人体是一个复杂的有机整体，是中医药学整体思维的重要体现。

2）人与自然是一个整体：中医药学认为人与自然环境是一个相互联系的有机整体，自然界的变化会影响人体脏腑功能的状态，四季的寒热温凉，对应四季的生长收藏规律。人体变化的运动规律与自然规律相符，因为人类的产生、生存、进化无不与天地日月、自然环境有关。中医药学认为人与自然之间的关系，也是一个整体，人是自然界的产物，能动地适应自然和改造自然，以维持机体的正常生理活动。人和自然环境之间的统一体现在季节气候对人体的影响、地区方域对人体的影响、昼夜晨昏对人体的影响。由于人体的生理活动状态与自然环境的变迁、四时寒暑的更易、昼夜晨昏的变化等密切相关，故人类的疾病亦与之相关，因此提出机体为适应四时气候的变化规律而养生的方法。这就要求中医在诊断和治疗疾病及养生时须考虑自然环境等因素对人体的影响，使人体与自然保持协调统一。

3）人与社会是一个整体：中医药学认为人是社会的人，具有一定的社会属性，当其政治、经济、文化等社会因素发生变化时，尤其是社会环境的优劣或剧烈变化等因素，会影响人体的功能活动，这关系到人的健康与疾病。中医药学注重从社会背景研究人体健康状态的变化，个人的社会地位改变，势必会带来物质和精神生活的变化，并且对人的身心功能影响很大。另外，社会的治与乱，也会对人体造成重大影响。一般而言，太平安定之年，民病少而轻；兵资动荡之岁，民病广且重。

整体思维是中国古代哲学思想和方法在中医药学中的具体体现，要求人们在观察、分析、认识和处理有关生命、健康和疾病等问题时，必须注重人体自身的完整性及人与自然、社会环境之间的统一性和联系性。整体思维将贯穿于中医理论与诊疗各个方面，是中医药学理论体系的主要指导思想。

2. 中医学与整体思维

在分析疾病的病理机制时，中医学从阴阳五行理论出发，将局部与整体统一起来，既重视局部病变和其相关脏腑的关系，又注重病变与其他脏腑的关系，以揭示脏腑间疾病的传变规律，寻找临床治疗的最佳方案。

1）辨证诊断的整体性：中医的“辨证诊断”，包括“审证求因”“辨证识机”两方面内容。“审证求因”思维的立足点主要放在六淫、七情等致病因素对人体作用后所引起的机体整体反应状况上，由此来认识病因的性质和特点，给予相应的中药、方剂、针灸或推拿按摩治疗。由于五脏六腑、经络百骸在生理、病理上的相互联系及影响，决定了中医在“辨证识机”诊断疾病时，通过观察分析五官、形体、色脉等外在征象表现，借以揣测、判断其内在脏腑的病机变化，从而对患者的病机状况作出正确的诊断。

2）对证治疗的整体观：中医药学不仅从整体上探索正常人体的生命活动规律及分析疾病的变化规律，而且用整体统一的思维方式对病证采取相应的治疗调节。对证治疗就是针对机体在患病过程中整体反应情况的差异而采取不同的治疗方案，即所谓“同病异治，异病同治”“证同治亦同，证异治亦异”。中医学的对证治疗，其实质是从整体变化的相互联系上达到整体调治之目的，是整体治疗观的集中体现。

（二）象思维

象思维（like thinking）是以“象”为认识的基本单元，以客观事物自然整体显现于外的现象为依据，以物象或意象（带有感性形象的概念、符号）为工具，通过理性分析与直觉、比喻、象征、联想、类推等方法，将万事之象上升为意象，以表达象世界的抽象意义，掌握象世界的普遍联系，乃至本原之象的思维方式。象思维是客观之象与心中之象的转化与互动过程，是将获取的客观信息转化为“意象”而产生的关联性思维。

1. 象思维分类

象思维主要包括意象思维、取象思维等。

1）意象思维：运用带有感性形象、直观的概念、符号表达对象世界的意义，通过类比、象征方式掌握对象世界的思维方式。意象思维的含义在于：①通过形象性的概念与符号去理解对象世界的抽象意义；②通过带有直观性的类推形式去把握和认识对象世界的联系。意象思维带有感情特征和主观意向，也是与逻辑思维相区别的一种特殊的思维形式。

2）取象比类：在思维过程中以“象”为工具，以认识领悟模拟客体为目的的思维方式。取“象”是为了归类或比类，即根据被研究对象与已知对象在某些方面相似或相同，推导其在其他方面也有可能相似或相同。取象的范围不局限于具体事物的物象、事象，而是在功能关系、动态属性相同的前提下可以无限地类推、类比。取象比类思维方式的特点是：①注重整体、类比；②注重动态、功能；③体现了直觉体悟的认知方法。

2. 中医学与象思维

象思维是主要的中医药思维方式，渗透到中医药理法方药之中。

1）传统哲学的意象思维渗透到中医学中：其体现于《黄帝内经》中，进而成为中医药学思维方式的主要内容之一。中医药学重视时间、整体观念与天人合一等重要理念，均由这一思维决定。象思维运用于中医药学，形成了对生命、健康与疾病认识与防治的思维方式。中医药象思维或以图像、意象、图形，或以语言、文字、符号的方式表征，并记录于跟师语录、医案心得、学术著作中，诚如《素问·五运行大论》中曰：“天地阴阳者，不以数推，以象之谓也。”

2）取象比类的思维方式是象思维的主要表现形式，注重自然整体，具有典型的原创性：中医药学中，许多的名词、病证、脉象、方剂、药物名称是因“象”而立，即取象以命名。中医药学以取象比类思维方式，在取象命名、取象辨药、取象求因、取象辨证、观象治未病及“观物取象-立象尽意-取象比类”中均有体现，其在中医药理论体系构建中具有重要作用，旨在寻求自然、生命、健康及疾病的规律。中医学根据自然界风、寒、暑、湿、燥、火六种自然气化现象，推求疾病的病因，即是“取象求因”的一个典型例证。运用取象比类法建构藏象理论，运用取象比类法辨生命状态、中医治法和药性等。从“提壶揭盖法”“逆流挽舟法”“釜底抽薪法”等治疗方法的名称上可见一斑。清代徐灵胎在《神农本草经百种录》中提出：“凡药之用，或取其气，或取其味，或取其色，或取其形，或取其质，或取其性情，或取其所生之时，或取其所成之地。”

（三）形象思维

在中医药学形成和发展的过程中，古代中医药学依靠中国传统文化和哲学，其中主要以形象思维为主导的思维方式，完成从实践到理论的升华，以达到掌握疾病本质和规律为目的，实现解除民众疾苦和提高民众健康水平为目标。

1. 形象思维的概念和过程

形象思维（thinking in images or symbols）是在对客观事物感性形象认识的基础上，通过意象、联想、想象等思维形式来揭示客观对象的本质及其运动规律的思维方式。它是思维主体在形象体系中以形象信息传递、感知、储存和识别为基础，运用一定的手段和工具（如文学语言、线条色彩、音响旋律等）创造并描述形象的一种思维方式。形象思维源于实践经验，同时又能突破经验事实的局限，具有明显的跳跃性、生动性、直观性、间接性、概括性及能动性，可以达到观察实验所无法达到的境界。形象思维的五个环节是形象感受、形象储存、形象识别、形象创造和形象描述。这五个环节，环环相扣，又有各自的独立性。作为一种独立的方式，其思维过程也表现出多种方法的运用，常见的有想象、联想、比较、分析和综合。形象思维的四种过程是瞬时过程与连续过程，简单过程与复杂过程。这四种过程是相互依存，相互交错，相互转化的。

2. 形象思维特点

形象思维具有多方面的特性，但最基本的是形象性和普遍性。

1）形象性：形象思维过程中自始至终离不开事物的形象，由形象来反映和把握对象，通过对记忆表象和感觉形象的加工，实现对事物理性的把握，没有形象的思维就不是形象思维。思维的内容寓于形象之中，形象是有结构的，可以是多维的、多属性的。不仅注重把握对象的形象规定，还要依托理性形象为思维载体，并借助形象性语言来表达思想。因此形象性是形象思维最基本的特性，是其他特性的基础。

2）普遍性：形象思维、抽象思维都是人类最基本、最普遍的思维方式。形象思维的普遍性甚至超过抽象思维。在人类进化史上，在抽象思维前就有了形象思维。在个人成长过程中，出生3～5个月的小孩没有抽象思维，但却有形象思维。因此可以说形象思维是人类思维的发端。无论大人还是小孩，无论文化水准高低，无论高科技企业还是其他各行各业的人们，都形象思维。

3）多维性：形象思维的多维性主要是在形象思维的过程中体现。形象思维过程由形象的感受、储存、识别、创造新形象等诸多环节构成。由于形象思维是面型的，在一个平面空间里由诸多维环节组成。在这一过程中，有“创造性的想象”“典型性的创新”，并且每一环节中都包含着感觉器官和脑神经系统的联合作用。形象思维也有判断和推理，但形象思维的判断集中表现于识别，而识别的核心在于选择，选择之后要推论，推论的核心在于创造新形象，形象思维归根结底是以创造新形象为出发点和落脚点。

4）直感性：形象思维是运用具体形象展开思维的，其直感性在思维过程中以创新性形象的选择、创造、推论来传达直感的鲜活的形象；形象思维成果可以直接唤起他人记忆中的形象，这个形象是通过对感觉、知觉、表象等一系列加工而得，也可以转换为被人们的感官所掌握的各种丰富的形象。绘画、音乐、舞蹈、小说等形象思维的成果，这些都可以使人们通过形象思维感知生动鲜活的形象的存在。

3. 中医学与形象思维

形象思维既是中医药实践通向理论的桥梁，也是中医诊断疾病的主要思维方式。

1）形象思维是中医药实践通向理论的桥梁：中医药理论之所以是理论，是因为它经过了理性思维的过程，是历代中医在丰富的医疗实践基础上通过对形象思维的加工和升华而形成：①形象思维使中医认识了医学基础问题的本质；②形象思维使中医掌握了医学的规律，如经络学说的形成是典型的形象思维产物，先民们把针刺穴位得气的感觉想象为体内气血在运行，并根据穴位的线性排列，在思维中构思出气血运行的起止通道，经络学说由此产生；③形象思维使中医掌握了事物之间的联系，如借助传统哲学五行生克关系图，将脏腑、五官及其主要功能分别归属于五行，以建立脏与脏、腑与腑及各种脏腑功能相互资生、相互制约的脏腑结构与功能联系系统。

2）形象思维是中医诊断疾病的主要思维方式：形象思维是以意象（或表象）符号为基本加工单元的思维形式。中医认为疾病的本质是病机，把握病机的思考是依据症状形象，借助医者经验表象的记忆，在大脑中追溯引起症状的体内机制，通过形象性构思，寻找病机。如阳明腑实证是根据腹痛拒按、发热、数日不大便等症状，构思出热邪与宿食相结于肠腑，形成肠腑痞、满、燥、实的病机，一个“结”字生动地反映了阳明腑实证病机的本质。

3）形象思维使中医获得治则与治方：中医的治疗，尤其是中医内科治疗方案的确立，离不开想象和联想的思维方法，由于治疗是针对动态病机的因势利导，如风寒感冒的治疗是针对风寒袭表的病机，在大脑中构思驱邪出体的目的表象，如用温驱寒，以辛祛风，进而形成辛温解表的治疗方法。治方的形成，更是形象思维构思的产物，如《伤寒论》第一方桂枝汤，方用桂枝发汗解肌，白芍敛汗，姜、枣调和营卫，一发一收，发中有收，收中有发，若不借助形象的构思和想象，很难获得如此恰当的治方。

（四）辨证思维

1. 辨证思维的概念

辨证思维（dialectical thinking）是指以变化发展的视角认识事物的思维方式，通常被认为是与逻辑思维相对立的一种思维方式。中医药学辨证思维是以整体观念为基本视角，以相互联系、相互制约，以运动平衡、变化发展的观点，观察和研究生命现象、疾病诊断、预防养生等问题的思维方法。辨证、辨病、辨人均体现着中医药学辨证思维的特色。

2. 辨证思维的分类

中医药学的辨证思维主要体现变易思维、中和思维和顺势思维等。

（1）**变易思维** 是指从变化的观点考察一切事物的思维方式。中国古代哲学认为“动而不息”是自然界的根本规律，变易也是事物永无止息发生发展、运动变化的一种形式，而不易则是万变不离其宗，变化所遵循的规律和秩序都是不变的，因此变易是事物的本质属性，不易是一种动态平衡。因而变易思维又具有连续性、整体性、恒常性的特点。中医变易思维将生命、健康和疾病看作是运动变化着的过程，不但重视疾病病机的传变与转化，还重视治疗的应变而动。变易思维应用于中医药学领域，具体体现在以下方面。

1）人体气机的运动变化：中医药学把人体生命过程看成气的“升降出入”的运动过程，自然界一切事物的变化，都根源于天地之气的升降作用。中医药学认为宇宙万物都存在于不断变化之中，而世间万物的变化都源于气的运动。因此人体也是通过气机的“变易”，表现为“升降出入”，从而和自然进行物质能量互换，以维持机体的正常功能。生命体始终处在阴阳动态平衡的状态之中，将生命节律、气机变化与年岁时日、天象更迭联系起来考察，为临床治疗把握时机提供了正确、珍贵的生理变化周期信息。

2）疾病的传变转化：中医学认为机体发生病变后，随即处于不停顿的抵御修复变化之中，正邪交争，决定了疾病的转归。疾病的发展变化是有规律的，升降出入的逆乱反常，将导致疾病的发生。证候转化可具体体现在由表入里、由里出表，寒证化热、热证转寒，实证转虚、因虚致实，均体现了变易思维。对于五行学说而言，疾病的传变有相生与相克传变两大类型，五脏病的传变蕴含着五行生克制化的规律。在临床辨证中，中医学对疾病的传变转化规律具有系统性认识，提出了六经辨证及其传变，六经辨证的思维也是在疾病迁延过程中不断发生着的变化与转归。温病的卫、气、营、血辨证及传化规律，病情随着病邪的不断深入而逐渐加重；温热病上、中、下三焦传变，反映了温热病变由浅入深、由轻而重的纵横传变规律。其中均贯穿着变易思维。

3）治疗的应变而动：辨证论治是中医诊治疾病的一大特点，强调根据疾病发展的不同阶段相应采用不同的治疗方法。中医学要求临床医生要及时掌握患者出现的新征兆、新变化，以此判断疾病发展传变的规律，同时应及时调整处方用药，以期药证相合，取得疗效。疾病及其证候的演变，常受人体内外多种因素的影响，且掺杂着形式各样的、灵活的、特殊的病因，从而呈现出复杂多变的病势。医者应根据天时、地利、人和的具体情况灵活权变、应变而动。治未病是中医预防医学的一大特点，若疾病已经发生，则强调及早治疗，防止其继续传变，而治疗应随着病情的变化而适时进行。此外，中医治疗学中的三因制宜也包含了这种动态性和相对性的认识，体现了灵活的、个体化的诊疗思路和变易思维。

（2）**中和思维** 是指在观察、分析和处理问题时，注重事物发展过程中各种矛盾关系的和谐、协调、平衡状态，不偏执、不过激的思维方法。中和思维的基本特征是注重事物的均衡性、和谐性，行为的适度性、平正性。中和思维反映在自然观上，除了将自然界看作有机整体，注重从整体上掌握事物外，还强调掌握事物之间的相互联系，认为事物内部和事物之间存在着协调、整合的关系，即整体和谐关系。反映在医学观上，即强调健康状态下的整体和谐。中和思维的中正、适度是动态的，而非固定不变。中和思维，在中医药学中，主要体现在以下几方面。

1）阴阳五行的动态平衡生命观：中医学认为天地阴阳二气是万物化生的物质基础，而天地阴阳的交感合气是在阴阳、协调的运动中实现的。阴阳学说讲求阴与阳的平和、协调、互动的关系，认为人形气神不离阴阳，正常情况下，阴阳动态的相对平衡意味着人体健康。中医五行学说蕴含着相生相克、互为制化的关系，这表明人体在以五脏为核心的藏象系统中，各部分并不孤立，而是协调平衡、配合运作。将“阴阳”“五行”的基本属性、功用落实到生命体阴阳气血、脏腑经络、九窍百骸之间的对待互根、和谐统一、制约转化、动态平衡的藏象关系上。这种以“阴阳五行”为核心框架的“调和致中”的思维方式，充分发展并贯彻到中医药学的各个领域。

2）阴阳失调的发病观：中医学认为人体一切正常的生命现象，最终都可以高度概括为阴阳的中正平和状态，“阴平阳秘”是阴阳处于中和的状态，一切疾病的基本发病机制都可以概括为阴阳失调，即阴阳失去相对平衡而出现偏盛或偏衰状态。中和思想在中医病因学中的反应表现为“失中为病”“失和为病”，认为时气失常、七情太过、饮食不节、饮食偏嗜、劳逸失度、药物过量等都属于“失中违和”的表现，而“阴阳离决”是阴阳处于严重失和的状态。

3）调和致中的中医诊疗观：调和阴阳是中医药防治疾病的基本理念和方法，生命健康的基础是“阴阳和”，人体功能的动态平衡、稳态、和合态就是健康，而疾病的发生，从根本上说是阴阳失和，“致中和”使失和的阴阳恢复其“和”的状态，即中医治病的基本原则，因此中医防治疾病在于调和阴阳，即所谓“调其不调”“和其不和”。中医在诊疗疾病中有“察色按脉，先别阴阳”以及“谨察阴阳所在而调之，以平为期”这样的论述，调整人体阴阳之间不和谐的关系，纠正阴阳偏盛偏衰的状态，使脏腑气血由“失调”变为“自和”，恢复阴阳的动态相对平衡，达到周身气机“中和”的最佳状态，这才是生命活动的平衡状态。古代本草学用药物之偏纠正人体之偏，或用药物之毒攻克人体之毒，这就是调节阴阳以致中和思维的临床应用。在组方配伍方面，中医组方原则中君、臣、佐、使诸药的配伍，无不体现调和致中的思想。调和致中的思维在中医临床实践应用中应充分考虑因时、因地、因人制宜，调和致中。

4）调和阴阳的养生观：中医学强调养生防病，应注重调和阴阳，饮食有节，起居有常，清心寡欲，精神内守，旨在使人与自然环境和社会环境保持和谐统一的关系。养生的根本在“和”，不论是与心和、与人和，还是与天和，均是中和思想的具体化。《灵枢·本神》曰：“故智者之养生也，必顺四时而适寒暑，和喜怒而安居处，节阴阳而调刚柔。如是则僻邪不至，长生久视。”《素问·上古天真论》曰：“法于阴阳，和于术数，食饮有节，起居有常，不妄作劳，故能形与神俱，而尽终其天年，度百岁乃去。”以上养生方法，涉及天人关系、精神调摄、起居作息、饮食劳作、房事活动、形体运动等方面，无不体现着中和思维的指导。

（3）顺势思维 指在观察分析和解决问题时，要顺应事物发展变化的趋势，遵循客观规律的思维方式。顺，指顺应、顺从之意；势，指趋势、规律。“顺”之意，即顺变化之势、顺天地之道和顺性命之理。这一思维特征无疑对中医学思维方式的形成和发展产生了重要的影响。《灵枢·顺气一日分为四时》曰：“顺天之时，而病可与期，顺者为工，逆者为粗。”中医学十分重视顺势思维方法，具体表现为治疗疾病和养生防病方面。

1）治疗中的顺势思维：疾病的发生与发展，是在内外环境因素的影响下，邪正斗争导致机体阴阳失调，脏腑经络气血等功能紊乱的病理过程。中医治疗疾病，受传统顺势思维的影响，强调要综合考虑诸多因素。顺势而治具体体现为：①顺应病势及阴阳消长、脏腑经络气血运行的规律；②顺应人体气机升降出入之势，因时、因人而治；③顺应疾病的过程即正邪斗争、消长进展的动态变化过程、顺应人体正气抗邪之势；④顺应脏腑、体质、情志喜恶差异之势；⑤顺应天时日月盈昃之势；⑥顺应地理差异之势，因地而治等。

2）养生中的顺势思维：养生，在尊重生命规律、符合社会伦理道德的前提下，遵循中医理论指导、倡导正确的养生理念和健康的生活行为方式，通过各种方法颐养生命、增强体质、预防疾病、促进康复、推迟衰老，从而达到延年益寿的一种医事活动。中医养生十分重视对顺势思维的应用，强调在日常的衣食住行上顺应自然变化趋势，遵循客观规律来保养生命，保持健康。顺势思维则贯穿于上述养生原则与方法的多个方面，体现在顺应天时自然之势、顺应体质偏颇之势、顺应气质差异之势等。顺应天时自然变化，特别是四时气候、阴阳变化的规律，从精神、起居、饮食、运动等方面综合调理。根据个体体质、气质特性选择相应的方法。

3. 辨证思维的特点

辨证思维的特点主要表现为以下几个方面。

1）以整体思维为目标：辨证思维是最高层次的思维，它反映人们从整体上把握事物的要求，整体性是其不可或缺的基本特征，体现统一性和完整性。辨证思维和人们从整体上把握事物的企图的发生发展几乎是同步的。辨证思维的论述和运用，突出其从整体上把握事物的特征。从抽象上升到具体进而把握整体，是辨证思维的战略性任务和目标。

2）以对立思维为基础：对立思维又称对待思维。在中医理论中是指用对立的概念来分析人体的生理、病理、诊断、治疗活动的思维方法，如八纲辨证中的阴阳、表里、虚实、寒热。对立概念是对立思维的标志，中医学使用了大量的对立概念来阐明人体的生命活动。

3）以动态思维为核心：动态思维是指用运动的、变化的，以发展的观点来分析研究生命、健康和疾病等医学问题的思维方式。恒动观念是中医学的一大特点，中医生理学、病理学和防治学均强调动态思维。

4）以平衡思维为特质：平衡思维是指用相对平衡的观点去认识人体的生理与病理、诊断与治疗的一种思维方式，它是在对立思维与动态思维基础上所形成的一种特殊思维方式，也是一种理想的辨证思维形式，阴平阳秘的阴阳平衡是人体生命健康的重要体现。

三、中医药思维活动特征

不同的民族，在历史发展过程中，由于其传统文化、哲学思想及科学技术水平等的不同，长期的历史积淀形成了各具特点的思维方式。中医药学本身就是一门多学科交叉、渗透、综合的科学，是自然科学与人文文化相互交融的产物，中医药学的整体医学模式牢牢地根植于中国古代的哲学理论思维模式之中。

（一）中医药理论形成的思维活动

1. 中医药理论形成的思维过程

中医药理论形成是经过简单到复杂，不成熟到比较成熟的发展过程。在认识和解决各个历史时期的医学难题中，呈现出特有的思维活动特征。中医药理论形成主要经过了直观、归纳、演绎、分类和系统等几个发展阶段。中医药学借用阴阳、五行哲学范畴建构其理论体系，阴阳学说作为对立统一的思维规律，五行学说以五行为思维起点，构建起以人体五脏为中心，以五行的生克制化来说明事物之间的相互联系。这既反映了事物之间的普遍联系，又透射着矛盾对立的辨证思维。

1）直观阶段：是对医学事物的直观认识，表现在中医药理论形成的萌发阶段，对天文、地理、气象、人体等现象进行采集、观察、记录等直观认识的过程，如神农尝百草。

2）归纳阶段：属于一般意义上的理性认识，即在思维活动中将若干个相同或相关的个性认识，归纳为具有代表性的一般规律反映出来。中医理论归纳的特点是形象归纳，如《黄帝内经》归纳出人生长壮老已和适应四季生活的自然规律。

3）演绎阶段：是在掌握了一般理论后，从一般理论推演出个性理论的思维活动。中医理论主要依靠形象性类推“取象比类”的方法，建立起中医药理论的横向联系。如运用五行属性及生克乘侮关系类推出各个脏腑的属性、功能及相互联系。

4）分类阶段：是人们对客观事物的认识达到一定程度，在形成一定量的理论后，按照事物的同异程度，在思想上加以分门别类的思维活动。如中医基本理论中有阴阳学说、五行学说、经络学说等。

5）系统化阶段：是理论形成阶段，在这一过程中，思维活动把各部分的理论综合为一个有机联系的整体。如张仲景对外感病与内伤杂病进行分类后，进而综合为六经辨证，使中医学对外感病实现了系统化认识。

2. 中医药理论基础形成的思维方式

中医药理论基础的思维模式是指中医借鉴自然哲学的方法，在长期认识和解决医学难题的思维活动中，逐渐形成理性思维方式。中医在认识自然、人体和疾病时，将自然哲学中的阴阳五行学说引入对人体生理、病理的认识活动，并在认识和表达医学问题过程中，不断地加以改造和完善，逐渐发展成为成熟的理论体系。在这一理论体系形成过程的直观阶段，人们只是渐渐形成了用“阴”和“阳”来反映人体的部位、功能性疾病等，当认识上升到归纳阶段，人们就进一步开始用“阴”和“阳”表示两个事物或一个事物的两个方面，并具有相互独立、相互依存的关系，且有相互转化的可能，在此基础上，中医开始用阴阳学说解释生理、病理、诊断和治疗的本质和规律。其认识过程可归结为直观阶段→归纳阶段。中医对五行学说的认识过程基本与阴阳学说相同，所不同的是，五行学说运用形象思维来演绎事物之间或一个事物内部诸要素之间相互资生、相互制约的关系，即其认识过程可归结为直观阶段→归纳阶段→演绎阶段。

中医学的藏象、经络学说是关于人的生命本质、规律和联系的理论，是中医认识、解决医学问题和进行临床治疗的基础理论，其形成过程大体经过了直观、分类和系统等几个主要思维发展阶段。直观阶段中形成的是关于人体结构和功能的零散性认识，借助少有的解剖观察，依据人体在活动状态下表现于外的征象，再结合医生大脑中储存的其他事物活动的表象，形成体内功能活动的“情景”，即《黄帝内经》所谓“司外揣内”的认识方法。把零散性的认识进行归纳、分类，则能全面把握人体的组成与功能，如通过对“泻而不藏”和“藏而不泄”功能形象的比较，将脏与腑区别分类；通过“主血脉，主神志”“主气，主宣发”等动态功能的比较，将心、肺等脏腑进行区别分类，再依据脏腑各层次的功能特点，按一定的功能模式（如五行关系）进行分门别类的整体形象的加工，形成若干个脏腑功能的子系统。最后进入系统阶段，在脏腑各子系统功能的基础上，经形象性构建起具有层次结构的脏腑功能系统。

3. 中医临床基础形成的思维方式

中医学的病机理论是中医基础理论的重要内容，是关于疾病发生、发展及其转归的理性描述。在把握病机的思维中，中医首先将人体作为一个阴阳平衡的有机体，认为阴阳平衡是人体保存正气和抵抗外邪的根本，如“正气存内，邪不可干”（《素问·刺法论》）。中医对病机变化的把握是依据想象中形成的病机，再借助其他事物的形象，通过类比实现的，如表证是邪袭肌表，卫气与之抗争；里热证是邪气入里，或化热而伤阴，或热邪有外达之趋，或无外达之势。中医病机理论表现了以下思维活动特点：①病机是一个动态的病理发展趋势；②实现病机的把握主要依靠想象、联想和形象性构思；③对病机高度概括的表述即为证。

中药理论的形成大体经过了个性认识、归纳整理和系统分类几个阶段。中药的个性认识是对单味药的掌握过程，需要从不同角度认识它的属性，如通过药材的来源考察药材的产地、栽培、入药和加工过程等；通过观察用药后机体产生的治疗作用，认识每一味药的属性、功用及主治。归纳整理是在认识各味药的性能后，通过归纳和综合，整理出中药治疗疾病的一般规律和每味药的综合情况，如通过治疗发热病的药性归纳，总结出寒性药的治疗规律。将中药加以分类，是将中药零散性知识的系统化，也是中药理论的形成期，从思维发展角度来看，同时也是理性思维的体现。

中医在方剂理论的认识中运用了多种思维方式，通过分析把握方剂中各味药的作用机制；通过综合，把握方剂的整体功能；通过类推，把握方剂中各味药之间的动态联系；通过由果求因的方法，追溯方剂在体内调节病理的机制。

4. 中医学术思想的思维方式

中医学术思想在中医理论中占有极其重要的地位，其萌发形成和发展过程的思维规律，充分反映了中医理论的思维特征。中医学术思想的萌发，多是在实践中对经验的升华，或是在观察和思考中诱发灵感，或是受经典理论的启发等思维活动引发的学术思想。形成学术思想的思维途径大致是：

①从临床实践经验中萌发学术思想，如张仲景开创辨证论治的先河；②在观察和思考中诱发灵感，如张子和攻邪论思想的萌发，即受到传说中的大禹治水以疏导为法的启示；③从自然现象诱发联想，如关于“肾为先天之本”学术思想的萌发，是古代中医在简单的解剖知识基础上观察到肾脏如豆子形，豆为种，内有胚芽，由此联想到人所以能传宗接代，其根在肾；④受经典理论的启发，如张元素为易水学派之首，他从《灵枢·邪气脏腑病形》等篇中关于脏腑寒热虚实辨证的阐述得到启发，首次提出了脏腑辨证论治的方法。

5. 中医临床的思维方式

中医临床诊治活动的第一阶段是从检查患者开始的，即通过望、闻、问、切获得关于病的证（症）象；第二阶段是辨证，即确定病、证性质的阶段；第三阶段是制订治则治法；第四阶段是实施治疗；第五阶段是追访疗效。从中医临床思维活动的本质和特点出发，其思维活动随临床活动发展的进程分为四诊思维、辨证思维、治则治法思维、治疗思维和治疗思维反馈五个阶段。其中四诊思维和辨证思维属于诊断思维；治疗思维及治疗思维反馈属于治疗思维，治则治法思维是一个独立的思维阶段。

1）中医诊断思维：中医诊断以司外揣内为基本方法，即观察外在的病理现象（症状、体征等），以推测内脏的变化。而此基本方法的建立，则是源自取象思维的推论。从六经辨证、八纲辨证、卫气营血辨证、三焦辨证及脏腑辨证等不同辨证角度，掌握疾病的动态演变。从整体上把握生命与疾病的运动，又从运动中诊察人体内部及人与自然的联系，且注重在此基础上的运动变化及其内在矛盾的根源和规律，即整体恒动的诊察观。四诊思维是一种特殊的思维活动。从思维活动的微观机制来看，医生通过按患者各种症状的感官刺激，首先形成感觉；然后需要回忆经历过的表象或大脑知识库中的相关知识，经过比较与鉴别才能辨出这种感觉是什么性质，属于何证，如切脉过程，摸到的是浮脉还是沉脉。问诊思维的主要表现有再造想象、抽象辨证和性质认定。望诊和闻诊中重要的思维方法是通过思考，进行比较和鉴别，脉诊中需要思考，思考的主要方法仍是比较和想象。为达到掌握疾病本质和联系的目的，医生在获得患者的症状后，通过对感知表象进行一系列的思维加工活动，结合自身大脑知识库中已有的知识，共同完成思维加工，用简练的文字对疾病作出理性的概括，这就是辨证思维。辨证思维方法有比较法、分析综合法、倒果求因法、类推法等，想象和联想是其中的重要因素。

2）中医治则治法思维：所谓治则治法思维，是中医制定治疗法则的思维活动，治则治法正是这种思维活动的产物。即在中医临床从诊断转化为治疗的过程中，还存在着一个思维的转化过程，这个过程表现为相对独立的思维阶段，它的产物就是治则治法。因此，治则治法思维是一个独立的思维阶段，是中医临床认识过程中从理性认识向实践发展的中间环节，即医生在获得关于疾病的理性认识后，将疾病“是什么”和“怎么样”的理性认识在思维活动中转化为“应该怎样”的观念。如“心肾不交”的辨证，转化为“心肾得交”，即“水火相济”的观念，最后构思形成“交通心肾”的治疗法则。治则治法的思维，既体现医生对疾病的理性认识，又反映医生对改变病机现状的意志，显示医生对改变病机状况的基本态度，把握医生如何干预病机状态的原则，构成中医临床思维从诊断疾病向治疗疾病发展的中间环节。想象、联想和形象性构思，是中医治则治法思维中常见的思维方式。

3）中医治疗思维：治疗思维是中医临床思维活动的归宿，即根据治则要求，制订出改变病理状态的措施，从而选药、组方和作出治疗决策。治疗思维反馈是调节治疗活动趋近主体目的的重要措施。中医治疗思维的主要任务是构思治疗方案。从此意义上来说，治疗思维又是一种决策思维：①治疗思维要根据治则治法的要求，选择治疗的最佳途径和最恰当的治疗方法，制订具体的治疗措施；②根据治法或措施的要求，制订具体的治疗方案；③在备选方案中优选，其过程是对各种方案进行治疗思维的内反馈，在思想中将各种方案对病理活动“发生干预”，从中比较各种方案的效力，选出最佳方案，此谓中医治疗的决策；④实施方案的表述，即将选中的方案，通过一定的形式予以表述，如写处方或言语表达；⑤选择中医的治疗活动，手法操作治疗或药物治疗。在中医施治活动中，根据“君臣佐使”组拟治方及“相须”“相使”“相恶”“相杀”“相畏”“相反”的药物配伍，是中医治疗思维的核心，也充分体现了中医临床辨证思维的特质。

第二节　中医药研究其他的思维方式

医学研究过程既是物质活动过程，也是精神活动过程；既有实验研究，又有理论思考。思维方式与医学科学研究有着密切的联系，中医药学思维方式深受中国传统文化与哲学思想影响，彰显中医药本质与特色。正确认识思维方式及其在医学科学研究过程中的作用，对于正确进行科学研究，提高研究水平是十分重要的。中医药学在发展过程中，也会形成或借鉴一些其他的思维方式。

一、创造性思维

创造性思维（creative thinking）是人类独有的高级心理活动，人类所创造的成果即创造性思维的外化与物化。创造性思维是在一般思维基础上发展起来的，是人类思维的最高形式，是以新的方式解决问题的思维活动。创造性思维是指人类揭示事物本质和规律，并获得新知识的有效手段，也是超越普通逻辑推理范围的一种心理活动历程。中医药是中华民族的伟大创造，中医药学发展史是不断继承与创新的历史，在继承的基础上，不断创新发展的过程，一方面保持较为完整且独立的中医药理论体系和中医药临床特色，另一方面在继承的基础上，不断创新发展，从而保持中医药学活力和应用价值。

（一）创造性思维的定义

创造性思维，即指有创见的思维，也就是通过思维不仅能揭示事物的本质，还能在此基础上提出新的、建设性的设想和意见。创造性思维与一般性思维相比，其特点是思维方向的求异性、思维结构的灵活性、思维进程的飞跃性、思维效果的整体性、思维表达的新颖性等。创造性思维，是一种具有开创性意义的思维活动，即开拓人类认识新领域，开创人类认识新成果的思维活动，是以感知、记忆、思考、联想、理解等能力为基础，以综合性、探索性和求新性为特征的高级心理活动，需要人们付出艰苦的脑力劳动。一项创造性思维成果的取得，往往要经过长期艰辛的探索和钻研，甚至经历多次的挫折，而创造性思维能力也要经过长期的知识积累，素质磨砺才能具备。创造性思维的过程，离不开众多的推理、想象、联想、直觉等思维活动。

（二）创造性思维的内容和意义

1. 创造性思维的内容

创造性思维的内容包括创造性思维的特点、过程和表现、思维方式及基本方法。

（1）创造性思维的特点　创造性思维是一个多层次、多水平、多因素的动态心理活动系统，强调开拓性和突破性，在解决问题时带有鲜明的主动性，这种思维与创造活动联系在一起，体现了新颖性和独特性的社会价值。创造性思维包括主体和客体，主体对客体是主动的反应，而且是超前的。创造性思维的特点主要包括以下几点。

1）创造性：是指人类在思维领域中的创造活动，它是人类创造力和创造性的集中反映和突出体现。创造贯穿于创造性思维始终，创造性思维的过程就是创造过程，即创造性思维从思路、方法到结果都具有创造性。

2）独立性：与众人、前人有所不同，独具卓识。敢于用科学的怀疑精神对人们司空见惯或认为完美无缺的事物质疑，能力破陈规、锐意进取、勇于向传统和习惯挑战，能主动否定自己、打破自我框架，包括权威的论断。

3）求实性：善于发现社会的需求，发现人们在理想与现实之间的差距。从而以满足社会需求出发，拓展思维空间。

4）多向性：善于从不同角度思考问题，运用发散、换元、转向和创优机制想问题。

5）连续性：平时善于从小事做起，进行思维训练，不断提出新的构想，使思维保持活跃的态势，并运用纵向、横向和逆向联动的形式自此思彼的思维能力。

6）灵活性：善于巧妙、机动灵活地转变思维方向，产生符合时宜的办法，善于选择最佳方案，富有成效地解决问题。

7）跨越性：思维进程带有很大的省略性，其思维步骤、思维跨度较大，具有明显的跳跃性，以加大思维前进跨度、联想跨度、转化跨度。

8）综合性：详尽地占有大量的事实、材料及相关知识，运用智慧杂交能力、思维统摄能力、辨证分析能力等多种思维方式的综合运用，发挥思维统摄作用，深入分析、把握特点、找出规律，创造出新成果。

（2）创造性思维的过程和表现

1）创造性思维的过程：创造性思维活动是一个极其复杂的思维过程，其中各种心理因素是相互联系、相互诱发和相互促进的，其过程包括：①准备期：提出问题，准备问题，是创造性思维进行的前提；②酝酿期：根据解决问题的需要，酝酿创造意识，寻找解决问题的途径；③领悟期：创造者大脑进入高度激发和异常清晰状态，将兴奋点高度集中在要解决的问题上，形成创造性的新形象，提出新的假设；④检验期：领悟期提出的假设方案、新理论都得经过科学实验或社会实践检验是正确的或有用的，才算是创造性思维。

2）创造性思维的表现：①创造性思维反映事物本质属性的内在、外在的有机联系，是一种可以物化的心理活动，创造性思维不同于一般思维的规范，虽然具有一般思维的特点，但它强调开拓性和突破性，且创造性思维在解决问题时，带有鲜明的主动性，这种思维与创造活动联系在一起，体现着新颖性和独特性的社会价值。创造性思维则不仅需要各种认识和心理过程，特别是想象活动的积极配合，还需要调动情感、意志以至于全部积极的生理、心理功能发挥有效主动性作用。②创造性思维是指发散性思维，这种思维方式，在遇到问题时，能从多角度、多侧面、多层次、多结构去思考，去寻找答案。既不受现有知识的限制，也不受传统方法的束缚，思维路线是开放、扩散的，它解决问题的方法不是单一的，而是在多种方案、多种途径中去探索、去选择。③创造性思维具有新颖性，它贵在创新，以及思路的选择、思考的技巧，思维的结论等方面，有着前无古人的独到之处，在前人、常人的基础上有新的见解、新的发现、新的突破，从而具有一定范围内的首创性、开拓性。创造性产生的新颖性是创造性的必然结果，创造性是新颖性的基础和前提，新颖性是创造性的表现和标志。④创造性思维具有极大的灵活性，它无现成的思维方法、程序可循，因此人们可以自由地海阔天空地发挥想象力，这种“由综合而创造”的思维方式，体现了对已有智慧、知识的杂交和升华，不是简单的相加和拼凑，综合后的整体大于原来部分之和，综合可以变不利因素为有利因素，变平凡为神奇，是由个别到一般，由局部到全面，由静态到动态的矛盾转化过程，是辨证思维运动过程，是认识、观念得以突破从而形成更具普遍意义的新成果。⑤创造性思维具有价值性，人类所取得的一切科学技术和文化艺术成果归根结底都是创造性思维的结晶，创造性思维必须为人类文明宝库增添新的成分，创造性思维的产物必须对人类有益、具有社会价值，即创造性思维必须对人类发展作出有价值的贡献，而决不能成为无效思维。

（3）创造性思维的思维方式

1）发散思维：又名辐射思维，是从一点向四面八方散开的思维，是创造性思维最主要的特点，也是测定创造力的主要标志之一。其形式包括逆向思维、侧向思维、想象、联想、灵感、直觉、假设和系统思维。

2）收敛思维：又称集中思维或辐辏型思维，是指某一个问题仅有一种答案，为了获得这个答案，从不同的方向和角度，将思维直指向这个答案，以解决问题为目的。其特点为须以发散思维为前提，是纯理性思维的形式。基本形式包括抽象概括、分析和综合、比较和类比、归纳与演绎。

（4）创造性思维的基本方法 创造性思维应遵循的基本方法有：①唯物辩证法；②整体论方法；③模型论方法；④信息分析方法；⑤因果分析方法；⑥问题探索法；⑦多学科交叉法；⑧数学方法。往往将几种方法综合起来而不固守某种特定的方法。

2. 创造性思维的意义

创造性思维具有十分重要的作用和意义：①创造性思维可以不断增加人类知识的总量；②创造性思维可以不断提高人类的认知能力；③创造性思维可以为实践活动开辟新的局面。此外，创造性思维的成功，又可以反馈激励人们去进一步进行创造性思维。正如我国著名数学家华罗庚所说："'人'之可贵在于能创造性地思维。"

1）创造性思维是以前人经验和知识为基础重新组合和创新：创造性思维的本质特征是认识上的突破或创新，这就面临"创新"和已有知识的关系问题。创造性思维要拥有前人积累的经验和知识作为思维活动的工具，离开前人的知识也就不能思维。因此，创造性思维的创新都是以一定的背景知识和经验为基础，因为思维不能从无开始。一切的创造发明，即新产品、新技术、新仪器、新知识、新方法、新定律，都是原有知识按照一定关系的重新组合和创新。新知识虽然来源于已知，是原有知识的重新组合，但并不是原有知识的重复，它所包含的信息量进一步放大，且产生了创新性质的飞跃。

2）创造性思维是人主观能动性借以发挥的关键环节：创造性思维的本质在于人类能借助这种思维发现或产生前所未有的事物。从认识论角度看，即创造主体在科研活动中运用这种主观能动性思维产生了认识上的飞跃。如爱因斯坦发现狭义相对论，即通过他在认识上的飞跃，得到了有关客观物质世界的运动、空间、时间等本质属性的规律性的理解和掌握。这一认识飞跃过程，也就是人的主观能动性得到特殊发挥的过程。创造性思维的运用，便是主观能动性得到特殊发挥的关键性环节。

3）创造性思维是逻辑思维方法与非逻辑思维方法协同作用的过程：大量研究表明，创造主体认识飞跃的过程，即逻辑的思维方法与非逻辑的思维方法协同作用的过程。从科学实际出发，在讨论创造性思维及其本质问题时，既不宜忽视逻辑思维的作用，也不可忽视非逻辑思维的作用，是由于其作用的性质和特点各有不同。总之，没有哪一个科学发现是纯粹经验直观或逻辑推论的产物，相反，它们都是人类思维的自由创造。因此，在对人的创造性思维及其本质的理解中，既不能摒弃逻辑思维方法的作用，还更须关注和研究那些脱离逻辑思维常规的思维形式的作用。

4）创造性思维是扩散思维与集中思维相结合的思维：扩散思维是一种不囿于传统，无确定的方向和范围的思维。它促使人们从各个方向和各种角度去思考问题。目的是获得尽可能多、尽可能新、尽可能具有独创的解决问题的设想。集中思维是一种有确定的方向和范围的思维。它将扩散思维所提出的各种设想逐一地进行分析、比较、筛选和评价，最终目的是作出正确的判断和决策，找到解决问题的最佳方案。创造性思维的成分应该包括扩散思维与集中思维两个方面，两者的有机结合构成各种水平的创造性思维。创造性思维就是在这两种思维方式相互拉扯中形成的"张力"之下向前发展的。一般来说，在创造性思维前期，为了尽可能多地获得各种设想，就需要进行思维扩散；而在创造性思维后期，由于较多的设想已经出现，但不知哪一种设想最理想，就需要运用集中思维加以筛选。

（三）中医学中的创造性思维

中医学发展史即继承与创新历史，是指在继承的基础上，不断创新发展，从而保持中医学的活力和应用价值。如张仲景小柴胡汤去滓再煎的“和法”用药思维；钱乙的小儿病“易虚易实、易寒易热”病理思维。金元时期是中医学发展的重要时期，百家争鸣，百花齐放，产生了许多流派，出现众多继承创新医家。再如刘完素主张“六气皆从火化”，对火热病证加大发挥，治疗上以清热通利为主，善用寒凉药物；张从正认为病由邪生，邪去则正安，治病倡汗、吐、下三法，形成了攻邪治病的独特风格；李东垣认为“内伤脾胃，百病由生”，治疗上当以升发脾阳为主；朱丹溪创造性地提出“阳常有余，阴常不足”，倡“相火论”，治疗上提倡滋阴降火之法。又如李时珍创立药物分类新体系；吴有性对瘟疫因证脉治的认识；叶天士温病卫气营血辨证及吴鞠通温病三焦辨证。这些创新性认识，在解决问题时带有鲜明的主动性、思维创造性，体现了新颖独特的社会价值。也反映其创造性思维的特点：①从思路、方法到结果的创造性；②与众人、前人有所不同的独立性；③善于发现社会的需求求实性；④善于从不同角度思考问题的多向性等。

二、直觉思维

（一）直觉思维的定义

直觉思维（intuitive thinking）是指不受某种固定的逻辑规则约束而直接领悟事物本质的一种思维形式，常表现为人的领悟力和创造力。也有学者指出，直觉思维是指对客观事物及其关系的一种非常迅速地识别和不经过逻辑推理而直接领悟事物本质的一种思维方式。心理学家用弗洛伊德的“潜意识”（或无意识）概念来解释人的直觉思维现象，认为直觉作为一种直接领悟的思维或认知，表面看来虽似未经过思维过程，实则这一思维过程是由人的潜意识来完成的。

中国传统文化思想史对“直觉”的描述常用“体道”“心悟”等词，它的特征是注意意象的统一，即注重主体意念思维与现实世界万象的统一，不讲主客体的区别，而是主客体相互渗透，物我两忘，天人浑然一体。因此，中国古人的直觉思维方式有两种，其一，侧重于有念的“专意心悟”，即专意于一点，以一念代万念，反复探索揣摩，以求一以贯通。其二，侧重于无念的“虚静体道”，即无心于念，无欲无求，用灵明之心去直觉宇宙的本质，以求当下感悟。

（二）直觉思维的意义

直觉是一种人人具有的思维能力。儿童对于亲近自己的对象的判定，以及人们进入陌生城市对问路对象的选择，都是直觉能力在起作用。因此，直觉是一种人人具有的能力，不仅在生活中如此，在医学科研领域也普遍存在。对于突然呈现于面前的新事物、新现象，或者突然陷身于其中的新形势，人们在“惊鸿一瞥”的认识基础上，往往都会有一种立即作出某种判断的、近乎本能的反应，这种反应能力，即广义的直觉能力。作为一种思维形式，其特点体现在它似乎可以不经过逻辑推理过程而直接掌握客观事物规律、现象本质与要害。作为一种与肉体的本能反应相类似的“思维上的本能反应”，直觉能力出于人类（或推而广之的生物）群体组织观念或当前状况的某种共鸣。一旦当前状况或认知条件与某种深层经验模式产生契合，就可以直接作出判断并得出结论，不必经过复杂的推理过程。

（三）直觉与灵感的关系

直觉思维的发生和灵感具有一定的联系，许多论著将这两者统称为“直觉（灵感）思维”；但许多心理学家不赞同此说法，是由于直觉和灵感是两个不同的概念。灵感是指人们对于曾经反复探索而不得其解的问题由某种偶然因素的激发而顿时醒悟，形成的一种具有创新性内容的观念，也称为顿悟。

1）直觉是一种思维方式，而灵感则是解决问题的行为过程中所伴随的一种心理状态（心理准备、心理体验）。

2）时间上的持续性不同，直觉思维作为一种直接领悟的思维或认知，其最大特点是既不需要启动过程，也没有思维过程；而灵感来临之前要经过一番艰苦的探索，来临之后往往会持续一段时间，并伴随着兴奋、腺体分泌等心理、生理体验。

3）直觉思维是面对出现于眼前的事物或问题时发生的，而灵感常出现在思考对象不在眼前，或思考别的对象时。

4）直觉思维一般只能产生于神志清醒的状态，而灵感可发生在主体意识清醒时，也可发生在主体意识模糊时。

5）直觉思维是对当前问题、情境的直接判断，不需要触媒的引发；而灵感则往往借助于偶然因素的触发，才能对思考的问题产生顿悟。

6）在对于认识结果的主观评价上，直觉无所谓突然或出乎意料，而灵感带来的则是“意外之喜”。

7）直觉与探索性的认识目的相关，而灵感则多与求解、理解性的认识目的相关。

（四）直觉思维方式的特点

直觉的产生均应以时代为背景，以实践为基础；高度的直觉能力来源于个人的学识和经验，其本身也是实践的产物；直觉得出的发现或猜测，还须经过实践检验。

1. 认识的自发性、跳跃性和环节性

直觉思维是自发产生的，在接触初始资料后，自然而然地达到了对最终答案或结果的认识，是一种没有过程的跳跃性思维。直觉思维是一种非逻辑、跳跃式的思维活动形式。它既不是归纳式的概括，也不是演绎式的推理，且同类比、分析与综合等逻辑方法也迥然不同，而是一种浓缩的推理，思想的主体所弄清的不是全部思维过程，而是个别的重要的环节，其中包括最后的结论。

2. 认识过程的综合性和经验性

直觉思维是一种综合判断，它不是推理的、分析的、三段论式的按部就班的判断逻辑，而是一种整体上的直接把握，表现为多维、交错的思维动作过程，是对整个形势的综合判断。其主要依靠头脑中经验和知识的积淀、提取、重组，依靠思维洞察力去猜测、判别、理解和把握思维对象。直觉所运用的知识组块和形象直觉都是经验的积累和升华，但仍然是建立在扎实的专业知识和丰富的实践经验之上的创意思维方式，直觉不断地组合老经验、形成新经验，从而不断地提高直觉的水平。

3. 认识中结构分析的意象性

从直觉思维的结构分析中可以看出，直觉思维既不同于单纯借助于概念进行思考的抽象思维，也不同于单纯借助于生动的表象进行思考的形象思维，而是一种意象思维。也就是说，直觉思维虽然脱离不了形象，但其借助的形象往往是抽象化的、模式化（或符号化）的形象，包含着深刻的理性意蕴的感性形象，称之为意象。

4. 认识结果的启发性、模糊性、或然性

在科学认识过程中，直觉思维的结果往往是以研究对象本质相关的假说形态呈现出来，对于后续的验证性研究具有很大的启发性；但这种思维结果往往也是一种直觉的、模糊的预感和预料，必须辅之以进一步的逻辑思索才能最终定型；由于它的非逻辑性和自由创造性，使得其可能既有极大的创造性又有或然性，是灵感的一种表现形式。

（五）直觉思维在科学认识中的作用

1. 直觉思维是科学认识中创造性思维的重要形式

因为直觉思维跳过了逻辑通道，直接领悟事物现象的本质，因而具有很大的灵活性，故借助于直觉思维，在科学发现和技术发明的过程中可以提出新设想、新概念，建立新假说和新模型，从而成为科学认识中重要的创造性思维形式。

2. 直觉思维在理论科学研究中有着特殊且重要的意义

理论研究的最高使命是发现隐藏在事物现象背后的普遍性性基本定律，然而并不存在通向这些规律的固定逻辑通道，正如爱因斯坦所云："只有通过那种以对经验的共鸣的理解为依据的直觉，才能得到这些定律。"因此，他明确表示"我相信直觉"。甚至另一位物理学家玻恩认为："实验物理的全部伟大发现都是来源于一些人的直觉。"而同样是物理学家出身的科学哲学家汉森则极力主张，科学发现的逻辑是"逆推思维"，而这种思维的出发点正是直觉。

3. 直觉思维是中医药理论和疾病诊治的重要方式

直觉思维作为中国传统文化的重要思维方式，同时也受到了从事中医药学工作者的高度重视，"医者，意也"即中医药学对直觉思维的一种表述，又指在中医药的临床实践中，以无心体悟的方式去把握大道本然，达到"慧然独悟"。中医临床对疾病的诊治及中医学理论的建构，均贯穿着直觉思维的应用。"心悟法"在中医学中的广泛应用，可以在大量的中医古籍题名上表现出来，如刘完素的《伤寒标本心法类萃》、程钟龄的《医学心悟》等。中医学直觉思维根植于以往的理论知识经验成果的土壤中，是理论知识和经验的高层次的融汇。一般来说，理论根基越扎实，知识越广传，临床经验越丰富，也就越能举一反三、问一答十、触类引申、神通心会，越能够领悟孤立症状之间的内在病理联系，直觉思维的成效也越高。

同时需要指出的是，直觉思维虽然具有清晰严格的逻辑分析模式，但也具有一定的局限性，易局限在狭窄的观察范围内，缺乏论证的力量，结论笼统而不够精细，从而导致非科学的判断；直觉思维有时会使人将两个风马牛不相及的事件纳入虚假的联系之中，这种联系往往带有很强烈的主观色彩及心理、情绪因素。

三、归纳—演绎

人们的认识过程的普遍程序是由特殊到一般，又由一般到特殊。归纳和演绎就是进行这个认识过程的两种思维方式，也是两种常用的科学研究方法。

（一）归纳

1. 归纳的定义

归纳（induction）推理是个别到一般的推理形式，即由个别或特殊的判断推出普遍的判断。

2. 归纳推理的逻辑形式

归纳推理的逻辑形式是：S_1是 P，S_2是 P，S_3是 P……而 S_1、S_2、S_3……都是 S，所以，S 是 P。归纳推理由前提和结论两部分组成，其前提是若干已知的个别事实，属于个别或特殊的判断和陈述；结论是从前提中通过逻辑推理而获得的一般原理，是普遍性的判断和陈述。按前提的情况，归纳推理有三种形式：安全归纳法、简单枚举归纳法和科学归纳法。

3. 归纳法在科学认识中的作用

①通过个别科学事实得出普遍性规律；②可以使经验性的科学事实上升为一般原理；③可以使范围较小的一般原理上升为更普遍的一般原理，正由于归纳法能够带来科学发现，以及规律性、普遍性的结论，因而被称为"发现的逻辑"。

4. 归纳法在科学认识中的局限

结论的或然性对归纳结论的检验是个近乎永恒的进程。

（二）演绎

1. 演绎的定义

演绎（deduction）是从一般到个别的推理形式，即以普遍的判断作前提，推出个别的或特殊的判断。

2. 演绎的逻辑形式

演绎推理由三部分构成，即两个前提和一个结论。在这三个判断中含有三个概念，并由三个名词构成。它的逻辑形式是：S是P，S_4是S，所以S_4也是P。

3. 演绎在科学认识中的作用

①演绎是建立科学理论体系的有效方法；②演绎方法是逻辑证明或反驳的有力工具（先演绎后检验）；③通过演绎可以建立新概念、发现新的自然规律。

4. 演绎在科学认识中的局限

①演绎推理的结论原则上都包含在前提之中，所以提供的新知识极为有限，是创造性较小的一种逻辑思维方法；②结论可靠性受前提制约，而前提的可靠与否，则依赖于归纳方法或其他方法得出一般原理。

（三）归纳和演绎的关系

归纳和演绎是进行推理的两种不同思维方式，而科学认识是归纳和演绎的辨证统一。

1. 演绎要以归纳为基础，归纳要以演绎为指导

演绎方法的大前提来自归纳，所以演绎包含着归纳，没有归纳就没有演绎；同时，归纳也要以演绎为指导，人们总是在一般原理的指导下对经验进行归纳，因此从某种意义上说，没有演绎也就没有归纳。

2. 在科学认识活动中，归纳与演绎所起的作用不同

归纳概括经验性的事实，处于科学认识的经验层次，以观测到的实验结果为依据；而演绎方法主要用于建立必然性的知识体系，处于科学认识的理论层次。作为科学认识中两个阶段的两类认识方法，归纳的目的是确立科学认识基础的客观性，而演绎则保证构成科学认识基础的知识元件、要素间联系的必然性。总之，科学认识的深化、发展，是在由个别到一般、再由一般到个别的不断振荡中实现的。

（四）中医药中的归纳和演绎

在中医药临床实践中，从四诊合参到辨证论治，均体现出归纳和演绎相统一的辨证思维。如阴阳学说中具备属性和对立统一关系，因而从自然界昼夜阴阳来推论人体脏腑阴阳变化。五行学说则将归纳已知的五行属性作为推理的一般性前提，根据五脏与五行的对应关系和五脏与六腑、五体、五志、五脉等联系，从而推导出六腑、五体、五官、五志、五脉、五气、五季等归属。在诊治方面，根据肝主疏泄的原理演绎推理，便得出肝气具有促进人体气机运动，疏通畅达，发散于内的功能。当肝疏泄正常，则全身气血流通，情志舒畅；若疏泄失调，则气血运行不畅而致气郁、气滞、气结等病变。

四、想象与验证

（一）想象

1. 想象的定义

想象（imagination）是人脑通过形象化的概括作用，对脑内已有的记忆表象进行加工、改造或重组而形成新形象的思维活动过程。想象具有假说、猜测、幻想的品格，超越于经验事实，极富有创造性。爱因斯坦说："想象力是科学研究中的实在因素。"想象思维可以说是形象思维的具体化，是人脑借助表象进行加工操作的最主要形式，是人类进行创新及其活动的重要的思维形式。

2. 想象思维的分类

想象思维有再造想象思维和创造想象思维之分：①再造想象思维：是指主体在经验记忆的基础上，在头脑中再现客观事物的表象；②创造想象思维：不仅再现现成事物，且创造出全新的形象，如文学创作中的艺术想象属于创造性想象，即作家根据一定的指导思想，调动自己积累的生活经验，进行创造性的加工，进而形成新的完整的艺术形象。

（二）验证

1. 验证的定义

验证（verification）是通过提供客观证据对规定要求得到满意的认定。如设计验证，是为了确保设计阶段的输出满足该设计阶段输入的要求，有目的地在设计的适当阶段，通过观察分析所提供的客观证据，对规定已得到满足的要求进行认定，在研究过程中，应保留这种客观证据的记录。

2. 验证的分类

验证可分为三种类型：前验证、回顾性验证和再验证。

1）前验证：指在方法正式投入使用前按照设定的方案进行试验，搜集证据以证实检验方法是否达到预期要求的一系列活动。

2）回顾性验证：是指利用对现有的历史数据进行统计分析，检验方法达到预期要求的行为。

3）再验证：出现下述情况时须进行再验证。①仪器更新或大修；②检验方法获得的结果做趋势分析，发现系统性偏差；③对检验方法进行了修订或检测条件发生了变更，经过一段时间的使用后对检验方法的再验证，再验证的目的是证实验证的状态未发生漂移。

3. 中医药中的想象与验证

中医命门学说建构和临床实践是想象与验证思维的体现。《难经》认为两肾之右肾为命门，且具有生命本原之义，"命门者，诸神精之所舍，原气之所系也；男子以藏精，女子以系胞"。汉代以降，除右肾命门学说之外，影响最大的则是将两肾之间无形之处定义为命门的"肾间命门说"。这些对命门空间位置和功能作用的想象思维，而临床医家们为了验证命门学说的正确性，采用临床方药佐证，研究发现古代命门医案用方位于前两位的为六味地黄丸和八味肾气丸。

五、求异思维

（一）求异思维的定义

求异思维（different thinking）又称求逆意识或逆反思维，它研究事物之间的多样性、差异性。求异思维属于发散思维，是在解决当前问题的已有模式或传统途径之外，独辟蹊径，往往是在已有思路相逆或相异的方面挖掘一切其他可能的方案，从中寻优，以获得对现有传统理论或方案的突破和创新，也是获得创新突破成就人们的一个共同的思维特点。

（二）求异思维的特点

求异思维是指一种逆向性的创造性思维，其特点是以不同于常规的角度和方法的思维去观察分析客观事物而得出全新形式的思维成果，一般具备以下特点。

1. 求疑

勇于对人们司空见惯或认为完满无缺的事物提出疑问，并不懈求解。

2. 抗压

力破陈规，敢于向旧传统、旧习惯和权威挑战。

3. 自变

能够主动打破自我束缚，不自满、不自卑。

4. 独特

善于提出与众不同的新颖思路和见解。

（三）求异思维常用的构思方式

1. 反向构思

反向构思是指按传统思路相反的方向来解决问题。亚里士多德曾认为："推一个物体的力不再去推它时，原来的运动便归于静止。"这是日常所见任何运动都能证明的现象，似乎无可置疑。然而伽利略却大胆地想象：假定在没有摩擦的情况下，运动的物体就会永远向前。这个思想后来由牛顿总结为惯性定律。

2. 侧向构思

侧向构思又称转换构思，是将传统思路做某种变换，以获得问题的解决。有时侧向构思可巧夺天工，弥补研究条件的不足，如人们获得原子的照片就是一例。人们很想目睹原子的"芳容"，但是它确实太小了，要给它拍张照片就非常困难，困难在于用光的问题上，如果用可见光来拍摄原子，会使照片一片模糊，用 X 射线也有问题，那么还有没有办法拍摄原子照片呢？英国物理学家布拉格想出了一个巧妙的办法，他运用德国科学家阿贝的显微镜的数学理论，采用分拍后又合成的方法，给原子拍摄了第一张照片——甲苯的分子照片。侧向构思使布拉格发现了晶体内分子和原子摄像法。

（四）中医药中的求异思维

中医理论的发展、新学派的创立及临床诊疗方法的创新等，无不闪现着求异思维的影子。如明末清初著名医家吴又可之所以能创立"异气"理论，首先就在于他善于运用求异思维法，敢于对传统的说法大胆地质疑。中医学新学派的形成多是在继承前人理论的基础上，采用求异思维的结果，如中医学史上"河间学派"及"温补学派"的创立都是在继承基础上的求异而催生的。由于不同医家的知识结构、临床经验的差异，因此对经典的理解与运用也就呈现出百家争鸣的发散状态，由此推动了中医学术的发展与临床诊疗方法的创新。

六、系统思维

（一）系统思维的定义

系统思维（system thinking）是指以系统论为基本思维模式的思维形态，它不同于创造性思维或形象思维等本能思维形态。系统思维能极大地简化人们对事物的认知，以此给人们带来整体观。可见，系统思维是一种逻辑抽象能力，也可以称之为整体观、全局观。

（二）系统思维的基本特点

系统思维有目的性、层次性、相关性、整体性、协调性、立体性、对环境的适应性等特点。

1. 目的性

目的性是指任何被研究的系统都是为了实现某个目标或具有某种功能。

2. 层次性

层次性是指任何系统均可分成若干分系统或要素，而这个系统又是它所从属的一个更大系统的分系统或要素。

3. 相关性

相关性是指系统的各组成要素之间是相互制约、相互依赖的，每个要素的性质或行为，以及它对系统整体功能的影响，均依赖于其他要素的性质或行为。

4. 整体性

整体性是指系统不等于各要素的简单总和，而是其组成要素有机构成的整体，且整体功能与各要素分功能之间遵循“非加和原则”。

5. 协调性

协调性是指系统整体与要素、层次与层次、结构与功能、要素与要素、系统与环境的和谐统一。即主体对系统客体协调的理解和有效协调的思维原则和思维方法。

6. 立体性

立体性是指主体对系统客体的多维、多层次、多变量的全方位和立体的考察和思维。

7. 对环境的适应性

对环境的适应性是指系统需要适应其环境条件的约束和影响。

（三）系统思维的基本原则

1. 整体性原则

整体性原则是将各个要素组成的有机整体作为对象，研究整体的结构及其发展规律，这是系统思维的基本出发点。整体性原则是建立在系统固有的结构整体性、功能整体性及两者共同构成的系统整体性的客观现实基础上的。系统的整体功能并不等于各个要素部分功能的总和，而是具有新的功能，形成了“整体大于部分之和”的规律。但是系统的整体功能又是由其内部各要素相互联系、相互作用方式和系统的结构所决定。据此在医学研究中，首先要着眼于系统的整体功能，统观全局；其次按照整体状况，分析系统的结构功能。

2. 最优化原则

最优化原则是在多种可能的途径中，用定量的方法确定最优目标，选择最优方案，使最优状态的系统达到最优的效果。最优化原则是建立在客观的系统整体性、相关性、历时性及其相互作用所形成的系统分歧性等各因素基础之上。实行最优化原则，就要运用各种最优的数学理论，如线状规划、最优化控制论和决策论等，选择最优的系统目标。科学研究的选题、理论假设、计划方案、研究方法等诸环节均须运用最优化理论和技术。

3. 历时性原则

历时性原则是建立在系统演化和发展过程中客观的、固有的、不可逆的及其各种表现形式的基础之上。要求人们既要注意系统在空间上的普遍联系，又要注意系统及其环境在时间上的历史性联系而作出深入分析。注意研究系统演化的过程，在不同演化阶段状态的不可绝对重复性，在不同条件下发展的不可绝对回归性。认识到稳定的相对性与变化的绝对性，注意在变化中求生存、求发展，在发展中使自己具有新的稳定性。把握不同层次和过程，其均存在着的不断变化着的相互关系与整体关系。

4. 模型化原则

模型化原则是指大而复杂的系统，设计出系统模型，并通过它来研究和掌握真实系统的本质和规律。模型化作用主要有两点：一是通过设计系统模型，来实现对真实系统的定量研究，计算系统的边界条件，确定系统的要素及其相互联系、相互作用的数量关系。二是在系统模型的基础上进行模拟实验，不断检验和修正系统方案，达到最优化的目标。

5. 开放性原则

所谓系统思维的开放性原则，是指依据系统的开放性特征来进行思考的原则。系统的开放性，是指系统要维持自身的有序发展就必须向环境开放，以从环境中获得必要的物质、信息、能量。人们时常把开放性思维理解为从传统思维方式中解放出来，突破传统思维定式和狭隘眼界，多视角、全方位看问题的思维，这其实是从思维的主体要求角度而言的，而事实上这种主体要求的生成乃是基于系统本身的开放性特质，是系统的客观开放性促使主体开放地思维。

总之，现代科学技术的发展要求人们不断揭示不同物质运动形式所具有的共同属性和内在规律，这就要求人们必须采用系统思维的综合方法。

（四）中医学中的系统思维

《黄帝内经》在理论建构过程中将人与自然联系起来，形成了天人合一的系统观；将人的形、气与阴阳五行联系起来，形成了阴阳五行系统观；将人体组织与各种人体之象联系起来，形成了人体藏象经络系统观。这是一个多层次、多结构的人体综合系统，各系统按照纵向结构和横向结构有机地联系在一起，共同对人体及疾病起着认知、调节、管理、控制的功能和作用。在临床治疗时须注重脏腑与官窍之间、脏腑之间、各脏腑内部之间的系统联系，以及自然界的气候、时间、地理方位等对疾病的影响。

思考题

1. 中医药思维的方式及其特点是什么？
2. 创造性思维的特点、方式及基本方法有哪些？
3. 系统思维的特点及基本原则有哪些？

（胡建鹏　宫　鹏）

第三章　中医药科研选题

选题（selected subject）是指选择、形成和确定一个需要研究和解决的科学问题，是开展科研工作的首要步骤。中医药科研是以防治疾病、保护人民健康为目的的应用性和应用基础性研究，它具有一般科研工作的共性，又有其特殊性。中医药科研主要是以人体为研究对象，研究内容涉及人类健康、生老病死规律以及预防、治疗、康复等方面问题，中医药作为医学科研的重要组成部分，既具有医学科研综合性强、涉及面广、应用要求高的特点，又有其自身的学术内涵和学术结构，并有其独特的思维方式、理论和方法。因此，中医药科研选题须遵循中、西医学科研的共性及特点，使选题更具有科学性、创新性、特色性和实用性。

第一节　选题的意义与原则

一、选题的意义

中医药科研过程是提出问题和解决问题的过程，而选题也就是提出问题。科研选题是开展任何一项科研活动的第一步，它是科学研究的起点，也是对整个科研工作全部内容和目标的高度概括，决定了整个研究工作的方向，集中体现了科研人员的科学思维能力和研究水平。爱因斯坦指出："提出一个问题往往比解决一个问题更重要，因为解决一个问题也许仅是数学上的或实验上的一个技能而已。而提出新的问题……却要有创造性的想象力，这标志着科学的真正进步。"选题是否恰当对科研工作的进展速度，成效大小，人力、物力、财力的节约或浪费，成功与失败均有直接影响。正确的选题可使科研工作事半功倍，而错误的选题则会使科研工作走许多弯路，收效甚微，甚至误入歧途。

中医药科研选题，即选择一个既有价值又适合研究者个人能力，并符合客观条件的课题。实践证明，选题集中体现了科研工作者的科学思维方式、对研究动态的把握度和专业技术水平。选题不仅是对医学发展实践的纵向挖掘，还是对专业知识和科学信息理论的横向提炼，更是一个创造和创新的过程。因此，选题者须具备扎实的专业理论知识、较高的学术水平、较强的科研思维能力、敏锐的观察力和丰富的想象力。

中医药科研选题既包括科研课题的选定，又包括论文题目的选定。科研课题和论文题目既有区别又相互联系，科研课题是研究者对一个问题在理论认识和实践手段上的总体概括，而论文题目则通常是在科研课题完成后，以某一研究结果为基础，提出反映该论文核心内容的标题。

二、选题的原则

中医药科研选题是一个结合思考和科学方法操作的过程，需要大量检索、研读相关文献，反复思考。因此在选题过程中需要遵循以下原则。

（一）创新性

创新性是科学研究的灵魂，是探索未知、发现新问题、寻找新方法或途径、得出新结果的要求。科学研究是探索未知的认知活动，是创造知识的过程。因此，科学研究的本质决定了其本身必须具有创新性。这就要求问题的提出必须有新意，应为前人尚未解决或尚未完成的问题。创新性是多方面的，包括理论方面、技术方面及应用方面的创新等。另外还有一类创新称原始性创新，是最重要、最高水平的创新。原始性创新是指前所未有的科学发现、技术发明、原理性主导技术等创新性研究。原始性创新是最根本的创新，还是最能体现智慧的创新，更是一个民族对人类文明进步作出贡献的重要体现。与原始性创新相对的是进展性创新，又称次级创新，主要表现在对现有概念、理论、方法等的补充和改良。基础研究一般是原始性创新，应用研究一般是进展性创新。中医药是我国最具有原始创新潜力的学科领域，中医药科研在坚持原始创新的同时，也应注重继承创新。

（二）科学性

科学性原则是衡量中医药科研工作的首要标准，是科研选题的关键，它关系到整个课题研究的成败。科学研究就是提出问题、解决问题的过程。选题既是科学思维过程，又是科研方法的操作过程。选题必须符合最基本的科学原理，遵循客观规律，具有科学性。选题应以科学的理论或现有的研究成果为依据，进行严密的逻辑推理，以保证选题的正确性。这就要求科研人员对已有的科学知识、科学技术在继承的基础上有所创新，在科学性的基础上追求创新性，避免低水平重复。科研设计包括专业设计和统计学设计，也必须符合客观规律，实事求是，具有科学性。应使用科学的概念和准确的语言，正确地表述出来。科研路线应清晰、明确、合理，选题自始至终都必须要有科学的论证，有理有据，富有逻辑性，对整个研究工作的手段、方法、实验进度、人员组合与分工作出科学合理的安排。

（三）需要性

选题应满足社会需要和科学自身发展的需要，有明确的研究目的，解决特定的中医药问题。解决理论上的疑难问题，具有科学理论价值；能够运用于中医药实践，解决中医临床工作中的实际问题，具备社会效益和经济效益，且具有推广应用价值。科技工作者在选题时，须了解和掌握政府管理部门的方针政策、科研招标方向及重点领域，在此前提下，发挥自己的专业特长与优势，最大限度地满足与适应社会发展的需要，做到突出特长，有的放矢。当然，在兼顾需要性的同时，还要正确看待理论与实践、基础与应用、远期效果与近期效果、理论研究与总结验证的辨证关系，以适应客观需要，开拓新的中医药研究思路。

（四）可行性

可行性原则即所选课题的最大可能实现度。选题必须与自己具有的理论水平、技术能力、经费状况和研究条件等相适应。

1. 研究人员

主持者和科研团队的知识结构、业务水平、研究能力、科研经验和科研素质等，是开展科学研究的核心条件。课题组人员的教育背景、专业结构、年龄结构和职称结构作为客观依据最能反映课题组知识结构，如学缘结构与知识互补的优势。科研业绩最能反映课题实施人员的科研能力，适当展示主持者和团队成员过去获得的科研资助、科研成果及发表的相关论文是体现研究能力的有力证据。

2. 研究条件

课题实施条件的可行性包括研究的仪器设备、技术条件、实验动物、临床基地、信息文献、经费保障和以往的研究基础等。这些是确保课题实施的基本条件。

3. 研究方案

研究方案体现了科学研究的计划性、控制性和科学性。合理的研究方案能确保研究的可行性。课题研究方案的可行性包括课题设计的科学性、课题关键性技术的解决策略与方法、确保研究质量的科学设计、检测指标的科学性与可能性及获取检测工具的途径与方法等。这些方面均能体现课题的成熟性，增加选题的可行性。

总之，科研的可行性一定要确保研究者对该选题的设计与实施能力，研究设备到位和经费预算落实、投入与产出符合现实意义、科研样本来源可靠，以及拟采取的研究方法具有可行性等。

（五）特色性

特色性要求选题应充分体现中医药特色，注重从中医药基础理论、中西医结合临床问题中进行选题。突出以整体观为主体的辨证论治体系，围绕中医理、法、方、药等具有中医药特色的方面去研究，即围绕中医特色优势病种进行研究。它既与创新性相似又不同于创新性，创新性注重“新”，而特色性注重“特”，即与众不同。

（六）效能性

效能性原则是指预期研究成果可能获得的效益，包括经济效益、社会效益和生态效益等。其表现形式可以是发表论文、获得科研奖项、培养人才、促进经济增长、改善生态环境等。效能性原则要求以最小的人、财、物和时间的投入，获得最理想的科研成果，即最大的效益。对于不同的研究类型，其效能性也是不同的。中医药研究基础性课题要求具有揭示机制、机制的理论意义或潜在的应用价值；中医药研究应用性课题要求具有经济或社会价值；中医药研究开发性课题要求具有显著的经济价值。一般说来，人们更加注重显在性的、看得见的效益。因此，选题时要做到显在效益数据化和潜在效益显在化。科研既要提高生产效率，给社会带来显在性的效益，也要兼顾中长期可持续发展的潜在效益的研究。培养人才既是社会效益的具体体现，也是所有科研投入中，产出潜在价值最高的投入。效能性原则一般体现在研究的预期结果和研究意义方面。

上述六大原则既有区别又有联系。科学性原则体现了科学研究的依据及其逻辑合理性和客观规律性；创新性原则反映了科学研究的本质特征及其先进性、新颖性和独创性；需要性原则规定科学研究的方向及其理论和应用价值；可行性原则体现了科学研究的求实精神及水平和条件；特色性原则体现中医药的理论与临床的特色与优势；效能性原则体现了科学研究的社会功利性及其理论价值与效益。这些原则中的任何一项都是正确选题所必须遵循的，只有同时满足了这些基本原则的选题，才是最佳的、最有希望获得成功的选题。

第二节　选题的思路和策略

一、选题的思路

选好科研课题的关键在思路。科研思路的形成是人们对客观现象中存在的矛盾和问题，由此及彼地联想，从而提出研究这一矛盾和问题的设想及方案，这一思维过程即为科研思路。能否提出问题并形成正确的科研思路，与科学工作者的基本素养有关，同时也是选题优劣的关键。

（一）选题一般思路

1. 理论与实践的矛盾

当人类遇到一些在已知的理论中未曾解释过或预言过的新领域、新现象时，旧理论和新事件之间会发生矛盾，这就出现了新的理论空白，此时的探索便成为创新性课题研究。

2. 理论体系内部的矛盾

当一个理论体系内部由于种种原因有了不一致的地方，出现了逻辑上的矛盾时，就需要对该理论进行补充和发展，这样的课题为拓展性课题。医学科研选题的思路就是对观察到的新的医学现象进行研究，或对现有的实践资料用新的理论重新进行诠释。

3. 创造性思维

解决问题的新思路、新方案的产生往往带有突然性，这种突然产生新思路、新方案的状态称为灵感。它常给人一种豁然开朗、妙思突发的体验，使百思不得其解的问题顿释，这是创造性思维活动的一种特殊状态。灵感是一种最佳的创造性能力，是创造性思维能力、想象能力和记忆能力的巧妙融合。

（二）中医药科研选题思路

1. 从西医空白点与中医特点出发选题

中医和西医是两种独立的医学体系，它们在理论上是截然不同的，但又各有所长。因此，在中医药科研选题中，应注意“以己之长，补彼之短”，即从西医的空白点且恰好是中医的特点方面去选题。例如，舌诊和脉象是中医诊断学上的一大特点，西医在临床上对舌诊、脉象比较忽视，研究也较少。近年来，虽然国内外对舌诊和脉象已有一些报道，但基本上还是两个较大的空白点，围绕这方面的内容就可以开展很多研究。而中医对舌诊、脉象十分重视，且形成了完整的体系，积累了丰富的临床经验，这与西医相比，其独特性是非常明显的。近年来应用图像分析、云数据、人工智能、色谱等现代科学技术，在舌诊舌质研究方面就取得了许多成果，揭示了舌诊部分物质基础、病理生理机制及其特征，开发了应用软件和应用设备，丰富和发展了中医舌诊的内容。

2. 从中医与西医临床治疗效果对比中选题

中医与西医由于理论体系不同，对疾病的治疗都均有其各自的治疗方法，且两者在疗效上各有所长。西医方面，其诊疗技术在不断更新，常常使用一些先进技术方法进行诊治，取得了显著的疗效；而中医则注重整体调理和辨证施治等，同样取得了较好的疗效。因此，中医药科研选题应选择那些西医治疗效果比较差而中医治疗效果比较好的病种，即优势病种，开展中医或中西医治疗方法的研究。例如，恶性肿瘤是目前西医治疗较为棘手的疾病，而中医药在减轻肿瘤放化疗后的毒副反应、调节机体整体状态及免疫功能作用方面显示出了较好的苗头，可以考虑从这些方面选取课题。

3. 从中西医理论交叉或矛盾中选题

由于历史发展的原因，中西医形成了不同的理论体系，其观察和分析人体生理、病理的思维方式也不尽相同。中医和西医都具有整体性观点，不同的是前者从“宏观”角度观察分析问题较多，后者从“微观”角度观察分析问题较多。因而在一些问题的认识上必然会出现矛盾或交叉之处，这些矛盾与交叉之处也给中医药科研提供了很多的选题思路，为探讨医学科学的新领域开辟了途径。例如，中医藏象学说认为肾为先天之本，具有藏精、主生殖的功能，肾虚会导致一系列生殖系统的病证，而运用补肾之药则可治疗该类疾病。西医学对肾脏的认识主要为排泄和调节器官，既无中医认识的主生殖作用，也与西医生殖病症无直接关系。又如，肾虚的本质是什么？它与西医的肾脏功能或其他脏腑功能（如膀胱等）有什么关系？这些问题都值得深入研究和探讨。

4. 从中西医理论相近处选题

中医与西医虽然是截然不同的两种理论体系，但它们的研究对象却是一致的，都是人体，都是研究人的生理、病理现象与规律。因此，除在一些问题上存在矛盾或交叉之处外，中西医在对许多问题的认识上也有着一致性或近似之处，但这些一致性和近似之处往往需要运用科学的理论与实验依据来阐明，这也可以作为中医药科研选题的思路之一。例如，探讨中医的脾虚证与西医中免疫功能低下、缺陷之间的关系，这不仅可以为中医诊断脾虚证提供客观指标，还可以为阐明中医脾虚证的实质提供科学的依据，同时也能为治疗免疫功能低下、缺陷等西医病症提供新的中医药治疗手段。

5. 从名老中医独特疗效中选题

名老中医是中医学的特殊学术群体，他们在中医理论和临床实践方面拥有深厚的造诣，在长期临床实践中积累了丰富的诊疗经验和独特疗效，是中医药临床科研选题的重要途径。这些独特的诊疗方法，经过长期临床实践的检验和传承，有着较好的临床预试基础，从此方面的思路去选题，其成功率比较高。但要注意：①要尊重名老中医的学术经验，不要轻易变动；②要本着“去粗取精，去伪存真”的求实态度，以科学研究结果来证明其学术和临床应用价值。

6. 从临床的需求中选题

中医药临床研究的核心意义在于通过科学方法提升中医药的治疗效果，确保其有效性和安全性。中医药研究目的是为解决临床问题：①坚持中医理论指导下的临床医疗实践；②坚持临床医疗对中医理论的严格验证；③坚持临床医疗实践对医疗经验的不断积累，对中医理论的不断充实和发展；④坚持理论与实践的统一，解决中医临床中需要解决的问题，这显得尤为重要。这些问题是中医临床实践中的难题，涉及疾病的预防、诊断、治疗和康复等关键环节。因此，从临床需求出发，是中医药科研选题的重要方向。

二、选题的策略

1. 从临床实践问题中选题

在临床实践中，存在着大量未知或尚未解决的问题。善于从临床中发现问题，是中医药研究选题的重要来源和途径，也是科研意识的基础。临床研究必须以提高临床疗效为核心，而临床疗效是中医药科研的出发点和落脚点，只要有临床疗效就可以进行相关研究，进而促进临床疗效的提高和学术的发展。中医药科研要密切联系临床实际，要学会抓住在临床工作中经常遇到的各种问题、难题和难以解释的现象，开动脑筋、进行分析、追根求源，就能找出值得研究和适合自己的课题。

在临床实践过程中，结合自己的专业，摸索出针对某种疾病行之有效的治疗方法，这是一个较为漫长的过程。在摸索临床经验的过程中，要做一个刻意追求临床疗效的有心人，病种选择或有聚焦，治疗方法或有修正，组方用药或有增减，需要不断实践、反复比较、仔细观察、用心体会。一个好的中医药临床研究选题是经由数个，十数个乃至数十个临床预试验积累而成。

2. 从学科交叉发展中选题

随着科学技术的飞速发展，一方面学科高度分化，分支越来越多；另一方面，学科高度综合，一门学科往往又包含众多分支学科。这种高度分化与高度综合的结果，必然会导致学科之间相互交叉和渗透，从而不断涌现出新理论、新技术和新方法。实践证明，中医药学的发展在很大程度上依赖于其他学科新原理和新技术的发展，以学科交叉点选题则成为时代发展的一种趋势。交叉选题形式有三个方面：①方法上的交叉，即借用其他学科的研究方法和技术手段来解决中医药学科的问题，从而得出单一学科无法得到的指标、数据和结论；②不同学科、不同专业的研究人员互相结合，针对同一问题，从不同层面去探求问题的本质和规律；③学术思想上的交叉、互融，共同设计并研究解决问题的方案，实现学术理论之间的碰撞、互补和衔接，这是最深层次和最应鼓励与支持的一种学科交叉。例如，计算机应用于中医舌诊的研究、磁共振用于针灸脑部反应的研究、分子生物学技术应用于中医证型和体质的研究等。

3. 从中医药特点选题

在长期的医疗实践过程中，中医学总结了一整套预防及诊治疾病的理论、方法和措施，无论在指导思想、研究方法还是研究内容等方面，中医药均有其自身的特点。因此，在进行中医药科学研究的选题设计时，须充分考虑到这些特点的作用，以保持中医药特色，这样才具有竞争力，如中医体质辨识体系的建立与应用研究。

4. 从文献资料中选题

通过对文献资料的收集与整理，可以了解到某研究领域的状况，从中寻找选题目标，或关注科研论文的末尾部分，往往都会提示应该继续探讨的问题，有人称这种方法为“文献缝里找题目”。了解前人研究成果和研究中存在的空白点或缺陷，可避免不必要的、低水平的重复研究。中医药文献是前人研究中医药理论的经验积累和总结，可成为中医药科研选题思路的来源。但应注意不要重复别人的研究、印证别人的研究结果，而应综合分析搜集的文献资料，找出前人研究的不足之处，从而使自己的研究能在前人研究的基础上有所超越和创新。例如，有人经过文献检索发现，已知的抗凝蛋白都是针对内在凝血途径，而外在凝血途径的抗凝物质属于空白，于是选定课题进行攻关，最终发现了组织因子途径抑制物。

5. 从新知识与旧理论的矛盾中选题

随着科技的进步，知识更新速度的加快，许多新知识与旧理论的矛盾逐渐显现。科技的发展或发现，暴露了原有理论的局限性或错误。因此，可从中进行科研选题，作出新的理论阐述，提出新的观点和见解。例如，过去认为颅内出血应禁止用脱水剂的旧理论被突破后，新研究发现使用西药甘露醇或中药血府逐瘀汤，可以显著提高患者抢救成活率。

6. 从已有课题延伸中选题

科学的发展离不开前人创造的成果，要在前人研究成果上寻找新方向，选择前沿性课题；也要从前人的思路中受到启发，发现新课题，拓宽研究领域，开辟创新性课题。每一项科研课题都有一定的范围和层次局限，在完成研究工作之后，多数情况下可从广度和深度两方面进一步延伸研究。此外，也可能存在一些使人不够满意或有疑问的问题有待进一步探索。通过延伸选题，站在不同的角度和高度，进行新的研究，可使科研达到新的高度。这不仅能对原有结论作出补充或修正，还能对原有课题进一步的深入研究，因而取得新的科学发现。

第三节　选题的步骤

选题步骤是选题的思维过程，包括以下四个步骤。

一、提 出 问 题

提出问题是科研的起始环节，问题的提出起始于初始意念，即最初的疑问。发现问题是发现现象中的问题所在，是提出问题的突破口。科研人员要防止知识屏障的不良影响，不能想当然地合理解释某些现象。要有孩童般的好奇心和大胆质疑、敢于质疑的勇气。在日常工作中须注意以下几个方面：一是坚持学习，博览群书，开阔眼界，独立思考，勤奋钻研，不断探索。只有知识面宽，好奇心强，才能做到才思敏捷，触类旁通，产生新的、独特的见解。二是养成敏锐的观察习惯，处处留心，捕捉灵感，随时记下某个问题的意念。正如医学选题的意念一般来源于临床实践、文献资料及由实践积累和反复研读文献而产生的灵感，其中临床实践是产生初始意念的绝佳机会。三是培养创新思维，科学研究需要幻想，需要进行发散思维。创新意念和创新精神是科研的灵魂，在科研选题中要敢于打破常规，大胆想象，敢于突发奇想，敢于标新立异。四是追根求源，永不放弃，初始意念往往缺乏具体性，需要研究者进一步凝练问题。其中查阅文献资料是凝练问题的重要手段。

二、查阅资料

科研工作具有延续性和继承性，文献资料汇集了他人进行科学研究的经验和结论。科学研究就是在继承和借鉴他人研究成果的基础上进行新的探索的过程，因此，提出研究问题后必须查阅文献。在查阅文献的过程中，研究者能够系统了解本领域的研究现状与背景，掌握国内外研究进展情况和达到的水平。这不仅可以拓宽思路，开阔视野，发现研究的空白点，避免重复他人的研究工作，减少工作的盲目性，同时可以借助别人的研究成果，发挥自己的专业特长与优势，找到研究的突破口和创新点。阅读文献资料还能够找到解决研究关键问题的设计方案、测量指标、测量工具与方法、控制混杂因素的方法、统计分析方法等，为研究提供科学依据。

三、建立假说

任何科学研究的选题都需要假说作为支撑。处理因素、研究对象与干预效应之间需要一个暂定的理论框架，即假设。这一假设为干预研究提供了理论框架，否则该选题就无法成立。假说的建立必须符合科学性与创新性。

四、确定选题

在科研假说成立后，应围绕该假说进行科学构思，确定科研课题，从而选定课题的题目。题目即研究课题的名称，它是研究的核心。题目应该符合简洁、明了、新颖、醒目、高度概括的原则，题目中至少应包括处理因素、研究对象和干预效应三个要素，并且能够反映三者之间的关系。除此之外，题目中还应该暗含研究假说。例如“益气活血法对脑卒中患者凝血与纤溶功能的研究”，益气活血法为处理因素，脑卒中患者为研究对象，凝血与纤溶功能为研究的干预效应。同时，这个题目暗含的研究假说是益气活血法对脑卒中患者凝血与纤溶功能的调节有效。

总之，选题是一个科学思维的过程，该过程起始于初始意念，经寻找合适的关键词、查阅文献，在反复研读文献的过程中凝练问题。确立研究问题后，要从相关文献中寻找理论支持，建立支撑假说的理论框架，在此基础上形成假说，确定课题的题目。

第四节　假　说

一、假说的定义

假说（hypothesis）是按预先的设定，对某种现象进行科学解释，是根据已知的科学事实和科学原理，对所研究的自然现象及其规律提出的推测性的解释和说明。恩格斯曾说：“一个新的事实一旦被观察到，先前对同一类事实采用的说明方式便不能再用了。从这一刻起，需要使用新的说明方式。”这种新的说明方式，就是科研假说。假说是自然科学理论思维的一种重要形式，任何一种科学理论在未得到实验证实之前均表现为假设学说或假说。科学研究的任务在于发现和揭示新的自然现象的本质，而现象的本质常被某些复杂多样的外在表现所掩盖，人们的认识必然有一个由表及里、由已知到未知的过程。因此，在科学研究过程中，为了探索事物的本质，常需要研究者根据已知的事实、知识和理论，对新事物的产生原因和发展规律给予合理的解释，即提出假说。通过验证假说，可以形成新的科学理论，如1869年门捷列夫提出元素周期系假说、20世纪40年代提出的核酸是遗传物质基础的假说，都是在科学研究中不断得到科学实践的验证，逐步从假说转化为科学理论的。

针对某一具体干预性中医药研究选题来说，假说是在观察事实和研读文献的基础上，以客观事实和科学理论为前提，对研究对象、处理因素和干预效应三者之间将要发生的变化进行合理推测。因此，在中医药科学研究中，要丰富和发展中医药学理论，就必须充分重视科研假说。

二、假说的特征

科学假说不是主观臆断，而是客观事实或科学理论为前提，并以此为基础，对新的未知事物进行推断。因此，科学假说具有科学性、推测性、易变性、可验性和创新性五个特征。

1. 科学性

科学假说的形成是人们对已有认知的扩大和深化，它应当遵循和应用已有的科学理论。科学假说是研究者在分析、观察客观事物的基础上，利用已知的科学理论或事实，对拟解决的问题或现象给出合理的推测性解释。它是以客观事实与科学理论为依据的，因此，其具有科学性。正是由于假说立足于既有的科学知识和科学事实，这就决定了科学性是假说的必然条件，即假说的科学性。假说应具备原则上的可检验性，如果不具备原则上的可检验性，有关陈述就不能称之为科学假说。科学假说与无事实根据的瞎说、乱说和迷信是有本质区别的。例如，1912 年，德国地球物理学家阿尔弗雷德·魏格纳提出了大陆漂移学说，解释了地壳运动和海陆分布、演变，认为地球上所有大陆在中生代以前曾经是一个统一的巨大陆块，中生代后才开始分裂和漂移。经过长期的广泛的科学论证，这一假说在 20 世纪 60 年代得到认可。

2. 推测性

科学假说具有预测性的特点，它的提出不仅可以解释已知的事实，更重要的是它还可以对未知的或未来的事实作出推论。假说来自客观观察、科学知识，但它又不等同于已知的客观事物和科学原理，它是对多种科学知识综合分析、归纳演绎后，形成的新的观点和认识，并且是对未知事物及其规律、结果进行推测和推断的暂时性的假定。因此，科学假说本质上是对未来科学事实和理论的假定性说明，尚须进一步通过科学实验进行检验和证实。它具有一定的推测性，是在反复研究中逐渐被完善的。即便假说为伪，对科学的发展也有一定的影响。

3. 易变性

由于人们占有的材料不同，看问题的角度及知识结构不同，对同一自然现象，可能提出多种不同的假说；对同一自然现象提出的假说，还会随着实践过程中的新发现而变化，随着争论的发展而修改，这就是假说的易变性。各种假说争鸣可能出现以下几种结果：一是两个对立的假说中一个驳倒另一个，新假说战胜旧假说，如日心说代替地心说。二是两个对立的假说都包含部分真理，两者互补构成更为完整的假说，如光的波粒二象性假说统一了光的波动说和微粒说。三是两个对立的假说都是客观事实的歪曲反映，随着科学的发展而被淘汰。四是各种假说都有一定根据，也能说明一些自然现象，但都不够完满，从而形成争论不休、长期共存的局面。

4. 可验性

假说必须包含可在实践中检验的结论，特别是关于未知事实的推断，否则就不是科学的假说而是空谈。比如查尔斯·罗伯特·达尔文的进化论认为，人类是由类人猿进化而来的，这是描述人类史前已发生的事，而且是不可重演的事，但进化论曾推断出地层里存在着类人猿的遗骸，这是可以在实践中检验的。1881 年荷兰医生杜步亚在爪哇岛的地层中，发现了类人猿的一副头盖骨、大腿骨和几枚牙齿的化石，证实了查尔斯·罗伯特·达尔文关于类人猿遗骸的推断。由于实践活动的历史局限性，有些理论虽是可检验的，但当时难以实现，它们的检验将在历史的进程中完成。因此应当把是否可检验与检验条件是否具备这两个问题区别开。也就是说，如果提出一个假说不是可检验的，那它就是不合理的；但如果提出一个假说是可检验的，只是暂时还不具备检验的条件，那它还是相对合理的。

5. 创新性

假说是科学工作者创造性思维活动的结果，具有突发性、飞跃性和新奇性等特点。但是由已知到未知，再将未知转化为已知的桥梁，需要在继承的基础上进行创新，是继承与创新的纽带，也是科学创新的一种思维方式，不能凭空进行新的创造和发明。创新性是中医药科研选题的关键，也是科研题目的价值所在，要选择前人没有解决的或没有完全解决的问题做研究，提出科学假说，最忌讳无意义地重复前人做过的工作。

三、假说在科研中的作用

1. 形成和发展科学理论的重要途径

科研假说是科研工作的灵魂，根据假说引导科研工作者进行科研设计和科学验证，从而形成新理论。新理论在社会发展中处于不断完善的过程，因此可能会出现矛盾。这就需要在此理论基础上提出新的假说，再经过验证形成更新的理论。因此，假说与理论既有严格区别，又相互关联，正因它们的周而复始，才推动了人类社会的进步。假说也是形成和发展中医理论的核心和关键，如温病学的形成和发展，具有代表性的如明末清初吴有性的“戾气”学说、清代叶天士的“卫气营血”辨证说、清代吴鞠通的“三焦辨证”说，这些假说最终都成为温病学理论体系的一部分。

2. 创新的桥梁

继承和创新是现代科学的重要使命，而假说正是从继承到创新的桥梁。没有假说就没有创新，没有假说就不可能创新，没有假说创新就失去了科学依据。假说的一端连接着被客观事实和科学理论验证过的过去，而另一端连接着有待创新的未来。科学发展史是一部继承和创新不断更迭的历史，当既有的科学理论难以解释新的事物时，假说就产生了。当假说被科学研究所证实，昨日的假说就被证实为科学新理论。此时，这种新的科学理论既成为继承的对象，又成为新假说的垫脚石。自然科学就是沿着“假说、理论、新假说、新理论”的路径不断向前发展的。

由此可见，假说的提出和完善需要经历以下几个阶段：①出现新问题或新事物，利用现有的理论无法对其作出圆满的解释；②以已知的科学理论为前提，建立假说；③用观察、实验等科学方法，收集验证假说的数据；④用数理等统计方法验证假说，若假说为真，则假说上升为科学理论。假说在此起到了承上启下的桥梁作用。

3. 激发、推动科研活动

假说使科学研究成为一种能动的、自觉的活动。假说要求科学工作者不仅要有理性的思维，还要敢于怀疑、敢于猜测，充分发挥其主观能动性。既然假说是对未知自然现象及其规律的一种科学的推测，那么，人们便可以根据这种推测确定自己的研究方向，进行有目的、有计划的观察和实验，以发现和认识事物内部的规律，建立新的科学理论。因此，假说为观察、实验等科研活动指明了方向，避免了盲目性，它激发了科研人员为验证假说设计研究方案，并从事观察和实验。观察和实验的结果无论是验证假说还是推翻假说都能直接或间接地推动科学发展。当假说被证实时，暂定的理论框架上升为科学理论；当假说被否定时，也能起到重要的借鉴作用。

4. 科研活动的主线

科研是围绕提出问题、建立假说、验证假说而开展的一系列活动，假说是科研的主线。

一般来说，科研活动可分为五个阶段，十个步骤，包括：①初始意念、提出问题；②查阅文献；③形成假说；④陈述问题；⑤设计实验；⑥观察实验；⑦积累数据；⑧处理数据；⑨统计分析：⑩得出结论。其中，假说贯穿于整个科研过程。前四个步骤为构思阶段，是选题的过程，其主要任务是明确研究问题，寻找既有的科学依据，以此为前提，提出科学假说。步骤⑤属于设计阶段，其主要任务是对假说进行可验证性设计，为假说的验证提供一个科学、合理的技术路线。步骤⑥、⑦是研究的实施阶段，该阶段的任务是收集、积累检验假说的数据或证据。步骤⑧、⑨属于研究的分析阶段，该阶段的主要任务是整理、分析数据，用统计手法检验假说，验证假说的真或伪。步骤⑩是研究的知识传播阶段，其主要任务是上升为科学理论，或对假说进行修正、补充，或对假说进行否定。由此可见，科学研究的每一阶段都与假说密切相关，因此，假说是科学研究的主线。

四、建立假说的方法

建立假说必须综合运用非逻辑思维方法和逻辑思维的方法，在实际运用中须协同使用，其中主要运用以下几种方法。

1. 直觉和灵感

直觉和灵感属于非逻辑思维方法。直觉的产生须以时代为背景，是在实践的基础上对客观事物产生比较迅速的、直接的综合判断。直觉具有突然达到洞察事物本质和掌握其规律的作用，而不是偶然被动产生的。直觉得出的发现或者说猜测，还须经过实践检验。灵感是大脑在苦苦思考后，因某种偶然因素的激发而突然产生的明朗结果。此外，灵感也要建立在实践的基础上，是因其具有非预期的突发性和偶然性。在中医药的临床实践中，强调以无心体悟的方式去直接把握大道本然，达到“慧然独悟”。“心悟法”在中医学中得到了广泛应用，其重要性可以从大量中医古籍的题名上反映出来，例如，金代刘完素的《伤寒标本心法类萃》及清代程钟龄的《医学心悟》等。

2. 类推法

类推法是指由一类事物所具有的某种属性，来推测与其类似的事物也应具有这种属性的推理方法，是根据不同事物之间所具有的类似性，通过模拟比较来进行推理，从而发现事物的某些规律，属平行式的推理，应该在同层次之间进行。运用类推法必须注意不同事物之间所具有的类似性，证明其内在的联系，不能把两个或几个互不相干的事物勉强进行模拟比较，从是而把一个事物所具有的性质、规律强加于另外的事物。也不能通过个别的、偶然的事例来类推所有的事物，否则就会得到一些错误的结论。当然，类推的结果还要通过实验来加以验证，其中有正确的，也有不正确的。中医学理论中，取类比象的方法就是类推的思维方法，《黄帝内经》称之为“援物比类”。如病因学说从风、寒、暑、湿、燥、火六气变化对自然界的影响来推断其对人体的影响。再如中医学的五行学说，就是根据自然界木、火、土、金、水五者之间相互生成、相互制约的关系，来类推人体的五脏六腑之间具有相类似的关系。中医学理论中许多观点和认识的形成，都是通过大量的实践活动所观察到的现象，运用类推的思维方法加以表述的，这种类推的观点和认识，是中医科研课题假说的重要来源。

3. 演绎法

演绎法是把一般事物的现象或规律推理到个别事物的思维方法。在中医学理论中，对演绎法的运用也是很广泛的。例如，中医学中有“不通则痛”之说，故凡是出现疼痛的病证，都要考虑到用疏通的方法，如在治疗痹证、胃脘痛、腹痛、头痛、痛经等病证时，都是按这一理论。用演绎法认识事物，只是为假说提供了一种思维方法，但这并不意味着通过演绎得出的结论都是可靠的。事物既存在着共性，又具有其个性，不同的事物即使具有某些共性，但也各具个性。如中医学认为春季以风为主令，故春季多风而风病较多，但冬季也多风，而且风寒之病当以冬季为多。因此，不能单凭季节来确立风病的好发季节。因此，运用演绎法也应从临床实际出发，符合临床实际的推理结论可以保留，也可以作为科学研究的假说去进行科学的验证。

4. 对比法

对比法是用已知事物的现象或规律与未知事物作比较，从而得出未知事物的现象或规律的方法。它也可以把几个研究对象作对比，从中发现它们的异同点。此方法的特点就是根据过去的或其他的事实和理论，通过对比来了解未知事物的现象或规律。对比法既是提出假说的思维方法，也是进行实验研究的重要方法。在研制中医病证的动物模型时，需要把动物的外在表现和相关检测指标的变化与患者的临床表现和实验室检查结果相比较。若所复制的动物模型与同一病证患者的临床表现和实验室检查结果有较大或较主要的相似点，那么这一动物模型的复制就是成功的；否则，就是失败的。这就要求在进行课题研究时应当采用对比的方法提出假说，设计研究方案。

5. 归纳法

归纳法是把大量零星的、分散的事实和现象进行综合化、系统化分析，从中找出共同点或内在的规律，从而揭示事物本质的一种方法。归纳法在中医学理论的形成过程中占有重要的地位，古人正是在大量的生活和临床实践中，通过对无数事实的观察，从中发现人体生理、病理和诊断的共性规律，从而形成了相关的理论。如中药的四气五味理论，就是根据药物对疾病所产生的作用而进行总结的，如某类药物都能改善人体的阳热状态，因而把这类药物的药性定为寒性；又如五行学说归纳五脏功能属性，根据五脏与五行的对应关系及五脏与六腑、五体、五志、五脉等的联系，从而归纳出六腑、五体、五官、五志、五脉、五气、五季等的关系。可见，中医学理论中的许多内容都是运用归纳的思维方法而得出的。

思考题

1. 中医药科研选题的原则有哪些？
2. 中医药科研选题的思路有哪些？
3. 假说的特征及其在中医药科研中的作用有哪些？

（王又闻）

第四章 中医药科研设计的要素

科研设计（scientific research design）是由研究对象、处理因素和试验效应三个基本要素（简称"三要素"）组成的。一项中医药科研工作是否能取得成功，要看"三要素"在整个试验设计中的安排与处理是否科学、合理、完整。同样，在中医药科研论文的材料和方法部分，应充分阐明这"三要素"，这是决定论文质量的重要因素之一。"三要素"在科研设计中发挥着关键作用，因此学习、掌握和运用科研设计的"三要素"显得尤为重要。

第一节 研究对象

研究对象（research object）也称为受试对象，是试验因素作用的客体，是接受试验因素的基本单位。它的选择对研究结果有着极为重要的影响。在中医药科研中，研究对象主要有人、动物、植物、矿物及微生物等。根据研究目的的不同，可以选择不同的研究层次：①采用整体作为研究对象，即在完整的机体内进行试验（在体试验）；②采用器官、类器官、组织、细胞、亚细胞甚至分子作为研究对象，即体外试验（离体试验）；③先进行在体实验，后进行离体实验。究竟在什么层次上进行科研，取决于科研工作的具体需要。

一、研究对象的选定

研究对象的选定应以实验研究的目的为依据，并结合专业知识来确定。中医药研究一般需要先进行动物实验，在确定无严重毒副作用且具有较好疗效和确保安全性的条件下，再进行以人为研究对象的临床试验。同时，根据试验需求还要有明确的纳入标准和排除标准。在选择研究对象时，应满足以下三个条件：①对实验因素敏感。如在制备动脉粥样硬化动物模型时，以选用家兔为宜；若研究过敏反应，则采用豚鼠为好；②研究对象的试验条件必须稳定。如研究某药物对高血压的治疗效果时，通常选用Ⅰ、Ⅱ期高血压患者作为研究对象，因为其病情相对稳定，而Ⅲ期高血压患者则对药物不够敏感；③研究对象应具有同质性和代表性，如在进行临床试验时，选择的病例应能体现这种疾病的特点，若研究的某种疾病好发于老年人，则选择的研究对象应为老年人。此外，不同的试验，可能还有一些特殊的纳入和排除标准。无论是临床研究还是实验研究，选择敏感、特异、稳定的研究对象是非常重要的。

（一）人

选择人作为研究对象时，试验设计须符合并通过生物医学研究机构的伦理审查。同时，也应考虑其存在的不足之处，例如，研究方法受到限制时，不能随意施加处理因素；此外，实验条件难以控制，是由于研究者和被研究者的主观因素产生了难以避免的偏倚，且受心理、精神、社会和经济等因素的影响。选择人为研究对象时，应考虑包括种族、性别、年龄、体重、嗜好、生活习惯等在内的个人因素，还应对其职业、居住条件、家庭情况、心理状况、经济状况等社会因素实施控制。如果是以研究临床参考值（正常值）的范围为实验目的，则应选择健康人群作为研究对象，通常需要在不同性别与年龄间分别选择较多的健康人或“相对健康者”（未患有影响该指标的疾病和未患有重要脏器疾病的人）。如果研究某种药物的疗效或某种诊断方法的优劣，应选择患者作为研究对象，需要考虑患者的病种、病型、中医证型、病期、病程、病情、治疗条件、诊断方法和诊断标准等因素，最基本的要求是正确诊断、正确分期及正确判断病情等。无论选择正常人还是患者作为研究对象，都需要结合具体情况，制订相应的“纳入和排除标准”。以人为研究对象，具备可排除种属差异、获得的研究结果及结论可直接应用于临床等优点。

（二）实验动物

在医学科研实验中，动物实验是一项重要的方法，它对生命科学研究不可或缺，已逐渐成为许多学科发展的基础，推动着诸多领域取得突破性进展。常用的实验动物包括小鼠、大鼠、豚鼠、兔、犬、鱼、蛙、猴、猫、猪、鸡等。在动物实验设计中，应根据实验目的和要求，结合动物的习性、解剖学、生理学及病理学等特点，参考已有的经验和资料，合理地选择动物种类。一般应遵循以下原则：①选择合格的实验动物。实验中应根据国家标准和动物福利，选用质量合格的各等级实验动物；同一种类的动物其不同个体之间对某一处理因素的反应也有差别，需要注意动物个体包括年龄、性别、窝别、体重、营养和健康状况等的选择；在实验动物的性别选择方面，有些实验雌雄均可，但有些实验对性别有特殊要求，只能选择雌性或雄性，为了排除由于性别的不同对实验产生的影响，最好选用同一性别动物或每组动物雌雄各半；在年龄和体重的选择方面，一般来说，年幼动物比成年动物更为敏感，应根据研究任务来选择适龄的动物；实验动物应有合格证，确保健康，如无特殊要求，处于怀孕或哺乳期的雌性动物一般不宜采用。②选用解剖、生理特点符合实验目的要求的动物。如大鼠没有胆囊，不能做胆囊功能的研究，却适合胆管插管收集胆汁，进行消化功能方面的研究；家兔颈部交感、迷走和减压神经各为独立神经，而犬则为混合神经。因此，从事神经分析相关的研究，选择家兔比较合适。③选择与人类功能、代谢和疾病特点相似的实验动物。选择近似人体反应的高等动物作为研究对象，其研究结果的实际意义好，但这并不是一条通用的规律，如突变系自发性高血压大鼠（spontaneously hypertensive rats，SHR）的自发性高血压的变化与人类相似，并伴有高血压性心血管病变如脑血栓、脑梗死、脑出血、肾动脉硬化等，是研究高血压的最佳动物。④按 3R 原则要求选择实验动物。3R 是指减少（reduction）、替代（replacement）和优化（refinement），“减少”是指减少实验用的动物数量和实验的次数，“替代”是指尽可能采用可以替代实验动物的替代物，如用细胞、血清等标本，“优化”是指对待实验动物和动物实验工作应做到尽善尽美。⑤选择对实验因素、药理作用最敏感的动物。不同种系实验动物对同一因素的反应往往不同，应选用那些对实验因素、药理作用最敏感的动物。例如，家兔对体温的变化很敏感，适合热原实验研究；大鼠的踝关节对炎症十分敏感，适用于类风湿关节炎的相关研究；鸽子、犬、猫对呕吐反应敏感，适合做呕吐实验；豚鼠易于致敏，适用于过敏性实验研究，同时由于其体内不能合成维生素 C，须从食物中摄取，故非常适合于研究维生素 C 缺乏症的相关实验。

（三）离体器官、类器官、活体组织、分泌物、体液、细胞等

用离体器官、活体组织、分泌物、体液等作为研究对象时，应考虑取材条件、部位、新鲜程度及保存和培养情况等。提取来源于人或动物的细胞是深入研究生理或病理特点的重要材料。肿瘤类器官细胞主要源于患者手术切除的肿瘤组织，可以保留来源肿瘤的组织学特征、基因特征和肿瘤异质性。细胞分为原代细胞和传代细胞两大类。原代细胞的反应与人或动物的反应特征相似，但不同个体间的细胞有较大差异，且随着培养时间的变化，其反应稳定性降低；传代细胞的反应较稳定，但其反应与人或动物的反应有一定区别。不同细胞株的特点各有不同，要根据研究目的加以选择。

以细胞作为研究对象（细胞模型）是医学科研的一大发展趋势，以微生物或细胞为实验对象时，应明确描述微生物或细胞的种、型、株、系及其来源，以及培养条件和实验室条件等。近年来，类器官模型兴起，类器官是体外的三维立体微型细胞簇，能够高度模拟体内相应器官的结构和功能。

二、研究对象的条件

选择受试对象时，应着重考虑以下基本条件：①敏感性，受试对象对被施加的处理因素应有较高的敏感性，能够容易显示效应；②稳定性，受试对象对被施加的处理因素的反应应有较大的稳定性，以减少误差；③特异性，受试对象对被施加的处理因素应有较强的特异性，以排除非处理因素干扰；④同质性，研究对象的种属、生物学特性及其他条件应保持均衡；⑤依从性，受试对象对处理因素应具有较高的合作程度；⑥经济性，受试对象应易于获取，以降低研究费用。其中，敏感性和稳定性是研究对象必须同时满足的两个基本条件，作为研究对象必须对处理因素敏感，且反应必须稳定。

三、研究对象的纯化

研究对象的纯化，是指在研究中应考虑对象构成的均匀性，减少个体差异，提高样本的同质性。例如，贫血种类繁多，有缺铁性贫血、巨幼细胞贫血、溶血性贫血、恶性贫血等，在观察某药或疗法的疗效时，应当选择同种类贫血患者。

研究对象的纯化应满足以下条件：①研究对象的具体指标应是明确的，且不受其他因素的影响，如在中医临床科研中，要求研究对象的症状、体征、实验室检查结果具有典型性与代表性；②疾病病史明确（尤其是传染性疾病），符合流行病学规律（如某病的潜伏期、隐性感染、预防接种史等）；③疾病诊断与病情分级、分证型的标准务必按照有关规定执行，且表现应具有典型性，非典型的特殊病例不宜作为受试对象，因为特殊病例可能提示机体或致病因素与一般病例存在差异；④研究对象要有可靠的依从性，中途不可间断。

四、研究对象影响因素的控制

1）针对研究目的，选择性别和年龄合适的人群。不同性别与年龄的人，其在激素水平、代谢速率和器官功能上均存在一定的差异，这些差异对许多疾病的疗效均存在一定的影响。因此，实验组与对照组的性别和年龄要均衡，通常情况下，首先选择中青年人作为研究对象，在肯定疗效以后，再扩大到儿童和老年人。

2）生活习惯与个人嗜好对实验结果也有影响。例如，吸烟可使前列腺环素合成减少，从而显著影响治疗动脉粥样硬化与慢性阻塞性肺疾病的效果。居住条件、家庭负担、饮食习惯、环境因素、心理状态等因素都可能会影响实验结果。因此，在选择受试对象时，必须控制影响研究对象实验结果的非被试因素。

3）研究对象应与处理因素的强度相结合。生物体对处理因素的反应程度取决于机体的敏感性与耐受性，只有考虑到两者的内在联系，才能取得良好的疗效。因此，在选择研究对象时，要有的放矢。

4）在药物研究中，药物的种类、剂量、给药途径、服用时间等均应严格控制。

另外，在动物实验中，也须充分考虑对实验动物造成影响的非被试因素，包括动物自身的窝别、性别、体重、年龄等，以及环境中的光照、温度、湿度、噪声、摄食、饮水等。对这些非被试因素都应当尽可能地加以控制，避免这些因素对科研结果造成影响。

五、研究对象的依从性

研究对象的依从性是指研究对象按照预定计划接受处理因素的合作程度。如果研究对象不能完全按照科研设计的要求进行试验，那么得到的数据将会有很大的偏倚，导致最终的研究结果不可靠或缺少价值。无论是动物实验还是临床试验，研究对象都有可能出现不同程度的不依从性，绝对的依从只有在麻醉动物实验中才能做到。在临床试验中，依从性与很多因素有关，一般情况下，研究对象自身是引起不依从的最主要原因。个体差异、受教育程度、对试验过程的不了解、对药物疗效的不信任、药物效果不明显、不良反应较多、方案设计不合理、给药方法不方便等因素均可对依从性造成影响。例如，每日用药的次数愈多，或疗程愈长，不依从的发生率也愈高。在研究过程中，可采取以下措施提高研究对象的依从性：①树立良好的医风医德，工作态度细致认真，充分关心体贴受试患者，做好患者的思想工作，使患者对医务人员建立充分的信任与依赖，让研究对象充分了解试验药物和治疗过程，增强研究对象完成该试验的信心；②优化设计方案，尽量选择简单、易行的研究方案和给药方法，使研究方案与研究对象的日常生活相适应；③在研究过程中，详细告知研究对象服药注意事项、可能出现的药物不良反应及药物合用时可能出现的变化等信息，并告知出现不良反应后的处理办法。

六、研究对象样本量估算

样本量（sample size），又称样本含量或样本容量，是指在实验研究或调查研究中，样本所包含的研究对象数量。在研究设计阶段，必须确定每个样本需要的最少研究对象数，即进行样本量估计，以保证研究结论的可靠性。样本量估计体现了研究设计中的“重复”原则，一项研究所需的样本量需要通过估计来确定。样本量过小，代表性不够，抽样误差大，易出现假阴性结果；样本量过大，则意味着需要花费更多的人力、物力和财力，不仅失去了抽样的意义，而且工作的细致性和数据的质量也难以保证。

研究对象样本量估算通常采用查表法（见有关统计书籍）和计算法两种方式。样本量表是统计学家为应用方便，根据特定公式和样本量的主要影响因素计算并编制的数据表。查表法应用简单，但受数据表范围的限制。计算法是利用样本量的计算公式进行样本量估计。计算公式是根据相关检验统计量的计算公式，并考虑检验效能，反推而来的。计算法没有范围限制因而使用更为广泛。不同研究类型的样本量有不同的计算公式。样本量的估计体现了研究设计中的“重复”原则，具体是通过查表法或计算法来获得研究所需要的样本量。如今，还可以采用专业软件更为方便地获取样本量的大小。

第二节　处 理 因 素

处理因素（treatment factor）是指有目的地作用于研究对象的因素，又称为被试因素或研究因素，是根据不同的研究目的而给研究对象施加的各种干预措施。处理因素作用于研究对象后，会产生直接或间接的实验效应。处理因素通常包括以下几类：①生物因素，如寄生虫、真菌、细菌、病毒及生物制品等；②化学因素，如药物、营养素、激素、各种有机物和无机物等；③物理因素，如电、磁、光、声、温度、射线、微波及超声波等；④内外环境因素。科研课题“益气活血方治疗气虚血瘀证宫腔粘连患者随机对照临床观察”中“益气活血方”就是处理因素。有时，研究对象自身的性别、年龄、血型、体重、职业、遗传特性、心理因素、健康状况等特征也可以作为处理因素来研究，如在“性别和年龄与心肌梗死患者死亡的关系”中，性别和年龄就是处理因素。此外，针灸、手术、注射、检查等治疗手段都可视为有目的地施加的处理因素，如在“针灸治疗成瘾性疾病的临床研究”中，“针灸”即为处理因素。

在中医药研究中，处理因素是实验设计的主要因素。对于其他影响因素可具体分析，视为非处理因素，并在试验中作为误差来源来进行严格控制。一项研究中处理因素往往不止一个，每个因素又有不同的剂量或强度，可以分为若干等级或水平。在实验设计时，须认真考虑选取哪些水平。若水平选取得过于密集，实验次数就会增多，且许多相邻水平对结果的影响十分接近，这不仅不利于研究目的的实现，还会浪费人力、物力和时间；反之，若水平选取得过少，则该因素的不同水平对结果的影响规律则不能真实地反映出来，易于得出错误的结论。在缺乏经验的情况下，应进行必要的预实验或参考他人的经验，选取较为合适的若干个水平。根据实验需求和具体情况选取合适的处理因素，并在研究中合理安排处理因素的数量、水平和强度，是中医药科学研究的重要内容。

一、处理因素的选定

处理因素的选择与确定对研究结果的意义至关重要。选择什么作为处理因素，取决于实验目的。例如，研究某中药复方的临床疗效时，该中药复方即为处理因素；研究针刺疗法治疗类风湿关节炎患者的疗效时，针刺的穴位和手法即为处理因素；研究情志与某病病情和预后的关系时，情志则为处理因素；在超微粉碎联合超声波辅助提取鸭屎香单枞茶多糖工艺及活性研究中，处理因素有两个：超微粉碎和超声波辅助。在施加处理因素前，应明确处理因素的性质，以表明本课题研究的目的与意义。选定处理因素应遵循以下基本原则：①抓住主要因素，正确选择处理因素的数量、水平和强度；②区分处理因素和非处理因素，及时排除非处理因素；③标准化处理，处理因素必须经过标准化处理。

二、处理因素的数量、水平和强度

处理因素作用于研究对象引起的效应与处理因素的数量、水平和强度有关。在科研设计中，处理因素的数量、水平和强度取决于实验目的。一般来说，一项科研的处理因素不宜过多或过少。例如，在研究某种中药新药的疗效时，若设计为单处理因素，即中药新药治疗组（实验组）与西药治疗组（对照组），这种单处理因素设计目标明确、简单易行，但由于处理因素过于单一，所能观察的结果和说明的问题过少，影响研究的深度和广度，使结论有一定的局限性。如果设计为两种处理因素，即中药新药治疗组、中药新药加西药治疗组和西药治疗对照组，不仅能明确中药新药的疗效，而且可以观察中药新药加西药治疗是否有协同作用。但如果处理因素过多，不仅会使科研设计复杂化，加重研究工作负担，还可能对研究结果造成影响，对结果分析带来一定的困难。处理因素也不宜过大或过小，处理因素过大可能引起损害或中毒，过小则不可能观察到应有的效应。例如，在观察一种中药单体成分药物效应时，必须确定剂量-效应关系。如果没有剂量-效应关系，那么就是一种非特异性作用。在最小有效量与最大安全量范围内，若研究目的不同，使用的剂量也应有所不同。在药效筛选实验中，为了避免漏掉有效药物，应选择最大安全量，通常采用半数致死量的 1/10 左右。若研究药效的影响因素，则应采用半数有效量，在这个水平药效曲线的斜率最大，如某因素对药效有影响，则可明显反映出来。假如进行毒性试验（如马钱子碱毒性试验），则应选择超过最大安全量的不同剂量，以便确定半数致死量与最大致死量。但要进行两种药物的药效比较试验时，则两者均应采用多个不同剂量，以便对两个药物的剂量-效应曲线进行较全面的分析。

依照处理因素与水平的数目，可产生四种不同类型的组合，实际也就是四类不同的实验。研究者应根据实验目的设计合理的处理因素组合。

1. 单因素单水平

单因素单水平实验是科研中最常见的实验类型。如“黄芪提取物对乳腺癌细胞增殖的抑制作用机制”就属单因素单水平实验。这类实验的条件较易控制，相对简单易行。实验目的明确，但能够表明结果的范围受到限制，若同时有多个待考察因素时，则会影响实验总体进度并增加实验成本。

2. 单因素多水平

单因素多水平实验属于单因素多群组的实验类型。如比较同一刺激不同强度的反应，不同治疗剂量药物对某种疾病的治疗效果，以及比较不同浓度溶媒对提取中药复方有效成分含量的影响等均属于这类实验。特别是珍稀药物、毒性较大的药物或新药最佳剂量的选择往往需要采用这类实验。

3. 多因素单水平

多因素单水平实验是较为常见的实验类型。对于同时比较多种不同提取方法对药物某种有效成分含量的影响、不同药物对同一疾病的治疗作用、多种不同疗法对同类患者的治疗效果、中药复方中的多种单味中药或单味中药中不同有效成分对同一疾病的疗效，进一步了解不同因素在同一疾病中的作用等，通常采用多因素单水平实验。如在中西医结合研究中，比较中药与西药联合应用的疗效，就属于这类实验。

4. 多因素多水平

事物之间的联系是复杂的，生物效应更是如此。在许多情况下，应当考虑多个因素的联合作用。在多因素联合作用中，主要因素是哪个或哪几个？次要因素是哪个或哪几个？它们彼此之间有无交互作用？回答这些问题，一般采用多因素多水平实验。例如，研究中药单体提取的最佳提取条件、探索联合用药方案、研究中药复方等，多因素多水平实验便是常用的实验类型。如在采用乙醇提取三七总皂苷的提取工艺实验中，一般包括四个因素：乙醇浓度、提取时间、提取次数和乙醇用量。每个因素取三个水平，如乙醇浓度（85%、90%、95%）、提取时间（0.5h、1.0h、1.5h）、提取次数（1 次、2 次、3 次）和乙醇用量（8 倍量、10 倍量、12 倍量）。可采用 $L_9(3^4)$ 正交试验设计，进行优化组合，显著减少实验次数和工作量。

此外，在设计处理因素时，还应注意处理因素的强度问题。处理因素的强度应当适中，不能过大或过小。例如，在初步研究某种药物的量效关系时，如何确定实验动物或培养细胞的最大和最小给药剂量？剂量过大可能会导致实验动物或培养细胞中毒甚至死亡，剂量过小则不能发挥药物应有的治疗作用。因此，应根据研究目的，正确选取处理因素的数量、水平及强度，优化实验设计，这样才能正确地反映研究者欲考察的实验内容。

三、处理因素的标准化

处理因素的标准化是指在整个研究过程中保证处理因素保持一致和稳定，并按照同一标准进行。在正式设计实验之前，应初步确定处理因素的特征，如给药剂量、刺激强度、频率、数目与水平等，再通过科技查新、预实验、综合分析，拟出科学、合理、明确的设计方案，使处理因素在实验设计中得以准确全面地表述。处理因素一经确立，在整个研究过程中应保持一致和稳定，否则会影响实验结果的评价。如果研究过程中使用药物剂量有改变或手术方法有改进等，那么所得结果就会不同，甚至出现相反的结果，从而导致所得结果出现偏差，难以分析说明，甚至可能得出错误结论。因此，在设计实验时，应制订具体的措施和方法，保证处理因素的标准化。

此外，在实验过程中，如果由于特殊原因，某些处理因素确实需要改变，一般应将处理因素改变前后的实验结果分别进行处理。实验中的给药剂量、药物批号、剂型、加工方法及给药途径等都应明确规定，施加方式条件、时间应标准化和固定化。例如，在中药复方加味补阳还五汤对局灶性脑缺血大鼠血管内皮功能障碍的研究中，处理因素是加味补阳还五汤的煎煮方法、给药剂量、给药时间、给药途径及疗程等，这些处理因素在整个实验过程中均应保持一致。若实验中药物的煎煮方法或每只大鼠的给药时间不一致，那么最终实验结果可能会失真，甚至会得出错误的研究结论。例如，给予相同剂量的尼可刹米，最初实验组在下午 2 点给药，后改为凌晨 2 点给药，检测到两种给药情况的死亡率分别为67%和33%，差异显著。

四、非处理因素的排除

非处理因素是指在研究中并非研究者有意施加于研究对象，但在研究中可能起干扰作用的因素。虽然非处理因素不是要研究的因素，但它们可能会对实验结果造成重大影响。因此，在科研设计中，应注意区分处理因素与非处理因素。例如，在用两种中医疗法治疗同一种疾病的患者时，患者的年龄、身体状况及病情的轻重等都是非处理因素，这些非处理因素可能会对疗效产生影响，使研究者分辨不出是这些因素的作用还是治疗方法本身的作用。因此，在科研设计之初，就应考虑如何排除非处理因素，消除其对实验的干扰作用。

对于非处理因素，一般可通过设立对照的方法加以控制。通过对照组的设立，使得实验组和对照组之间除了处理因素不同外，其他条件尽量保持一致，以此区别和控制混杂因素，排除混杂因素产生的效应，以减少误差，确保处理因素效应的真实性和可比性。此外，不能使用之前的实验结果或其他资料作为本次实验的对照，各组实验必须同步进行。只有准确预判可能的混杂因素，才能设计出合理的实验对照，使组间的混杂因素影响互相抵消，充分保证组间均衡可比，进而提高实验结果的真实性和可靠性。科研设计的目的之一就是消除非处理因素的影响，使处理因素的特异性作用能够凸显出来。

第三节　试 验 效 应

试验效应（experimental effects）是指处理因素作用于研究对象所产生的相应效应或反应，也称实验效应。效应的有无或强弱必须通过具体的观测指标来衡量，而观测指标则是反映实验因素作用强弱的重要“尺子”，这些反映试验效应的评价指标称为效应指标，也称为研究指标或观察指标等。因此，合理的效应指标是实验设计科学性的体现，也是实验结果准确性、特异性和客观性的保证，是保证科研获得成功的重要条件。效应指标应具有客观性、精确性、特异性和灵敏性。此外，也应避免选择带有偏性或偏倚的指标。

一、效应指标的分类

根据指标的性质可将效应指标分为定量指标和定性指标两类。①定量指标是指可以通过各种仪器测量的客观指标，如血压、心率、血糖、肌肉收缩程度、各种蛋白质和核酸的测量等。定量指标均可以用具体的度量衡单位来表示，如人体的血压用千帕（kPa）表示，脉搏用每分钟的次数（次/分）来表示。定量指标可以根据具体指标的要求，精确到小数点后面若干位，所以能在数量上反映变化特点，较为客观、准确、精确，统计学分析的效率较高。②定性指标是指指标的数值不能以定量的方法获得，仅能根据某种反应的出现与否来判断。这类指标的检测结果常用“是”或“否”、“阴性”或“阳性”来表示，如症状的有与无、治愈与未愈、有效与无效、呕吐、惊厥等。定性指标只能反映某些性质的变化，难以判断反应的程度。

在科研设计中，除定性指标、定量指标外，也会采用半定量指标。半定量指标是为了弥补定性指标的不足而采用的指标，常用于研究形态学上各种复杂病理形态变化的程度，也用于有些精神状态、心理症状等的评价。采用半定量指标，需要将不同程度的变化分成不同等级或分数，一并制订严格的评分标准，或者采用国际国内公认的评分标准、积分标准或量表。定量指标和定性指标的划分也并不绝对，有时两者之间可以相互转换。例如，将定量指标数据划定分界线，高于或低于该分界线确定为有效，反之为无效，这样就可以使效应判断更为简洁和明确；也可以将定性指标的百分率或等级（分数）作为相对定量指标进行各种比较。

二、效应指标的选择

效应指标的选择，要根据实验内容和目的合理确定所选指标的数量和种类。效应指标可以是一个或者多个，选用指标的多少、选用哪些指标应根据研究所涉及的专业知识、研究基础、仪器设备条件、所投入的工作量及经费情况等综合考虑。此外，若只采用单一指标来判断，容易导致结果可信度不足，因此往往采取两种或多种指标联合验证。选择效应指标时，应符合以下基本原则。

（一）客观性

客观性即效应指标应是客观存在的，通常是可以借助仪器等客观方法进行测量与记录，能够反映研究结果，如体温、血压、心率、心电图、血细胞计数等都是客观存在的指标。客观指标能真实显示实验效应的大小或性质，最大程度上排除人为因素的干扰。另一类客观存在的主观指标，如疼痛、愉快、兴奋、忧愁等感觉指标，虽然可以通过受试者的主诉记录下来，但它们易受心理状态与暗示程度的影响，并且感觉器官的感受往往会因背景条件与对比诱导而产生较大的差异，因此在科研中应尽量少用。倘若一项课题的全部结果都来源于主观指标，那么它的可靠性就值得怀疑。当然，有些主观指标，可通过对多名研究者分别观察、采用盲法（可防止偏见）判定，然后采用加权平均值法以减轻主观因素的影响。因此，在中医药科研中，应主要选择客观指标，但必要时也可正确地选用合适的主观指标。

（二）特异性

特异性是指效应指标的排他性，即效应指标应能准确地反映处理因素的作用效果，不易受混杂因素的干扰，确实能够代表所研究的现象。例如，在研究高血压的疗效时，血压作为效应指标具有特异性，而头痛、头昏不能作为主要指标。又如在研究钩端螺旋体病时，体温作为诊断指标不够特异，因为很多疾病都会导致体温变化，而用血液细菌学培养与血清凝溶实验就很有特异性。

（三）精确性

选用的效应指标应尽量精准，精准性包括效应指标的准确度和精密度。①准确度是指观察值与标准值（真值）的接近程度，是测定正确性的量度，属于系统误差。准确度越高，测量值越接近真值，误差则越小，指标的可靠性越高。②精密度是指重复观察时观察值与其平均值的接近程度，平时强调的实验结果的可重复性，就是在相同条件多次取样，测定结果的精密度，属于随机误差。精密度越高，说明重复的测量值越接近，证明检测设备或手段的稳定性越好。评价效应指标，主要看准确度，准确度差则不可取。如果精密度差，则容易影响准确度。在设计实验时，应首选既准确又精密的方法。精确性的选择受测量仪器和方法的影响，有赖于预实验加以确定。

（四）灵敏性

灵敏性是指运用各种检测手段和方法能够检测出实验效应微小变化的能力，由指标所能正确反映效应变化的最小数量级或水平来确定。灵敏度低的方法难以检出细微的变化，但过于灵敏的方法往往受干扰程度较大。因此，应当根据研究目的选择适当的灵敏度。一般要求灵敏度能够正确反映处理因素对研究对象所引起的反应即可，并非灵敏度越高越好。但随着科技的快速发展，检测方法的灵敏性将会越来越高。

三、选择效应指标的注意事项

选择效应指标，除了应符合以上四个原则外，还须注意以下问题。

1）应注意标本的采集、贮运及实验方法等必须进行标准化与固定化处理。在科学研究的实施过程中，采集标本的取样方法、部位、时间、保存与运输、实验方法、仪器设备、操作人员均应统一，要求科学、严密、标准化和固定化，以免造成偏性，影响结果的准确性。

2）选择效应指标时，应注意多因素、多层次、多指标的相互配合，尽量采用先进指标，以更全面深入地认识事物的本质。

3）在科研中应选用多项效应指标和（或）指标的多种检测方法，以相互验证。只有通过多方法、多途径的全面观察，才有可能准确地了解事物的全貌。同时应注意，多指标综合分析并不是指标越多越好，而是根据实验本身的实际需要，选取彼此间能相互补充、相互验证的效应指标。

4）应密切关注实验过程中是否有干扰效应指标的其他影响因素，若有则应做到及时发现、处理和清除。无论哪种指标，都会在不同程度上被其他因素所影响，灵敏度越高的效应指标，其影响因素可能越多，越易出现假阳性或假阴性结果。

思考题

1. 如何做好研究对象影响因素的控制？
2. 处理因素根据其数量、水平和强度可以分为哪几类？
3. 如何选择效应指标及选择时的注意事项有哪些？

（张　瑞　李　艳）

第五章 中医药科研设计的常用方法

科研设计（scientific research design）是研究计划的核心，在中医药科学研究中，科研设计除了应遵循随机、对照、均衡、重复、盲法原则外，选择合适的科研设计方法也是非常重要的，采用的主要方法因实验性研究和调查性研究而有所差别。本章从实验设计和调查设计两方面来阐述几种常用的中医药科研设计方法。

第一节 实验设计

一、完全随机设计

（一）含义与特点

1. 含义

完全随机设计（completely randomized design）属于单因素设计或成组设计，是中医药科研中最常用的一种研究设计方法。它是将同质的受试对象随机分配到各处理组中进行实验观察，或从不同总体中随机抽样进行对比研究。一般在进行随机分组时，可以选择抽签法、随机数字表法或随机数字排列表法、计算机随机法及其他随机方法等。

2. 完全随机设计的优点

完全随机设计的设计和统计分析方法简单易行，不受组数的限制，适用范围广泛，且各组的样本含量可以相等，也可以不相等。在总样本量不变的情况下，各组样本量相同时设计效率最高；如果在实验过程中，某实验对象发生意外，信息损失小于其他设计。

3. 完全随机设计的缺点

完全随机设计通常只用作单因素分析。在小样本实验中，尽管研究对象完全按随机分配，仍可能会造成较大的抽样误差。因此，在大多数情况下，这种设计的效率低于配对设计（两组）和配伍组设计（多组）。由于这种设计的效率较低，故实验所需样本含量相对较多。

（二）应用范围

凡两组实验无法配对或多组实验无法配伍时，均可选用完全随机设计。在中医临床科研中，此设计主要适用于非专科疾病的对比研究。在动物实验研究中，此设计主要用于大动物及珍贵动物的比较实验。

（三）注意事项

1. 注意各组样本间的均衡性，缩小抽样误差

在可能的条件下，先按非处理因素分层，然后在分层基础上随机分配样本。必要时，前面 85%

左右的样本完全按随机分配，而剩余约15%的样本按非被试因素均匀分配，使组间不平衡指数降至最小。

2. 尽量使每组样本数相等或接近

虽然完全随机设计中各组样本含量是不相等的，但在样本总量不变的条件下，各组样本含量相等时其设计效率较高，一般可高10%～15%。

3. 根据科研目的，合理确定实验组数

例如，在研究某种实体瘤切除后中药复方与化学疗法的效果时，若中药复方与化学疗法对该类型肿瘤的疗效尚未确定，则应设置中药复方组、化疗组与空白组。假使已知中药方剂与化学疗法对某类型肿瘤都有一定的疗效，但研究目的仅是比较两者疗效的优劣，则仅设置中药方剂组与化疗组即可。倘若还需探索中药复方与化疗在疗效上是否存在叠加或交互作用，则应分别设置空白组、中药复方组、化疗组和中药复方加化疗组，此时的统计学处理应按 2×2 析因设计进行分析。对照组可以同时设置阳性对照组和空白对照组，以及低、中、高剂量对照组等。由于本设计单纯依靠随机分组的方法对非处理因素进行平衡，缺乏有效的控制，因而其实验误差往往偏大。总之，在采用该设计时，对个体间同质性要求较高，若个体同质性较差或达不到设计要求时，完全随机设计并不是最佳选择，此时可以采用配伍组设计或拉丁方设计等。

二、配对设计

（一）含义与特点

1. 定义

配对设计（matching design）指以自身为对照，或者先将条件相同或相似的研究对象配成对子，然后按随机原则给予每对中的个体施以不同处理。

2. 特点

配对设计的特点如下：

1）由于实验对象间的条件基本均衡或完全相同，处理组之间有较好的齐同可比性，可以最大限度地排除非处理因素的干扰，因而抽样误差小，试验效率高，所需样本含量相对较少。

2）配对设计的效率取决于配对条件的选择。应以非实验因素作为配对条件，如性别、年龄、环境条件等，而不应以实验因素作为配对条件。在临床研究中，同时找到足够数量各种情况相似的患者是极困难的，可以对每获得的两个相似病例给予两种处理，积累到一定数量后，再进行样本的比较分析。

3. 分类

配对设计可分为同源配对设计和异体配对设计两种。

1）同源配对设计：亦称自身对照设计，包括自身前后对照设计和自身左右对照设计。其中前者是通过对比自身试验前后效应指标值的差异来推断试验因素的效应，主要应用于急性与短期的实验，也可以融合于其他各种设计方案之中。例如，在观察某中药复方降低高血压患者血压的药效时，可以在用药前及用药一段时间后分别测定患者的血压值，进行治疗前后对照比较。这种设计的前后变量均来自同一受试对象或样本。一般情况下，这种设计的抽样误差是最小的。但这种设计要求被试因素施加前后的影响因素相同，这在实际操作中是不容易控制的，诸如气候、饮食、心理状态等因素都可能影响前后实验的差别。例如，在观察某中药复方对过敏性鼻炎的疗效时，倘若治疗前天气寒冷，而治疗一段时间后气候转暖，此时过敏性鼻炎好转，这种疗效到底来自药物还是气温变化或者两者兼而有之，这并不能准确回答。而后者是指两种不同处理分别施加于同一个机体的左右两部分。这种设计的突出优点是可比性强，前提是所用的处理必须是只适用于局部作用因素的研究（如扩瞳药、皮肤局部给药等），不能通过神经体液反射而影响对侧或全身反应。这种试验主要局限于身体浅表部位，深部器官不适用，故设计的适用范围较窄。

2）异体配对设计：是将研究对象按照一定的条件（依专业知识确定），将条件相同的个体配成对子，然后在对子内部按照随机方法，将一个研究对象分配至实验组，另一个研究对象分配到对照组，最后对其结果以配对分析的方法加以处理。如在中医临床研究中，常将年龄、性别、体重、病情、病史等相似的患者配成对子，对子配好后，分别把每对中的 2 个受试对象随机分配到实验组和对照组，给予不同的处理，观测同一指标，并进行统计学分析。由于异体配对设计实验是同期平行进行的，可以排除时间、自然条件改变与医疗条件等因素对疗效的干扰，均衡性好，结论的可靠性较高，适用于急、慢性实验。因此，异体配对试验结论的可靠性大于自身前后配对设计。

（二）应用范围

自身前后对照设计主要应用于急性与短期实验。自身左右对照设计只适用于局部作用因素的研究，如扩瞳药、局部给药等。由于异体配对试验是实施同期平行观察，因此它不仅适用于急性实验，而且可用于慢性实验或较长期的临床观察试验。临床试验配对的基本要求是病种、病期、病情、病程、年龄与性别相同。动物实验配对的基本条件是同种、同品系、同性别、同体重，若是小动物，尽量要求同窝。配对设计中，除要求基本条件齐同外，关键在于非被试因素包括在配对条件之内，其对实验结果有着较大的影响。

（三）注意事项

1. 自身前后对照设计的注意事项

自身前后对照设计应注意以下几方面。

1）尽量控制实验条件，保证处理前后其他条件具有可比性，并避免时间过长的实验，以排除时间与自然条件变化的影响。

2）应设立平行对照，根据实验目的可选用空白对照组或实验对照组，没有平行对照，仅有前后对比，其结论往往是不可靠的。因为在实验过程中，除被试因素外，必然还有一些其他因素（非被试因素）影响实验结果。

3）应用自身前后对照设计时，应注意两种处理因素的效应必须较快消失，病情要稳定不易自愈，不易因其他因素加剧或缓解。

2. 自身左右对照设计的注意事项

自身左右对照设计应注意以下几方面。

1）同一个体左右两个部位必须对称，病理条件应当相同。

2）处理组和对照组的左右分配可用简单随机方法决定。自身配对实验结果为计量资料，一般进行配对 t 检验。

3. 异体配对设计的注意事项

异体配对设计应注意以下几方面。

1）配对时应尽量做到对子本身的齐同，配对条件力求包括所有主要影响因素，齐同性要求 $P>0.2$。

2）在慢性实验或长期临床观察过程中，应设法保持非处理因素的可比性，如考察疗效的辅助措施、护理、饮食等必须全程保持齐同。

3）在有处理前资料的条件下，尽管处理前两组比较 $P>0.05$ 甚至 $P>0.2$，也并不意味着两组处理前基线水平完全相等。不宜直接将两组处理后资料进行成组 t 检验，应该以两组对子前后差值的差数作配对 t 检验。

4）无处理前资料的配对实验，实际上对处理前两组对子的齐同性只是表观认可，并无直接指标数据支持，故配对可能是成功的，也可能是不成功的。这时，若配对设计实验中，两组处理后资料

经配对 t 检验结果 $P>0.05$，则可以尝试做成组 t 检验。

三、配伍组设计

（一）含义与特点

1. 含义

配伍组设计（compatibility group design），又称随机区组设计，是配对设计的扩展。它是按照配伍因素的条件，将条件相同的受试对象划成一个配伍组（区组），然后在每个配伍组内，按照随机原则将每个受试对象分配到各不同的处理组，每组分别进行不同的处理，最后进行统计学分析。

2. 特点

①配伍组设计属于两因素设计，它不仅能回答处理区组（第一因素）间的差异有无统计学意义，还能回答区组（第二因素）间差异对实验结果有无明显影响。②随机区组设计是单向的区组化技术，由于同一区组内的受试对象条件基本相同，使得各处理组所用受试对象不仅数量相同，且保证了组间的均衡性。这是对完全随机设计的改进，抽样误差降低，实验效率相对较高。③在样本分配上，不仅各处理组的样本含量相等，而且每个区组所含的受试对象例数与处理组的数量相等，或是处理组数的倍数。

（二）应用范围

从原则上说，凡研究目的是回答两种因素（被试因素、配伍组因素）各自的差异有无统计学意义的情况，不管是两个还是多个处理组，均可采用配伍组设计。在医学研究领域，如将特征相同或相近的小鼠（同窝、同性别、同体重等）按处理数的多少（比如是 g 个）归为同一个区组。至于同一区组内每只小鼠接受何种处理，则是随机的。当 g=2 时，该设计就是配对设计。区组化的目的是对一些已知的非处理因素进行控制，以提高组间的均衡性，减少实验误差。

（三）注意事项

1）在进行配伍组设计时，第一因素是该研究的主要因素，第二因素是次要因素，也可以是待考察的因素。

2）正确规定划分区组的条件。一般说来，动物实验常取同品种、胎次相同的几窝动物，将每窝中性别相同且体重相近的动物划为一个区组。临床研究通常将病种、病程、病情、性别与年龄相近的患者划为一个区组。总的原则是必须将对实验结果有明显影响的非处理因素列为划分区组的条件，一般情况下，区组间差异越大越好，区组内差异越小越好。

3）若每一区组为一个受试对象时，不同处理之间应有足够的间隔期。

4）由于配伍组设计要求条件相同的样本达到一定数量，并不是所有试验都可以做到，因此配伍组设计在一般基础研究中主要适用于小动物实验，临床上主要用于专科医疗单位。

5）采用配伍组设计时，要尽可能避免数据缺失，若缺失某个数据，该区组的其他数据也会受到影响。虽然统计学上有估计缺失值的统计方法，但缺失后的信息是难以弥补的。

四、交叉设计

（一）含义与特点

1. 含义

交叉设计（cross design），又称交叉配对设计，是指样本分配按照完全随机设计或异体配对设计的方式分为两组，两组分别先后交叉进行观察，即在前一处理作用完全消失之后再接受另一处理，最后对两种处理的效应进行比较分析。

2. 特点

①这种设计兼有异体与自身配对的优点，且每个样本先后接受两种不同处理，一个受试对象可以当作两个样本使用，一定程度上节省了样本数量；②两种处理处于先后两个实验阶段的机会是均等的，平衡了实验顺序的影响，且能把处理方法之间的差别与时间先后之间的差别分开分析，效率相对较高；③采用方差分析，可以得到处理间、阶段间与个体间三个信息，有利于较准确地判断被试因素的有效性。但是，该设计要求受试者在两种处理前后的其他条件保持一致，这使得该设计的应用受到一定限制。

（二）应用范围

交叉设计是成组设计与自身配对设计的综合运用，其适用范围与异体配对设计相同，主要用于样本来源较少且受试对象状态比较稳定的情况。临床上适用于尚无特殊治疗且病情较稳定的慢性病患者的对症治疗研究（如稳定型高血压的降压效果、血糖的控制、类风湿关节炎的镇痛效果）。不适用于有自愈倾向或病程较短的疾病的治疗研究。在基础研究中，主要适用于离体器官的研究。在新药临床试验中，尤其是在Ⅰ期临床试验和生物等效性试验中，交叉设计是经常采用的一种设计方法。

（三）注意事项

1）样本含量必须为偶数。

2）进行交叉设计实验的两个处理因素必须没有蓄积作用与交互效应。

3）为排除两个因素效应的相互影响，两种处理之间要有足够的间歇期（洗脱期）。间歇期的长短视处理因素的半衰期而定，一般至少为 6～8 个半衰期。同时须考虑生物学作用特点，如阿司匹林的半衰期为 0.5h，但它对血小板的影响需要一周左右才会消失，故间歇期一般需 10d 左右。

4）本设计不宜用于具有自愈倾向或病程短的病症研究。

5）各个观察阶段的时间应当相同，一般进行两阶段交叉实验，为进一步提高结论的可靠性，必要时可进行三阶段（双重）交叉或四阶段（拉丁方）交叉实验。

五、析因设计

（一）含义与特点

1. 含义

析因设计（factorial design）是指对两种或两种以上处理因素的各个水平进行排列组合，交叉分组进行实验，故又称交叉组设计。在基础实验研究中，常会出现两因素或以上因素不同水平间的协同作用或拮抗作用，即交互作用。析因分析就是比较各种因素之间有无交互作用。总的实验数是各因素水平数的乘积。

2. 特点

①对各因素不同水平的全部组合进行实验，故具有全面性和均衡性。通过该设计与数据处理，可获得三方面信息，即各因素不同水平的效应大小、各因素间的交互作用，以及各种组合的比较，它是一种全面的高效率的设计。②通过比较各因素不同水平的全部组合，可以找出最佳组合。缺点是如果因素和水平数过多，则处理组数过多，全部实施的工作量很大，此时可采用正交试验。③通过该设计与数据处理，可分析各因素不同水平的效应大小和各因素间的交互作用，交互作用是指两

因素或多因素间效应互不独立的情况，即当某一种因素在各水平间变化时，另一（多）种因素各水平的效应也相应地发生变化。一般认为，两因素间的交互作用为一级交互作用，三因素间的交互作用为二级交互作用，以此类推。

（二）应用范围

析因设计是指既要了解各因素的主效应，又要了解因素间的交互作用（协同作用和拮抗作用）的科学研究。析因设计中各处理组在均衡性方面的要求与完全随机设计一致，各处理组样本量应尽可能相同。析因设计是各个因素水平完备的设计，其结果的推论是比较完善的。析因设计的资料可以分析有无交互作用。在没有交互作用的情况下，用分析主效应取代某个因素的两个水平之间的比较检验，则检验效能可以提高，并且用析因设计分析的结果作推论时，推论的逻辑是完备的。但当考虑的因素较多时，处理组数量也较多（比如，4 个因素各 3 个水平的处理数为 3^4=81 种）。因此，试验因素与水平数应尽量少而精，以避免工作量过大。若确实需要同时考虑很多因素，此时采用析因设计并不是最佳的选择，可根据实际情况选用正交设计或其他方法。析因设计可以考虑交互作用，但有时高级交互作用是很难解释的，并且分析的工作量会很大。因此，在实际工作中，通常只考虑一、二级交互作用。

（三）注意事项

1）在侧重了解两个因素的主次与交互作用时，应注意设立“空白”对照组。

2）样本分配方法是随机的，但应尽量保持组间样本的均衡性，最好先划分区组，然后在区组内随机分配。

3）处理因素与水平数应当尽量少且精，可以避免工作量过大。

4）析因设计试验结果的统计分析应采用析因设计资料的方差分析。

六、正交设计

（一）含义与特点

正交试验设计（orthogonal experimental design）是一种高效、快速的多因素分析方法，它是通过一套规格化的正交表来安排各试验因素及其水平组合，以研究多因素多水平的一种规范化设计。这种设计不仅能明确各因素的主次地位，还可以在试验前借助于事先已研制好的规范化的正交表科学地设计试验方案，合理安排试验，从而挑选出少量具有代表性的试验方案。试验后经过简单的表格运算，可以找出最佳的试验条件配置，以得到正确的分析结果，这种方法可以广泛地应用于各科研领域。正交试验设计根据正交性从全面试验中挑选出部分有代表性的点进行试验，这些点是一些具备均匀分散性和齐整可比性的点，通过对代表性点的试验结果进行分析，进而推广到整体试验，以实现工艺的优化，减少试验次数，提高工作效率。正交设计法保留了析因设计整体考虑、综合比较的优点，避免了析因设计的全面试验、工作量大的弊病。所以正交设计是全面试验的部分实施。正交试验需要结合专业知识、文献资料和预试验所提供的信息，确定重点考察的试验指标。在试验前借助于标准的正交表科学地设计试验方案，合理安排试验因素和水平，挑选出少量具有代表性的试验方案。

正交表是合理安排试验和数据分析的主要工具，每一正交表的表示形式为 $L_n(t^q)$，其中 L 表示正交表，n 表示试验方案的个数（表的行数），t 表示试验因素的水平数，即试验因素在试验中所选取的具体状态，q 表示最多可安排试验因素的数目（表的列数），试验因素是对试验结果可能会产生影响的因素，是试验过程中的自变量。若试验的主要目的是寻求最优水平组合，则可以利用正交表来设计安排试验。正交设计就是从全面试验点（水平组合）中挑选出有代表性的部分试验点（水平组合）来进行试验。如对于2因素2水平试验，可利用正交表$L_4(2^3)$安排。其中，L表示正交表，4表示试验的组数，3表示最多能安排的因素个数，2为每个因素的水平数。又如$L_9(3^4)$，表示有9个试验组合，最多能安排4个因素，且每个因素为3个水平。

当因素的水平数不同时，可以用混合型正交表，如$L_8(4^1\times2^4)$，表示试验组数为8，最多可安排5个因素，其中1个因素有4个水平，4个因素各有2个水平。又如$L_{16}(4^2\times2^9)$，表示试验组合数为16，最多可以安排11个因素，其中2个因素各有4个水平，9个因素各有2个水平。在行数为mn型的正交表中（m，n是正整数）

$$试验次数（行数）=\sum（每列水平数-1）+1$$

$$如\ L_8(4^1\times2^4),\ 8=(4-1)+4\times(2-1)+1$$

利用上述关系式可以根据要考察的因子水平数来确定最低的试验次数，进而选择合适的正交表。比如要考察5个3水平因子及1个2水平因子，则最少的试验次数为

$$5\times(3-1)+1\times(2-1)+1=12（次）$$

也就是说，要在行数不小于12，且既有2水平列又有3水平列的正交表中选择。此时，$L_{18}(2\times3^7)$是一个适合的选择。

常用的正交设计表如下。

二水平：$L_4(2^3)$，$L_8(2^7)$，$L_{12}(2^{11})$，$L_{16}(2^{15})$，$L_{20}(2^{19})$，$L_{32}(2^{31})$，$L_{64}(2^{63})$。

三水平：$L_9(3^4)$，$L_{18}(3^7)$，$L_{27}(3^{13})$，$L_{30}(3^{13})$，$L_{31}(3^{14})$。

四水平：$L_{16}(4^5)$，$L_{32}(4^9)$，$L_{64}(4^{21})$。

五水平：$L_{25}(5^6)$，$L_{50}(5^{11})$。

混合水平：$L_8(4\times2^4)$，$L_{16}(4\times2^{12})$，$L_{16}(4^2\times2^9)$，$L_{16}(4^3\times2^6)$，$L_{16}(4^4\times2^3)$。

每一正交表均有相应的交互作用表。如$L_4(2^3)$的交互作用表，第一列因素与第二列因素的交互作用项应安排在第三列上；第一列因素与第三列因素的交互作用项应安排在第二列上；第二列因素与第三列因素的交互作用项应安排在第一列上。即在$L_4(2^3)$表中，任意两列间的交互作用出现于另外一列上。因此，选用$L_4(2^3)$设计时，如果不考虑因素间的交互作用，则最多可安排3个因素；如果需要考虑因素的交互作用，则只能安排2个因素。

因此，正交表的每一列有3种安排：①安排某一因素；②安排交互作用；③不安排（留作误差计算列）。如何安排各列，需视具体情况而定。

选择正交表要依据研究目的和方案。正交表的选择应考虑：①因素效应和交互作用的安排；②是由空列获得误差的估计，还是由重复试验获得。

（二）应用范围

正交试验是通过选取多因素各水平间的所有组合或部分组合进行实验，当取全部组合进行实验时，与析因设计等价，但正交实验设计更为灵活。因此，一切涉及多因素多水平的实验，如临床上多因素综合治疗、细胞培养最佳条件组合、q-PCR最适条件、有效成分提取与纯化的最佳条件、多步骤的化验过程及多环节的药品生产等，均可使用正交设计来确定最佳搭配。特别是在中医临床应用中，大多使用的是复方且各药物剂量不一，即中药方剂大部分是多因素多水平的。因此，用正交设计研究中医药是一种行之有效的设计方法。

（三）注意事项

1）正交设计依据正交表进行，每个正交表都有若干个试验号。在分配受试对象时，应注意研究水平的均匀分散，注意各试验号的均衡可比性。在条件允许的情况下，尽量按随机区组进行分配，这就要求每个区组的样本含量应等于试验号的数量或是它的倍数。

2）不同试验号的试验尽量同时平行进行，不宜在不同时间和条件下进行不同试验号的试验。若确实无法安排同时进行平行试验，则应设法保持不同试验号的实验条件严格一致。

3）由正交试验得到的诸因素最佳组合，均应以常规或经验组合为对照，进行再确认试验。尤其应注意，实验值应落在最佳组合指标值的95%可信区间内。如果实验值远离此区间，应查询原因或重新实验。

4）采用正交试验设计时，须注意将主效应安排在主效应列，一般不安排在交互作用列。若从专业理论角度认为确实无此交互作用，才可将主效应安排在交互作用列。

5）在条件允许的情况下，表头设计应尽量不留空白列。利用重复试验的办法，这样既可增加信息量，又能提高结果的准确性。

6）正交设计的重复试验中，若结果有个别缺项且确实无法补做时，可参照随机区组试验的补缺方法进行处理。

七、拉丁方设计

（一）含义与特点

1. 含义

拉丁方是指由拉丁字母所组成的方阵，在同一行（或列）内没有重复的字母。拉丁方设计（latin square design）是在随机区组设计的基础上发展而来的一种三因素（处理因素、区组因素、顺序因素）设计，也称正交拉丁方设计。若实验目的除比较不同处理的反应外，还须考察另外两个因素或试图将另外两个因素对实验的影响分离开来，那么可以采用拉丁方设计。

2. 特点

拉丁方设计在因素安排时，实行了双重局部控制，使每种处理在行和列间均分布（此时精确度最高）。因此，无论在行或列间是否存在差异，均不会影响处理因素所产生的效应。拉丁方的方差分析能将变异分解为四个部分，即处理组间的变异、行区组间的变异、列区组间的变异及误差。由于方差分析的误差项较小，因此，该方法也是节约样本量的高效率实验设计方法之一。但该方法要求三因素的水平数相等且无交互作用。虽然当三因素的水平数不等时，可以通过调整次要因素的水平数来满足设计的要求，但有时也无法达到，况且因素间可能存在交互作用，故在实际工作中有一定的局限性。另外，当因素的水平数（g）较少时，数据的搜集整理易受偶然因素的影响。为了提高精确度，可采用 m 个 $g \times g$ 拉丁方设计。

（二）应用范围

拉丁方设计分别用行间、列间和字母间表示三个因素及其不同水平，且处理数=行区组数=列区组数=处理因素的重复数，具有较好的均衡性，试验效率高，节省了样本含量。拉丁方设计在中医药领域有较广泛的应用，尤其在动物实验及实验室研究领域应用较多，适合于三因素实验，且水平数相等、各因素间无交互作用的实验设计。在基础实验研究中，条件相对容易控制，尤其是细胞培养等实验，广泛应用拉丁方设计。在动物实验或离体器官实验中，有时以一只动物或器官为一个区组，当顺序因素对实验结果有影响时，必须采用拉丁方设计。例如，若要观察不同中药对大鼠凝血时间的影响，由于血液与带负电荷表面接触的面积、时间不同，一般是第一管凝固时间最短，最后一管凝固时间最长。为了排除顺序影响，可以将中药作为第一因素，动物作为第二因素，顺序作为第三因素。在中医临床科研中，拉丁方设计也是常用的设计方法之一，特别是在不同中药或复方对同一疾病的不同证型及同一证型的不同疾病的疗效研究中具有重要意义。

（三）注意事项

1）除样本分配需要在区组内随机外，对于处理因素各水平与拉丁字母关系的确定也要进行随机化。

2）必须明确三种因素彼此之间有无交互作用。

3）若一个研究对象作为一个区组时，应当在前一处理作用完全消失后，方可进行其他处理。

4）为提高结论的可靠性，应用另一个或两个拉丁方进行重复试验。

第二节　调 查 设 计

调查设计（survey design）是对调查研究进行的周密计划，包括对研究资料的收集、整理与分析全过程的统计设计与合理安排，是调查研究取得成功的保证。调查设计的目的是获取符合统计学要求的调查资料和预期结论。在调查研究中，研究者不施加任何干预措施，只是客观地观察和记录研究对象的相关特征，其特点即为“被动”观察，因此调查研究也被称为观察性研究。根据研究任务的不同，调查研究可分为描述性研究和分析性研究两类。描述性研究主要是对人群的疾病或健康状态在时间、地区、人群中的分布及强度进行描述，其中应用最多的方法是“现况调查”。分析性研究的主要任务是探索和验证病因假说，常用的方法有病例对照研究和队列研究。

一、现 况 调 查

（一）含义与特点

1. 含义

现况调查，也称为横断面调查（cross-sectional survey），是指在某一特定时间内，采用普查或抽样调查的方法，收集特定人群中有关疾病与健康状况的资料，以描述疾病或健康状况在地区、时间和人群中的分布规律并观察某些因素与疾病的关联。由于调查是在某特定时间内进行的，属于时间上的一个“断面”，故称为横断面研究。它是其他分析性流行病学研究的基础。

2. 特点

现况调查的主要特点包括：①现况调查是一种观察性研究，研究者不对研究对象施加任何干预，只是客观地收集研究资料。②设计时无须专门设置对照组，且事先对病例数量未知。但现况调查可同时获得个体的暴露与疾病结局资料，且研究的暴露因素不容易发生变化，如吸烟、饮酒等。③现况调查不能验证因果关系，因为在调查时，暴露与结局是同时获得的。尽管如此，现况调查仍可以为分析性研究提供初步的病因假设。

（二）分类

根据观察对象的多少，现况调查研究可分为普查和抽样调查。

1. 普查

普查，又称全面调查，是指在一定时间内对一定地区范围内所有成员进行的调查，如我国的人口普查。普查没有抽样误差，但因调查对象众多，工作量大或仪器设备不够用，导致调查过程不够细致，从而造成诸多偏倚。因此，普查需要有严密的组织计划，特别要统一调查时点、普查范围、调查与检测方法及诊断标准等。普查适用于人群中患病率较高、检测手段简易且准确并有切实的治疗方法的疾病。不适用于患病率很低、无简单易行的诊断手段或诊断后无法治疗的疾病。

2. 抽样调查

抽样调查是从总体中随机抽取一部分具有代表性的个体组成样本，然后用样本的资料来推断总体特征。抽样调查范围远远小于普查，工作更易做到精确细致，是一种值得采用的方法。但抽样调查不适用于患病率低的疾病及个体间差异较大的研究资料。根据调查目的和调查对象的特点，常用的抽样方法有单纯随机抽样、系统抽样、分层抽样、整群抽样和多阶段抽样。

（三）应用范围

1）描述疾病患病率及其在时间、地区和人群中的分布特征与规律，为疾病防治提供科学依据。

2）描述某些因素或特征与人群疾病或健康状况之间的关联，提供病因线索。

3）应用于疾病监测和评价防治效果。

4）评价一个国家或地区的健康水平，为卫生标准的制订和卫生决策等提供依据。

（四）注意事项

进行现况调查时，疾病或健康状况与某些研究因素或特征是在一次调查中得到的，并且对于每个调查指标而言，都是一个时间点的观察值。研究因素与患病（即因与果）并存，并不能区分出两者的时间顺序，因而在病因学研究中，现况调查只能提供病因线索，而不能推断研究因素与疾病结局之间的因果关系。对于患病率非常低的疾病，一般不适宜用于现况调查，因为需要非常大的样本量才可以抽取一定数量的病例。此外，现况调查不能估计发病率，也不能估计发病相对危险度，但可以估计患病率。因此，倘若调查中包括某个因素的暴露和非暴露情况，则可以估计该因素暴露与非暴露的患病相对危险度。

二、病例对照研究

（一）含义与特点

1. 含义

病例对照研究（case-control study）是指以现有确诊患有某种疾病的一组人群为病例组，以不患有该疾病但具有可比性的另一组人群为对照组，回顾性调查两组在过去某段时间内的各种可能的危险因素（研究因素）的暴露史。通过比较两组间各因素的暴露率差异，判断研究因素与疾病之间是否存在统计学关联及关联的程度，进一步推断各研究因素与疾病的联系。病例对照研究是 20 世纪 50 年代发展起来的一种分析性流行病学研究方法，是一种“由果溯因”的回顾性调查研究，又称回顾性研究，主要用于探索疾病的危险因素与病因。其中，暴露是指研究对象接触过某种物质（如放射线、接种某种疫苗等），或具备某种特征（年龄、性别、种族、职业、遗传特性等），具有某种行为、习惯（抽烟、经常晨练）等。暴露在不同的研究中有不同的含义，暴露可以是有害的，也可以是有益的，也可能是与疾病无关的。

2. 特点

病例对照研究的主要特点有：①观察方向是由“果”到“因”，即已知研究对象是否患有某病，再追溯可能的病因（暴露因素）。②属于回顾性调查研究，暴露因素是通过回顾观察所得。在研究时，暴露与否及程度已成事实，研究者无法干预。③设有对照组，主要用于和病例组进行比较分析。④不能验证因果关系，只能推测暴露与疾病之间是否有关联。

（二）分类

根据病例对照研究的设计，可分为病例与对照不匹配和病例与对照匹配两种类型。

1. 病例与对照不匹配

病例与对照不匹配，又称成组比较法，是指在选择对照人群时，遵循与病例组可比的原则，选择一定数量的对照人群，对照数量不需与病例数量成严格的比例关系，但通常多于或等于病例数量。

2. 病例与对照匹配

匹配或称配比，即在某些因素或特征上（如年龄、性别等）要求对照与病例保持一致，目的是排除匹配因素的干扰。又可分为频数匹配和个体匹配，前者是指匹配因素在对照组和病例组所占的比例一致；后者是为每一个病例选择一个或多个对照，配成对或配成伍，常用 1∶1 配对，也可以 1∶2 或 1∶3，最多不超过 1∶4，以避免出现配比过头。

（三）应用范围

病例对照研究主要用于罕见疾病及"潜伏期"较长的慢性病的病因学研究，还可应用于疫苗效果评估、疗效评价、筛检项目评估及暴发调查研究。

（四）注意事项

病例对照研究是一种"由果及因"的回顾性调查方法，故不能验证"因果关系"。因事先不知道病例组与对照组的暴露情况，因此不能计算相对危险度（RR），只能用优势比（OR）作近似估计。当研究人群中暴露比例很低时，需要较多的样本量才能得到比较稳定的结果。病例对照研究的优点是，与队列研究相比，病例对照研究节省时间、人力、物力，且容易实施，还可得到与疾病有关的多个病因因素的资料，是探索疾病病因的快捷、有效的途径。其缺点是不适用于罕见暴露的研究；在研究设计阶段，因研究对象与非研究对象的某些特征存在系统性差别而易导致选择偏倚；在研究实施过程中，因研究者的诱导或因研究对象对暴露史回忆不全而易产生回忆偏倚；在选择对照时，因未匹配某些可能影响研究结果的混杂因素，或在分析资料时未对混杂因素做分层分析，因而造成混杂偏倚。这些偏倚均能影响研究质量，使得研究结果不真实。

三、队列研究

（一）含义与特点

1. 含义

队列研究（cohort study），又称为前瞻性研究或随访研究，是一种将特定人群分为暴露于某因素和非暴露于某因素的两组或不同暴露水平的几个亚群，追踪随访一定时期，观察其各自的结局，比较两组或多组内某结局的发生率，从而判定暴露因素与结局有无因果关联及程度大小的调查方法。

在队列研究设计中，如果分为两组，一般是暴露组和非暴露组；如果涉及多个亚组，则暴露可能有低、中、高等不同剂量。除暴露因素外，各组在其他方面的条件应基本接近。观察的结局是多种多样的，反映结局的终结指标也各不相同。例如，在病因研究中，常选择发病率作为主要指标，其次是死亡率；在疾病治疗后的生存率比较中，也可选择死亡、复发、转移等指标。队列研究是检验疾病病因假说的一种重要的分析性流行病学方法，属于"由因到果"的前瞻性研究。"队列"是指在相同时期（如同一年）内出生的或有共同经历的一批人。在队列研究中，"队列"泛指共同暴露于某一因素或者具有某种共同特征的一组人群。

2. 特点

队列研究的特点是：①设有对照，一般非暴露组即为对照组，用于与暴露组进行比较分析；②属于观察法，因为暴露与否是在人群中自然存在的，不受研究者干预；③研究方向是由"因"到"果"，先根据暴露与否或暴露水平对人群进行分组（因），再随访观察各组的结局（果）；④验证因果关系的证据较强。

（二）分类

队列研究可分为前瞻性队列研究、回顾性队列研究和双向性队列研究。

1. 前瞻性队列研究

前瞻性队列研究，又称为前瞻性调查，它是根据对可疑危险因素当前的暴露情况进行分组，从现在开始平行随访观察若干年，然后分析可疑危险因素与疾病的关系，故又称为追踪研究。这种研究的论证力较强，但观察时间长，组织与实施过程也较复杂。

2. 回顾性队列研究

回顾性队列研究，又称历史性队列研究，其研究对象的分组是根据过去某时刻对可疑危险因素的暴露情况而确定的，并从那一刻开始随访到现在以观察到结局，从而分析可疑因素与疾病的关系。研究开始时结局已经发生，暴露情况是根据追溯历史资料获得的，但暴露情况仍然在结局出现之前。历史资料的完整性和真实性会影响到结果的可靠性。回顾性队列研究与病例对照研究均属于回顾性研究，它们的区别在于前者是依据可疑危险因素分组，然后由因查果；后者则是依据是否患某病分组，然后由果查因。前瞻性队列研究与回顾性队列研究两者均是依据可疑危险因素分组，但前者是对未来的“果”进行随访观察，而后者是对过去的“果”进行收集与分析。因此，回顾性队列研究实施相对容易，但其论证力较前瞻性队列研究差。

3. 双向性队列研究

双向性队列研究，又称混合型队列研究。在回顾性队列研究完成之后，继续进行前瞻性队列研究。这种研究设计结合了两者的优点，同时弥补了两者的不足。

（三）应用范围

在病例对照研究的基础之上，或当病例对照研究的结果出现矛盾时，可进行队列研究，来直接检验病因的特定假说。队列研究主要可用于以下几方面。

1. 检验病因假设

队列研究常用于深入检验某个或某些病因假设。通常一次研究只检验一种暴露与一种疾病的因果关系，但也可同时检验一种暴露与多种结局之间的关系。例如，一项探讨患者感染乙肝病毒是否与针灸医师携带乙肝病毒有关的研究采用了回顾性队列研究设计。该研究发现，乙肝病毒的感染与针灸医师携带乙肝病毒有关，虽然传播途径尚不明确，但该研究建议针灸医师应注射乙肝疫苗进行免疫接种。

2. 评价防治措施的效果

有些暴露因素对某些结局有预防作用，可以用队列研究观察其预防效果，但这些暴露因素应是研究对象的自发行为，而不是研究者实施的干预措施。例如，为了观察体育锻炼对高血压的预防效果，可以在人群中选择自发进行体育锻炼的人作为暴露组，不锻炼者或少锻炼者作为非暴露组。通过追踪随访，观察两组人群高血压的发生情况，从而评价体育锻炼对高血压的防治效果。

3. 研究疾病的自然史

队列研究可以观察人群从暴露于某因素后，疾病逐渐发生、发展直至结局的全过程，包括亚临床阶段的变化和表现。队列研究不仅可以了解个体疾病的全部自然史，还可以了解整个人群中疾病的发展过程。

4. 评价医疗服务管理的效果

由于管理者不愿将服务或管理纳入试验性研究，故需要应用队列研究来评价这类问题。例如，加拿大温哥华将中医诊疗服务纳入初级医疗保健体系中，采用队列研究对引入中医服务的诊疗中心和未引入中医服务的诊疗中心进行跟踪随访，以了解患者对医疗服务的使用程度、满意度，以及患者西医就诊次数等相关信息。

（四）注意事项

队列研究有其优缺点。优点是由于研究对象的暴露发生在结局发生前，符合因果关系的时间顺序，故可以计算相对危险度，直接测量暴露因素与疾病的关联，因此队列研究检验病因假说的能力较强，一般可以证实因果联系；在追踪随访的过程中，可以了解到疾病的自然史，还可以观察到多种结局；适用于恶性疾病和罕见暴露的研究；信息偏倚较病例对照研究少。缺点是队列研究的设计与实施要求高、难度大；如果暴露因素与疾病的关联性不大，则需要观察的对象数较多，组织实施有一定难度，且耗费的时间、人力、物力较多；不适宜于发病率极低的疾病，因为队列研究需要的研究对象数量太大，实际工作中难以做到，还可能观察不到结局；由于随访时间较长，容易出现失访现象，且研究对象的暴露情况可能在随访过程中发生变化，使结局受到影响，问题变得复杂；如果研究的周期较长，可能导致研究结果在研究期间因出现新的科学进展而失去价值。

现况调查、病例对照研究及前瞻性队列研究这三类调查研究方法的目的和作用并不相同。现况调查是为病因研究提供初步的线索；病例对照研究是提出病因假设并检验假设是否真实，为病因假设提供初步的证据；前瞻性队列研究则是对病因假设进一步作出检验和验证。在实际工作中，三者常结合使用。

思考题

1. 完全随机设计、配对设计及配伍组设计的特点及注意事项有哪些？
2. 病例对照研究的特点及注意事项有哪些？
3. 队列研究的应用范围及注意事项有哪些？

（张　瑞　李　艳）

第六章　医学文献研究

"文献"一词，在我国最早见于《论语·八佾》，其曰："子曰：夏礼吾能言之，杞不足征也；殷礼吾能言之，宋不足征也。文献不足故也。足，则吾能征之矣。"朱熹对"文献"的解释为："文，典籍也；献，贤也。"我国GB/T 3792.1—2009《文献著录总则》将文献称为："记录知识的一切载体。"由此可见，对于"文献"的概念，古代和现代的理解存在一定差异。文献研究是指搜集、查阅、鉴别、分析、整理文献，并通过对文献的研究，形成对事实的科学认识的方法。在中医科研和学术发展中，文献研究具备重要的先导作用，能有效参与中医科研，促进中医学术理论的不断发展和完善。因此，提高分析信息、利用信息、组织并表达信息的能力，应作为文献研究的主要目的。

第一节　医学文献的概述

一、文献的定义

（GB/T 4894-2024）《信息与文献　基础和术语》中定义"文献"为："在存储、分类、利用和传递信息的过程中作为一个单位处理的记录信息或实物对象。"文献包括四个基本方面：①记录知识的具体内容；②记录知识的手段，如文字、图像、视频等；③记录知识的载体，如纸张、光盘、计算机存储介质等；④记录知识的表现形态，如图书、期刊、专利说明书、电子期刊等。由此可见，缺少其中任何一个要素都不能构成文献。另外，国际标准化组织ISO/DIS 5217《文献情报术语国际标准》对文献的定义是："在存贮、检索、利用或传递记录信息的过程中，可作为一个单元处理的，在载体内、载体上或依附载体而存贮有信息或数据的载体。"综上所述，文献的定义具有三个基本要素：记录、知识和载体。

（一）记录

不论原始记录是甲骨文中的图形、文字，还是现代储存在高密度光盘中的信息，都要通过不同的方式"记录"下来。记录是联系知识与载体的手段。

（二）知识

知识是文献的实质内容。

（三）载体

载体是记录和传递知识的一切介质，即文献的外在形式。

二、文献的意义

医学文献是通过文字及具有语义的图表、符号、音频、视频等手段，记录医学知识的一切载体。

它是人类从事医疗实验和医疗实践的记录，能够反映当时人们对客观事物的认识程度，以及科学技术的进展状况和发展水平，同时也预示着科学技术发展的趋势和方向。因此，医学文献在医学科研领域具有重要的意义。

（一）开展医学科学研究的基础

结合工作实践广泛查阅文献，能够帮助我们发现科学课题，寻找选题的依据和价值，完善科学假说，避免重复研究，选择恰当的研究手段，并预测可能达到的预期结果。因此，积累和阅读文献是开展医学科学研究工作的基础。

（二）实验设计的主要依据

在进行实验设计时，查阅文献可以确定实验对象的样本大小、动物品系的特点、实验方法、施加因素的剂量、给予方式及观测指标等。只有充分阅读相关文献，才能设计出科学合理可行的实验方案。

（三）论文写作的重要步骤

学术论文应具备正确且鲜明的论点，这就需要对文献资料进行反复、深入、细致的研究，从而形成自己独到的见解。在撰写科学论文、阐述科学发现的同时，还需要参考文献资料，分析讨论研究结果，说明新发现的意义。

（四）提供中医药研究的丰富素材

中医药古典文献中蕴藏着大量可供实验研究的素材，这是中医学的优势之一。其中，成功的例子有青蒿素治疗疟疾、砒霜防治白血病等。

（五）提供中医药研究的理论指导

中医药在临床上取得良好的疗效，这离不开中医药理论的指导，即“自身理论指导下的研究”。例如，整体观、恒动观在促性腺激素释放激素（gonadotropin-releasing hormone，GnRH）基因表达研究中的意义；基于肾精亏虚的二仙汤治疗更年期高血压；冠心滴丸在美国辨证用药前后的疗效差异等。

三、文献的分类

文献有多种分类形式，可按不同的分类标准进行划分。

（一）根据文献的内容性质分类

文献的产生、传递和利用过程是继承与发展的过程。按文献中知识的加工层次，即文献的内容性质及结构，可将文献分为四类。

1. 一次文献

一次文献，又称原始文献，是作者根据自己的工作或科研成果创作的原始论文。无论其是否引用或参考了他人著作，也不论其是何种出版形式，均属于一次文献。一次文献是对知识的第一次加工，是信息的基础，也是文献检索的主要对象，因此常被称为情报源或信息源。这些文献所记录的知识比较具体、系统、详尽，且具有新意和创造性，记录着前所未有的新发现、新发明、新理论和新见解，也标志着某一学科的新进展。一般一次文献包括期刊论文、研究报告、会议文献、学位论文、专利文献等。

2. 二次文献

二次文献是对一次文献进行收集、分析、整理和加工，并根据其外部特征（如篇名、作者、作者地址、报告号、专利号等）或内部特征（如主题词、关键词、分类号、内容摘要等）按一定的规则加以编制，以检索工具的形式发表，供读者检索一次文献。二次文献是情报工作的主体，包括目录、索引、文摘等。它通常是由图书信息机构编辑出版，具有汇集文献、提炼文献和提供线索的作用，是进行文献检索的主要工具与手段，为查找和利用一次文献提供线索，所以又可称之为“报道一次文献的文献”。

3. 三次文献

三次文献一般由相关领域的专家撰写，具有较高的学术水平和较强的专业性。它是在广泛利用二次文献的基础上，对一次文献进行深入阅读、分析、归纳和总结后形成的。专家们通常会选择具有重要意义的文献，进行系统的整理、推理、概括和论述，并对原始文献进行重新组织和加工提炼。三次文献能帮助人们了解某一学科或专题的研究进展，了解其发展历程、现状及未来趋势。三次文献包括以论文形式发表的综述、评论、述评、进展报告、动态分析等，还包括以图书形式发行的教科书、专著、指南、手册、百科全书、年鉴及词典等。

4. 零次文献

零次文献是指形成一次文献之前的信息和知识，即尚未形成文字记载的知识或未公开发表的手稿、书信、笔记、记录等文字材料。其本身为非出版物，是一种特殊形式的情报信息源。零次文献通常通过会议口头交流或直接作用于人的感觉器官等形式获得，其信息比较新颖，但又不能通过检索工具获得，如操作技能、诊疗经验等。总之，零次文献是以文献所有者本身为载体、尚未公布于世的科技知识。

（二）根据文献的载体类型分类

1. 印刷型文献

印刷型文献是以纸张为存储介质，以手写、印刷等为记录手段而形成的传统文献形式。其优点是便于阅读和交流，可广泛流传；缺点是存储密度低，体积大，占用空间多，不易管理和保存，难以实现机械化和自动化处理。

2. 缩微型文献

微缩型文献是以感光材料（包括缩微胶卷、胶片）为存储载体，以缩微照相为记录手段而形成的文献形式。随着激光和全息照相技术的应用，又出现了超级缩微胶片。其优点是体积小、容量大、成本低，节省存储空间，便于复制、携带和保存；缺点是不能直接阅读，必须借助缩微阅读机。

3. 机读型文献

机读型文献是以打字、穿孔或光学字符识别装置为记录手段，通过各种编码按照一定程序把文献录制在计算机的磁带、磁盘、光盘等磁性材料存储介质上，用计算机阅读的文献。其优点是存储量大、存储速度快、原有记录可更改；缺点是不能直接阅读，需借助计算机。

4. 视听型文献

视听型文献又称声像型文献或直观资料，是以电磁转换或光电转换技术为记录手段，以磁性和感光材料为存储介质，直接记录声音和图像而形成的文献形式，如唱片、录音带、电影、幻灯片等。其优点是存储密度高，表现形式直观，可直接呈现难以用文字描述的内容，是快速传递科技信息的文献工具；缺点是必须借助录音机、放映机、幻灯机等设备，且制作费用高。

5. 光盘型文献

光盘型文献是以特殊金属材料为存储介质，通过激光束将数字化的信息记录在高密度光盘上的一种文献形式。它可以存储各种文字、图形、音像资料，是最新的文献形式。具有存储量大、存取时间短、读写速度快、使用寿命长等优点。此类文献的广泛使用，不仅提高了文献的质量，而且使得文献的生产、存储和利用实现现代化。缺点是必须借助计算机等设备，且制作费用高等。

四、文献的收集方式

文献收集有多种方法，但应依据学术性、针对性、系统性、科学性及全面性的原则进行，并保证文献收集的连贯性和完整性。在收集过程中，应严格避免带有主观性和片面性。

（一）学术期刊

学术期刊以刊发学术论文为主，是医学文献资料的重要来源。学术期刊能否被著名的期刊文摘索引数据库收录是衡量学术期刊权威性的重要指标。其中，国际权威索引有《科学引文索引》（Science Citation Index，SCI），由美国科学情报研究所（Institute for Scientific Information，ISI）出版，是当前世界自然科学领域基础理论学科方面的重要期刊文摘索引数据库。SCI 的收录范围是当年国际上的重要期刊，其引文索引表现出独特的科学参考价值，在学术界占有重要地位。许多国家和地区均以被 SCI 收录及引证的论文情况作为评价学术水平的一个重要指标。国内权威索引有《中文核心期刊要目总览》（以下简称《要目总览》），由北京大学图书馆与北京高校图书馆期刊工作研究会联合编辑出版，收编了包括社会科学和自然科学等各种学科类别的中文期刊。《要目总览》收录的期刊就是通常所说的中文核心期刊，俗称"北大版核心期刊"。《中文社会科学引文索引》（Chinese Social Science Citation Information，CSSCI）是由南京大学研制成功的数据库，用来检索中文社会科学领域的论文收录和文献被引用情况，是我国人文社会科学评价领域的标志性工程。被 CSSCI 收录的期刊，俗称"南大版核心期刊"。

（二）电子数据库

利用数据库，可以对题名、关键词、作者、机构等各种字段进行检索，具有数据量大、内容丰富、检索功能强、数据多元等特点。国内常用的电子数据库有万方数据库、维普数据库、中国知网数据库等。国外常用的有 Science Direct 数据库、ISI 数据库、IEL 数据库、ISTP 数据库、SCI 数据库等。总之，数据库是科研人员获取最新学术信息的主要来源。

（三）常用的中医古籍书目

常用的中医古籍有《四库全书总目·子部·医家类》《中国医籍考》《宋以前医籍考》《中国分省医籍考》《四部总录医药编》《中国医籍提要》《中国针灸荟萃》《历代中药文献精华》。以上书籍中，《宋以前医籍考》和《中国分省医籍考》主要用于查找古籍的源流。

（四）中医图书馆藏情况检索

常用的检索工具主要有《中医图书联合目录》《上海中医学院中医图书目录》《中国中医研究院图书馆馆藏中医线装书目》。

（五）专题性电脑检索系统

中国中医科学院等机构均建立了不同的计算机数据库，可以向所在专业图书馆了解具体的使用方法。

（六）中医古文献的其他检索途径

1. 辞典

辞典有《中国医学大辞典》《中国药学大辞典》《中药大辞典》《中医方剂大辞典》《中华药海》等。

2. 类书

类书是辑录或摘抄多种医学文献，并加以分类汇编的著作。如《黄帝内经》《备急千金要方》《外台秘要》《太平圣惠方》《圣济总录》《证类本草》《幼幼新书》《普济方》《古今医统大全》《本草纲目》《古今图书集成·医部全录》等。

3. 丛书

丛书是指将若干种书籍汇集而编成的一套书。如《卫生宝鉴》《济生拔萃》《东垣十书》《河间全书》《薛氏医案二十四种》《古今医统大全》《喻氏医书三种》《张氏医通》《医宗金鉴》《东医宝鉴》等。

4. 专题资料汇编

专题资料汇编是指按专题辑录和现代的观点方法编排的资料。如《中医历代医论选》《中国医药汇海》《常见病证中医文献专辑》《哮喘专辑》《肿胀专辑》《黄疸专辑》《中风专辑》《疟疾专辑》《惊悸怔忡专辑》《虚损专辑》《痹痿专辑》《胃脘痛专辑》《癫狂痫专辑》《失眠嗜卧专辑》《历代中药炮制资料辑要》等。

5. 医书附见书目

一些卷帙较大的医书，如方书、全书、类书等，往往附有参考引用书目，这种书目称为医书附见书目，也起到中医专科书目的作用，如《本草纲目》。

6. 医史著作

医史著作是研究医学演化过程的书籍，即研究医学发展的进程和历史的著作，如《中国医学百科全书·医学史》《医林蒙求》《医术名流列传》。

7. 集注

集注是将历代医家对某一古典医籍的条文、段落的论述汇集成书。有些集注不仅纂述诸家之说，还综合分析、阐述己见、心殚厘定、辨疑正误，如张志聪的《素问集注》等。

五、研究过程

文献法的一般过程包括提出课题或假设、研究设计、搜集文献、整理文献和进行文献综述五个环节。提出课题或假设，是指依据现有的理论、事实和需要，对有关文献进行分析、整理或重新归类，形成研究的构思。研究设计首先要明确研究目标。研究目标是指使用可操作的定义方式，将课题或假设的内容设计成具体的、可操作的、可重复的文献研究活动。它能解决专门的问题并具有一定的研究意义。

第二节　文献研究方法与思路

文献研究方法与其他几种研究方式的显著不同点在于，它不是直接从研究对象获取资料，而是去收集和分析现存的文献资料。这些资料以文字、数字、图片、符号及其他形式存在，属于第二手资料。中医药文献研究应紧密围绕中医药发展需求，引入先进的研究方法，充分发挥思维广度，进一步揭示中医药学术发展规律。

一、文献研究方法

文献研究方法主要有以下几类。

（一）综合归纳分析法

综合归纳分析法是文献研究中最常用、最基本的方法，是对相关中医药文献的观点、学说、经验等进行归纳、综合、分析，从而找出规律、要点与本质的方法。在这一过程中，形式逻辑十分重要，敏锐地对某一内容、学术观点进行提取和归类尤为关键。然而，常见的问题是缺少量化观念和处理，导致大量具有价值的信息被遗漏。

（二）文献分析法

文献分析法是指通过对一批相关文献进行分析、综合与推理，从而得出有关结论。例如，通过文献之间的引用与被引用关系来评价文献的质量。中医药古典文献研究还有其他方法，如比较法、枚举法、否定法等。但一次文献研究往往需要综合运用多种方法才能获得准确且合理的结论。通过对文献的分析、判断、综合与归纳，可以提出有观点、有建议、有事实、有措施和有价值的研究报告，发现值得进一步深入研究或开发的素材，从而指导中医药科研工作。

（三）内容分析法

内容分析法是一种客观、系统且能对明确的传播内容进行定量描述的研究方法，主要步骤如下：①定义研究问题；②选择具体的媒介和案例；③定义分析的类型；④制订编码表；⑤进行预试，检验编码表的可靠性；⑥数据的准备和分析。内容分析法通常用于对现存信息的分析，尤其是对书籍、报刊、杂志等进行分析，其适用面最为广泛。

1. 内容分析的概念

内容分析是一种通过考察文章、书籍、日记、信件、图片等资料，来了解人们的行为、态度和特征，以及社会结构和文化变迁的方法。内容分析除关注信息本身的内容外，还被用来研究信息发出者的动机，以及信息传播的效果或影响。内容分析一般分为定量和定性两种类型，但在大部分著作中，往往只将定量分析称为内容分析。

2. 内容分析的程序

内容分析的许多程序与调查研究相同。内容分析同样需要抽取有代表性的样本，利用某种工具并按照某种程序来收集资料，最后通过对资料的统计分析得出结果。

1）抽样：通常分为三个主要阶段，涉及三个不同性质的总体。在每一总体中所采用的抽样方式也常是不同的。首先是名称抽样，常采用分层抽样的方法。常用的分层标准有地域分布、受众类型、编辑方向、重要性或规模等。有时也会采用目的抽样，而非随机抽样。其次是期号抽样，即从期刊或报纸的所有期号中抽取若干期号。最后是内容抽样，即从所抽中的期号、时段或栏目中抽取所分析的内容。

2）编码：是根据特定的概念框架，对样本中的信息进行分类记录的过程。编码工作首先需要选择编码单位，即具体的观察和点算单位。要注意将其与研究的分析单位加以区别。分析单位是研究所描述和解释的对象，它既可以是内容分析中的编码单位，也可以不是。其次是制订一份编码单。编码单是对文献材料进行观察和记录的工具，在某种程度上，它同结构式观察所用的记录单十分相似。分类的基本要求有两条原则：一是每一事实或材料，无论是小说的中心人物、书籍中的单词，还是报纸杂志中的文章等，都应唯一地归于某一类；二是这些种类必须是穷尽的，即样本中的每一种情况都可以归到某一类中。编码者有时会因为阅读顺序的影响而在评价标准上形成某种定势或者惯性，从而影响评价的统一性和客观性。为此，可以打乱文献原来的顺序，随机地确定新的顺序。

（四）二次分析法

二次分析法是指对他人原先以其他目的收集和分析过的资料进行新的分析。主要有两种类型：

一种是从他人为研究某一问题所收集的资料中，分析与该问题不同的新的问题，即将同一种资料（已有的、他人研究中收集的资料）用于对不同问题的分析和研究中。另一种是采用新的方法和技术去分析他人的资料，对他人的研究结果进行检验，即用不同的分析方法处理同一种资料，验证是否能得出同样的结论。二次分析的步骤为选择研究的主题→寻找合适的资料→对资料进行再创造→分析资料。

（五）现存统计资料分析法

在文献研究中，常运用各种现存的统计资料来进行相关研究。这种现存的统计资料，既可以为研究提供历史背景，又可以成为研究本身的数据和资料的一种来源。当统计资料作为研究数据来源时，这种方法就被称作现存统计资料分析。现存统计资料分析与二次分析有相似之处，即所用的资料都是他人已收集好的。只是二次分析所用的是原始数值变量，而现存统计资料分析则是利用以频数、百分比等统计形式呈现的聚集资料。现存统计资料分析的主要步骤为选择合适的资料→处理资料→说明资料来源。

（六）文献计量分析法

文献计量分析法是一种基于数学和统计学方法的定量分析技术，用于对科学文献的各种外部特征进行统计和分析，以揭示学术领域的研究现状、热点和发展趋势等。文献计量分析法需要文献引文数据库的支持。中国的引文数据库来源于中国学术期刊（光盘版）电子杂志社出版的源数据库产品，如中国期刊全文数据库、中国优秀博硕士学位论文全文数据库、中国重要会议论文全文数据库、CNKI 中国重要报纸全文数据库、中国图书全文数据库、中国年鉴全文数据库等。目前使用的分析工具有文献可视化软件 CiteSpace、书目共现分析系统软件 BICOMB、文献可视化软件 VOSviewer、社会网络分析软件 NetDraw、聚类分析软件 gCLUTO 等。其中，以 CiteSpace 的应用最为广泛。此外，Python 也可用于中医药学科领域的数据研究。

（七）共词分析方法

共词分析方法属于内容分析方法的一种，其原理主要是对一组词两两统计它们在同一篇文献中出现的次数，通过聚类分析，来揭示这些词所代表的学科和主题的结构变化。共词分析方法的主要内容集中在聚类和数据可视化两个方面。聚类方法除统计方法中的多维标度（multidimensional scaling）、聚类分析法（cluster analysis）外，还有基于共词矩阵的指标分析，如包容性指标（inclusion index）、临近性指标（proximity index）、等值系数指标（equivalence coefficient index），并按照指标值从大到小进行人工分类。可视化方法是将类目之间的关系用图形方式直观、形象地揭示出来。目前，主要可视化方法包括包容图（inclusion map）、临近图（proximity map）、战略坐标图（strategic diagram）等方法，多维标度的结果也可以直观地表示类目之间的关系。

（八）其他分析方法

随着科研人员对文献研究的重视，一些新型文献研究方法也随之得到了发展。

1. Meta 分析

Meta 分析是针对某一问题，通过文献检索、文献筛选和提取数据等手段，进行质量评估、统计分析和结果分析的方法。它可对多个研究结果进行整理和综合，以得到更精确、更可靠的结论。目前常用的 Meta 分析方法有 Meta 分析、系统评价、网状 Meta 分析、贝叶斯 Meta 分析等。

2. 孟德尔随机化

孟德尔随机化实际上是一种统计方法，利用遗传变异作为工具变量来评估暴露与疾病风险之间的因果关系。这种方法可以在没有随机对照试验的情况下进行，并且通常与系统评价或 Meta 分析结合，以评估和解释遗传变异作为工具变量的有效性。这种情况下，孟德尔随机化可被认为是文献研究的一部分。

3. 知识本体构建

循证医学的高速发展，促进了临床试验研究的进步，并伴随着临床试验文献数量的增加。临床研究人员为提高文献研究效率，引入了“本体”这一概念。本体是一种将概念系统化的知识表示方式，也是一种语义网络知识表达方法。通过标准化的本体表达，结合数据、知识整合、建模等方法，利用逻辑推理进行知识归纳和关系发现，从而实现各个研究之间的相互操作，促进知识共享。近年来，本体构建技术在医学文献研究中得到了广泛应用，如构建了循证医学文献本体和以五脏为中心的中医知识本体。中医临床试验文献知识本体的构建实现了将散在的资源进行合理有效地组织整理，形成了系统化的知识体系，为中医临床文献研究提供了高效的研究方法。

二、文献研究思路

文献研究应基于中医药发展需求，引入现代先进的研究方法，充分发挥创新性思维，以期揭示学术发展规律。

（一）紧密联系发展需求

中医药文献研究是丰富和发展中医学术理论的重要途径。中医药经典文献的研究应采用现代科学技术与手段，对其学术内涵进行探索。只有全面系统地研究古今中医文献，研究各自的学术特点和承袭关系，才能不断发展和完善中医药学术理论，客观地把握中医药学术发展的基本规律。

（二）揭示学术发展规律

中医药文献研究可以通过纵向归纳和横向分析来探索中医药学术体系的形成和发展。纵向归纳是将中医药学不同历史阶段的学术特点进行抽象概括，从历史进程探讨中医药学术的发展轨迹。横向分析是将中医药文献资料与某一历史时期的临床、科研思路和方法结合起来，分析其学术发展规律。中医药文献研究之所以要重点研究学术规律，是因为只有抓住了规律，才能纲举目张，其他问题也才能迎刃而解。近代以来，中医药学术界反复强调辨证论治的重要性，但对中医辨病治疗和对症治疗却未给予应有的重视。其实，后两者同样为中医特色治疗的重要内容，中医药文献研究也应将之发扬光大。

（三）引入现代情报学研究方法

中医药文献研究的目的在于开发应用，将中医药文献的所有价值发掘出来，将静态的文献资源变成动态的知识、情报和信息流，最大限度地为中医临床、教学和科研所利用。随着中医药文献资源数量的不断增加，使得研究工作者不得不借助现代情报学手段，提高文献整理研究的速度和质量，为中医药科研、临床和教学提供最佳的服务。传统中医药文献研究与现代情报学研究方法既有共同点，也有差异。情报研究中的序化原则，通过知识分解与析出，知识浓缩与提炼，知识综合与归纳，进行知识激活，与传统研究方法中的目录学、文摘、提要等是相通的。然而，情报学研究方法更注重情报的时效性和经济效益，强调标列的标准化和国际化。随着科技的发展和社会的进步，科学研究方法也在不断丰富和充实，特别是注意从新兴学科中汲取营养。

（四）充分发挥思维广度

中医药文献研究并非单纯是对文献信息的直观反映，而是一种创造性的思维活动。它既要有严谨的科学态度，又要有敢于创新的精神。研究者应善于利用辩证唯物主义的认识论去从多方面分析问题。针对中医药某一课题的发展历史和现状，用分析、综合、判断和推理等一系列的思维方法进行评估和预测，从而产生新的知识，这是中医药文献研究常用的逻辑思维方法。此外，文献研究还须借鉴系统思维和求异思维。求异思维是指在研究过程中，突破固有理论框架的束缚，敢于提出不同的观点，继而寻找论据加以论证，这是中医理论取得创新性成果的重要方法。当然，求异思维应有充分的文献资料加以佐证。在中医药文献研究中适当运用求异思维，可以引导理论工作者和科研人员实现创新和突破。

第三节　古医籍文献研究

中医药古典文献是古人医疗实践经验的结晶，是古代众多医药工作者经过长期努力、不懈探索积累起来的知识宝库。古医籍文献研究包括文献内容研究与文献载体研究，其中文献载体研究最终服务于文献内容研究。古医籍文献研究已形成专门的学科，其研究内容与方法的探讨有助于中医药学科的发展。

一、古医籍文献研究的内容

古医籍文献研究的内容主要包括古医籍文献目录、古医籍版本、古医籍校勘、古医籍辨伪、古医籍文献辑佚等。

（一）古医籍文献目录

目录学是研究目录的形成和发展规律，以及目录编纂与利用的基本原理与方法的科学。中国的古医籍浩如烟海，要对其进行分类，目录学必不可少。另外，中国医学史绵延2000多年，许多古医籍因时间流逝、战火、人为破坏或年久失修而佚失，因此许多书籍依赖目录而存在。目录的主要内容有书名、篇、卷、撰写者、时代、版本与内容提要。目录的主要类型，按照收录内容可以分为专科目录与特种目录两大类；按照编制目的和社会功用可分为官修目录、史志目录和私人目录。其中，史志目录又可分为正史、国史、专史与补史。

（二）古医籍版本

所谓“版”，原指供书写用的木牍。所谓“本”，指书的原本，后渐成为书本的简称。中国古医籍经由千年发展历程，其版本变化复杂多样。同一部古医籍因版本不同也会存在诸多差异，如果读书治学不明版本，很容易导致误解。常见的版本类型有以下几种。

1. 孤本

孤本指的是现存唯一且别无他本的善本书籍、手稿或碑帖。由于年代久远，有很多尤以明代以前较罕见且又具有相当文物价值的古籍已成了孤本，如唐代（公元868年）印刷的《金刚经》，就是孤本。能称之为孤本的古籍文献具有以下三个特点：①由于原石刻或丛帖刻板有部分损坏和遗失，现存的碑帖已不是原物，根据历史资料和文字记载的考证，这些即将失传的碑帖确是“唯一”的，且具有较高的书法艺术和文史价值；②必须是刻石、刻帖的原拓本，翻刻本不是孤本；③某些“孤本”虽是残卷，但残卷也可以体现孤本的地位和价值，如《三因极一病证方论》南宋刻配补元麻沙复刻本，只有北京大学图书馆有藏本。

2. 珍本

珍本是指写刻年代较早、流传较少且研究价值较高的古籍，通常指宋元刻本、内府写本、有史料价值的稿本及名人批校本。如我国台湾新文丰出版公司出版的故宫珍藏本医书34种，其中多为唐宋元明时期的罕见珍贵版本。

3. 善本

善本最初是指校勘严密、刻印精美的古籍，后因人、因时而异所致含义渐广。在编纂《中国古籍善本目录》时，拟定了当今选择善本的标准，即“三性”和“九条”。“三性”指的是历史文物性、学术资料性和艺术代表性。“九条”指的是：①元代及元代以前刻印或抄写的图书；②明代刻印、抄写的图书（版本模糊，流传较多者除外）；③清代乾隆及乾隆以前流传较少的印本、抄本；④太平天国及历代农民革命政权所印行的图书；⑤辛亥革命前在学术研究上有独到见解或有学派特点，或集众说较有系统的稿本，以及流传很少的刻本、抄本；⑥辛亥革命前反映某一时期、某一领域或某一事件资料方面的稿本及较少见的刻本、抄本；⑦辛亥革命前的名人、学者批校、题跋或抄录前人批校而有参考价值的印本、抄本；⑧在印刷上能反映我国印刷技术发展，代表一定时期印刷水平的各种活字本、套印本，或有较精版画、插画的刻本；⑨明代印谱、清代集古印谱、名家篆刻的钤印本（有特色或有亲笔题记的）。

4. 石印本

石印本是用石材制板所印成的书。19 世纪 80 年代末到 20 世纪 30 年代，随着西方近代印刷术的引进，石印曾一度取代中国传统的雕版印刷，占据主导地位，并在中国近代文化史上发挥了重要的作用。与雕版印刷相比，石印本具有工序少、成本低、出书较快、能保持古书原貌等优点。

5. 写本

早期的图书，都依赖于抄写流传。即使在雕版印刷术普及之后，仍有不少读书人以抄写古籍为课业，所以传世古籍中有相当数量是抄写本。宋代以前，写本与抄本、稿本没有明显区别。但宋元以后，写本特指抄写工整的图书，如一些内府图书。这些图书并无刻本，只以写本形式传世，如明代《永乐大典》、清代《四库全书》及历朝实录。

6. 绣像本

清代小说中附有人物图像的图书版本，其图画线条精致细腻，被称为“绣像”，因此这类图书版本被称为绣像本。绣像本在宋代出现较少，多见于清末的石印本小说，且大多为巾箱本。

7. 节本

节本指的是节选原本内容而成的书。现存的节本医书很多，如清代沈镜的《删注脉诀规正》和陈念祖的《灵枢素问节要浅注》等。

8. 赝本

赝本指的是伪托名家手笔的书画、碑帖、刻本。版本的作伪主要指书商为了牟取暴利而采取技术处理，制造假象，冒充真本，以抬高版本的身价。在中医古籍版本中，虽然存在赝本现象，但较为少见。中医古籍出现赝本，多是由于鉴定失误造成的。

（三）古医籍校勘

校勘学是指通过比较一部书的不同版本及相关资料，或用其他方法考订文字的异同，以恢复古医籍本来面貌的一门学科。它是古医籍整理和研究的基础。古医籍整理主要包括校勘、标点、注释、翻译、汇编、影印、辑佚、编制目录索引和鉴别版本等。其中，校勘是古医籍整理的重要工作之一，也是其他整理工作的先导，还有助于疏通文字词义。古医籍校勘有几种常见的错误类型，即衍文、脱文、误字、倒文和错简。校勘方法有以下几种：一为对校，即选定一个版本作为底本，与其他版本逐字逐句地进行比较，录出异文。使用对校法，分析归纳版本的源流系统，比较各种版本的校勘价值。二为本校，即比较本书的上下文，以本书的语言、文字、知识等各种资料作为依据进行校勘，发现并订正错误。三为他校，即搜集与本书文辞相关的他书资料，进行考证。四为理校，即以理论知识作为依据，对文字校勘方面的问题进行分析判断。五是恢复篇第，即对零散见于各书的佚文进行整理，分类排比。

（四）古医籍辨伪

中国古医籍辨伪是考证古医籍书名、作者、内容真伪及著作年代的研究工作。它不是孤立的过程，而是与研究目录、分析版本、校勘古籍、分析古文内容等工作同时进行的。古医籍辨伪十分重要，因为读古书若不辨明真伪，往往会导致错误的认识。若研究依赖伪书或伪说，则会误入歧途，得出错误的结论。伪书的出现有其社会背景和历史原因，作伪的程度也各有不同，有的伪题作者和书名，有的混淆时代，有的在内容上真假杂糅等。古医籍辨伪工作包括两个方面的内容：一是关于古籍文献的名称、作者及著作年代的真伪等的考辨；二是关于书籍内容（如事实、论说等）的考辨。前者和古籍版本学、目录学的关系较为密切，后者则与校勘学及史学中的史料考辨工作相近。

（五）古医籍文献辑佚

古医籍文献辑佚是从现存古医籍文献中辑录已经散佚的文献，以求完全或部分恢复其原貌的古医籍整理工作，简称辑佚。中国古代常用“钩沉”一词指代辑佚工作。辑佚是古医籍整理和研究的重要内容之一，是古医籍整理工作中十分艰辛而又颇具学术意义的事，其目的在于恢复书的原貌，配成足本，充实古籍内容。辑佚一般可分为两种情况：一是原书尚存，但有短缺，从其他记载中辑录补充；二是原书已佚，而在他书中尚有全书或片段保存，可据以钩沉或辑录复原。辑佚的方法有：一是摘录佚文，此乃基础；二是挑选底本，一般挑选成书年代较早、记载较为详细的底本；三是注明异同，当各书所引内容有异时，要注明出处及内容；四是校正文字，佚文或不全，或误讹，或文字简略，须进行校正。由于辑佚总是从医家本集或原书以外的其他传世文本中发现并获取新资料，而这些资料在传播过程中，经过不同接手者的转手载入典册，传播者、笔录者、印行者等可能出现的失误，会使得作品的可信性相对减弱。因此，一旦发现被其他医学典籍有幸保存下来的佚作，首先应进行科学、认真、细致地考辨甄别，这是辑佚者首要的工作，以此避免讹传，防止贻误后学，以确保辑佚的学术价值。

二、古医籍文献常用的整理方法

古医籍文献是中医药学的重要信息源。对古医籍的研究，关键在于发掘性和应用性研究。常见的古医籍整理方法如下。

（一）点校

点校是对古医籍进行点读和校订的简称，亦称校点。它是编辑加工古籍，使其成为可靠的、便于阅读的出版物的基础性工作。一部古籍大多有多种版本，出版者须选用较好的版本作为底本。所谓“较好”是相对的，即使较好的版本也可能存在刊刻错误或被刻书人妄改的地方。为了确保古籍的可靠性和正确性，需要进行校订。校订一般分为内校和外校，内校是根据原书的上下文义加以订正，外校则是参考其他版本或材料，进行比较审定。

（二）训释

训释包括训诂和注释。古医籍文献的训释，指对古医籍文献的语言文字和医药义理的训诂和注释。训诂以语义诠释为主，注释则包括训词、释义、析句、注音、辨字、校勘、句读、呈现修辞、考校典章制度等。虽然训诂与注释的含义不同，但两者相互为用，共同通过对古医籍文献的语言文字和医学义理的解释阐发，帮助读者准确领悟原文主旨。

（三）笺正

笺是训释的一种形式，一般既注释正文，也注释前人的注解。凡言“正”者，常有对某种学说或前人说解进行议论和订正之义。如明代张介宾的《本草正》，除对药物的性味、功用、配伍、禁忌、制法等加以阐释外，还对前人的错误论述进行了订正。

（四）今译

今译是将古籍逐字逐句翻译成通俗易懂的现代汉语，以利于古医籍的普及。然而，今译难以做到完全精确，要做到“信、达、雅”难度很大。今译需要以注释作为基础，以提高其质量。今译将成为现代普及古医籍的重要整理形式之一。

（五）辑佚

佚，通“逸”，即散失。佚书，也称“逸书”，泛指已经散失的书。许多古医籍虽然已经散失，但并不是无迹可寻。有些佚书的内容曾被同时代或后代的古籍抄录、印证和整理，有的甚至还保留了原书的体例或目录，这些保留下来的文字，文献学上称为佚文。辑佚，也称“辑逸”，是集录散佚资料的工作。作为文献整理工作的一部分，辑佚指根据现存文献中存在的各种佚文，通过搜集摘录、考校整理、汇编等工作，使佚书全书或部分得以复原。

（六）汇编

汇编是为适应现代社会科学发展的需要或研究，将某一方面或某一专题的资料按一定的方法进行编撰，以形成供读者阅读或翻检的资料性参考书。它是一种古医籍整理和结集的新形式。

三、古医籍文献的研究方法

针对古医籍文献研究的不同内容有不同的方法，大致可以分为以下几种。

（一）古典医籍文献的普查登记与学科分类方法

古典医籍文献学的任务是系统全面地认识和了解研究对象。要掌握中国古典医籍文献的总体面貌，必须通过全国范围的古典医籍文献普查登记，并对普查登记的材料进行条分缕析，使之分门别类。因此，普查登记与分类是古医籍文献学最基础的工作，也是最基本的方法。

（二）古典医籍文献的编目与著录方法

古典医籍文献的典藏与查阅都需要目录书和目录卡片提供检索的途径。编制书本式目录和卡片式目录，既要遵循编目原则，又要按照著录规则，这就需要掌握科学的方法。由此可见，“编目与著录方法”也是中国古典医籍文献学研究的重要方法之一。

（三）古典文献的鉴定与辨伪方法

在考辨古典医籍文献的源流、判断某一部书或某一篇文献的价值、分析不同文献版本之间的关系时，都需要对文献的特征和内容予以鉴别，特别是要对伪造的书籍和文献档案予以断定。

（四）古典医籍文献的现代信息技术研究方法

随着现代信息技术的发展，对古典医籍进行数字化和网络化归纳，已成为中医药现代化发展的趋势。这不仅是对古典医籍重新利用和加强保护的新手段，也有助于深入挖掘古籍内容，全面理解古籍知识，推进中医药的传承与创新，使古典医籍焕发出新的生命力并走向世界。近年来，新兴的现代信息技术研究方法有以下几种。

1. 数据挖掘

数据挖掘指的是从已建立的数据库中提取、转换、分析有价值的知识信息。它主要应用于证候研究、方剂配伍研究、医案研究、用药规律研究、取穴规律研究及辨证规律研究等方面。本方法一般由五个步骤组成，即数据集成、数据归约、挖掘、评价和表示。另外，基于古典医籍的特殊性，常用的数据挖掘方法有频数分析、关联规则分析、聚类分析、因子分析、回归分析、神经网络、贝叶斯网络和粗糙集等。最终，数据挖掘的结果将通过文字、图片和表格的形式展现。

2. 知识图谱构建

知识图谱构建是指由节点代表的实体（或概念）通过关系连接而形成的网络知识库。实体（或概念）间的语义关系组成网络的边，最终以图形的方式呈现。知识图谱的构建可以将古典医籍中的疾病、症状、治法和各家学术思想以直观的形式进行展示，从而推动医籍的全面运用。

3. 人工智能

采用人工智能（artificial intelligence）加工数字化的古典医籍，能实现医籍的智能整理，极大地提高工作效率。然而，使用此方法时，首要考虑的问题是医籍的排版不同、字体不同、内容遗失等问题，导致机器对文本不能完全识别。因此，可以通过建立 Bert-Bi LSTM-CRF 模型、Transformer 模型、RoBERTa-large 模型等进行深度学习，从而更好地解决古籍文本识别的问题。ChatGPT 是近年来讨论最激烈的一款智能工具，其展现出高度的思辨能力，故可在古典医籍研究中发挥巨大优势，如中国中医科学院中医药信息研究所研发的“中医 ChatGPT”，以及香港中文大学（深圳）和深圳市大数据研究院王本友教授团队研发的中文医疗模型“华佗 GPT”（Huatuo GPT）等。

第四节　文献资料的阅读记录

一、文献资料的阅读方法

文献资料众多，即使已经过检索的目标文献，仍然会有很多，因此掌握正确的阅读方法，可以有效阅读文献，节约时间，并且寻找到自己需要的内容。

（一）先综述后专题

对于初学者，阅读学术文献应采取循序渐进的方法。按文献的性质，先阅读综述、专著和进展类的文章，以了解研究方向的历史、现状、问题和展望。在掌握了课题相关基础知识后，再进一步阅读论文原著，以深入了解研究设计和实验方法等。

（二）先中文后外文

在阅读语种方面，应先阅读中文文献，后阅读外文文献。在深刻理解和掌握专业知识的基础上，再阅读外文文献，才能更准确地理解内容。此外，中文文献查阅速度较快，有利于对所研究的课题形成系统化的认识，为检索外文文献奠定基础。同时，中文文献可能引用了相关的外文文献，可据此做进一步检索。

（三）先易后难，先近后远

按照文献的难易程度，应该先选择容易理解的文献，后阅读深奥的文献；先从最新最近的文献开始，再追溯以往的文献。因为近期的文献往往包含着陈旧资料及对旧资料的看法、修改和补充，这样可以快速了解当前的专业水平和最先进的理论观点及技术方法。

（四）先泛读后精读

在阅读文献时，一般先进行泛读，初步了解文献内容后，再决定是否精读。特别是一次性检索大量文献时，应在泛读的基础上，选择重点文献进行精读。对一些边缘学科或与课题关系不密切的文献，可进行一般浏览；而对于与自己研究课题相关的文献，特别是公认权威的文献，要深入研究，全部读懂，并做好笔记。对文献有了明确的阅读计划后，可根据如下顺序阅读：①阅读题目，选择切合需要的文献，发现符合阅读需要的文献后，接下来阅读提要或摘要，以了解全文内容。②阅读序言，可以了解要解决的问题，若有兴趣，可以暂时不读全文，先阅读结论，了解全文主旨。③精读重点部分，包括实验设计、统计结果、分析和讨论。这些部分是文献的重点，也是读者参考的重点。

二、文献资料的阅读技巧

在阅读学术论文时，要注意把握阅读技巧，即要有针对性地注意以下关键问题。

（一）研究问题

研究问题是什么、研究问题的来源如何。

（二）研究目标

研究者希望完成哪些研究目标。

（三）背景资料

前人的相关研究情况如何、所研究问题的价值是什么、以往研究的不足或空白之处有哪些。

（四）研究的理论

研究所依据的基本理论是什么、相关理论有哪些、目前学术界有哪些观点。

（五）研究假设

该研究的假设有几个、具体假设是什么。

（六）研究变量

研究变量包括自变量、因变量及其测量方法。

（七）样本和抽样方法

总体是什么、样本的纳入标准和排除标准是什么、样本的大小和主要特征是什么、样本大小以什么为依据、采用了何种抽样方法、如何获得样本的同意。

（八）研究设计

本研究为何种设计、是否有干预措施、是否设立了对照组及其方式。

（九）资料收集

采用何种方式收集资料及收集过程如何。

（十）统计分析

统计分析的目的是什么、统计方法是描述性统计还是推断性统计、统计分析的步骤和结果如何。

（十一）结果

研究结果是什么、哪些结果与预期目标一致、哪些结果不是预料中的、偶然发现的结果是什么、研究结果与前人研究的差异如何、研究结果对实践工作的影响如何、研究者对该研究的不足之处和建议有哪些。

三、文献资料的记录

积累文献的方法主要是做好文献的记录，必要时可全文复印。做文献记录有助于领会和记忆文献内容，提高写作和阅读能力，锻炼思考能力，经过提炼的记录，印象更深，更易于复习。

（一）记录的内容

记录是与搜集资料、阅读资料相平行的工作，是积累资料的重要手段。在阅读时，若不做相应的记录，则在撰写标书或学术论文时，就无法抓住资料重点，形不成论点，或者回忆不起原文的主旨。因此，应完整准确地记录独创性的观点、见解和看法；准确抓住资料的主要观点；具有说服力的事实材料、数据或新颖的论据；资料中有争议的意见或作者与他人争议的内容；优美的词句等。并且要记录下所记录内容的出处，便于需要时核对原文。

（二）记录的方式

1. 摘要式笔记

将原著中的方法、结果、讨论与结论使用精练的文字记录概括。要正确反映原著的内容，可在精读后摘录所需的内容，也可记录文献的摘要。

2. 提纲式笔记

常用于记录文献综述或专著等文献，可以简单记录书籍或论文的大小标题，或者在标题的下面简要记录重点内容。

3. 重点式笔记

在精读或浏览后，将自己所需的重点内容摘录出来，如实验方法、研究进展、观察指标等。

思考题

1. 文献研究如何实现创新？
2. 如何提升中医药文献研究的质量？
3. 中医药文献研究对现代科研有哪些影响？

（杨　芳）

第七章 中医药动物实验研究

动物实验（animal experimentation）是近现代生命科学实验的重要方法，也是生命科学研究与教学的基本手段之一。生命科学领域的许多重大发现和突破均建立在动物实验之上。中医动物模型（Chinese medicine animal models）是中医证候研究的重要组成部分，现代中医药学在诸多领域取得的许多重要进步都是以动物实验研究为基础的。

第一节 动物实验的概念

一、动物实验的定义

医学实验中，以动物作为研究对象的科学研究称为动物实验。动物实验是根据研究目的，选用符合标准和实验要求的动物，在预设的条件下，进行各种科学实验，观察并记录动物的反应过程与反应结果，以探讨或检验未知因素对生命活动的作用与影响的医学实验。动物实验必须由经过培训且具备研究学位或专业技术能力的人员进行，或在其指导下进行。

二、动物实验的特点

动物实验的目的是要通过对动物本身生命现象的研究，进而推用到人类，探索人类的生命奥秘，防治疾病，延缓衰老，在中医药科学研究中具有重要的作用。

（一）易于控制实验条件，减少外在干扰因素

与临床试验相比，动物实验可以严格控制研究对象和实验进程，大大减少外在因素的干扰，从而提高实验结果的可靠性。例如，通过选择纯系动物获得大量均一的实验对象，并根据实验需要随机设置不同的对照组，在病因分析中可以使用无菌动物等。在中医药科学研究中，动物实验可以把很多人体上非常复杂的问题简单化、标准化。如在动物实验中，实验室可以严格控制温湿度、光线、声音等，对动物的饮食、活动等也能方便地加以控制；而临床上很难对患者的生活条件、活动范围进行严格控制，且患者对药物治疗以外的护理反应，以及对医务人员的信赖程度及合作程度等更是动物实验中可以避免的问题。动物实验可以选择相同的动物，在动物的品种、品系、性别、年龄、体重、身长、活动性、健康状态，甚至遗传和微生物等方面也可严加控制；而临床试验中，患者的年龄、性别、体质、遗传等是不可能进行选择的。动物实验可以同时选取所需要的动物数量，同时进行实验，同期取得结果；而在临床试验中，疾病则是陆续发生，患者陆续进入试验，逐渐积累试验结果，容易掺入外在干扰因素，影响实验的准确性和可靠性。

（二）缩短研究周期，节省研究经费

临床上，很多疾病的潜伏期或病程很长，导致研究周期也很长，构建动物疾病模型可以大大缩

短疾病的潜伏期或病程。许多慢性致病因素（如环境因素）需要隔代或者隔几代才能显现出来，而人类的寿命很长，一个科学家很难进行三代以上的观察。相比之下，动物生命周期很短，能在实验室中观察几十代，使用微生物甚至可以观察几百代。因此，动物实验可以缩短研究周期，节省大量研究经费。在人体试验中，出于对受试者人权的尊重和医学伦理的考虑，临床提取样本时，研究者要给受试者适当的经济补偿（如营养费、抚慰费、保险金等）。而使用模型动物则无须支付相关费用。与人体试验相比，动物实验在类似研究中可节省大量研究经费。

（三）克服法律、法规及伦理、道德对人体试验的限制

动物实验能克服在人类研究中遇到的临床伦理问题。医学伦理学要求医学研究不能对人的生命健康带来危害，这使得一些伴有机体损害的研究，如大出血所致的休克、强酸强碱的腐蚀、有毒物质的毒理效应、放射性损伤、机械性创伤、高压电击及微生物（细菌、病毒、真菌等）感染等在人体上难以开展的实验，以及遗传学和肿瘤学研究，都可以借助动物实验来完成。

（四）增加对疾病本质的认识

临床研究所固有的局限性限制了人们全面地、深入地认识疾病的本质，动物模型的研究成为临床研究的重要补充，使人们对疾病的认识更加全面和深入。目前，动物实验方法在中医药学理论研究中的应用越来越受到重视，广泛应用于中医生理、病理、证候、治则治法、方药、针灸等研究领域。这对于深刻揭示中医药理论的本质，促进其理论达到更高层次的认识水平具有重要的意义。

三、动物实验对中医药发展的作用

与临床观察只能在自然发展进程中进行不同，动物实验可以全面地认识生命和疾病过程，有利于人们揭示未知生命和疾病的奥秘。随着中医药现代化和中西医结合的不断发展，动物实验具有更为重要的作用。

（一）验证中医药疗效

通过动物实验研究，可以科学验证中医药的临床疗效。例如，在判定某一疾病的中医药疗效时，可以运用统计学方法进行实验设计，排除其他疗法的干扰因素，并对其结果进行统计学处理，从而使中医药疗效的判定建立在科学验证的基础上。

（二）展示和检验传统理论

动物实验可以通过检测动物的各种客观指标，甚至采用解剖的方法，来验证中医对“六淫”病因（风、寒、暑、湿、燥、火）的论述，以及对表证、里证、寒证、热证、虚证、实证等中医病机理论的论述，还能展示对病邪“六经传变”“卫气营血传变”的认识等。这些原本模糊的理论，从宏观和微观的形象特点，到各种反映内在变化的检测指标，都较为直观地得到展示。当然，由于实验手段的局限性，一些目前尚未通过实验加以验证的中医药理论，其临床疗效依旧是客观的判定依据。

（三）扩大认知范围

科学实验方法从微观角度研究中医，可以帮助我们在中医学传统理论的指导下，探索尚未认识的生命和疾病的新现象、新规律。科学发展史表明，近代自然科学的每个重大突破，往往首先在实验中发现，而科学实验又是新理论的先导。因此，应重视实验研究在发展中医药学过程中的重要作用。

第二节　实验动物

一、实验动物的定义

实验动物（laboratory animal）是指经人工培育，对其携带的微生物实行控制，遗传背景明确或来源清楚，用于实验教学、科学研究、生物制品或药品鉴定及其他科学实验的动物。由于是在特定条件下有目的、有计划地进行人工驯养繁殖，实验动物所携带的病原微生物受到严格控制，其还具备明确的生物学特性和清楚的遗传背景。一般未经人工定向驯化培育的动物，由于其基因的杂合性及健康状况的差异等因素，使得机体的反应性不一致，对外界刺激的敏感性不同，实验结果的重复性也较差，因而难以获得可靠的实验结果。科学研究要求实验动物具有较强的敏感性、较好的重复性和反应的一致性。

二、实验动物的分级和分类

（一）按微生物分级

实验动物微生物学质量控制是实验动物标准化的重要内容之一。按照微生物学等级分类，实验动物可分为普通级动物、清洁级动物、无特定病原体动物、无菌动物和悉生动物。

1. 普通级动物

普通级动物（conventional animal，CV）是指在开放环境下饲养的动物，空气未经过净化。它们不携带主要人畜共患病和自身烈性传染病的病原体及体外寄生虫，是微生物等级要求最低的实验动物。普通级动物需要良好的饲养设施，并在饲养管理中建立消毒防疫制度，制订科学的饲养管理规章制度和操作规程。最新颁布的实验动物国家标准，将实验小鼠和大鼠的普通级取消，其微生物学和寄生虫学等级仅包括清洁级、无特定病原体级和无菌级。豚鼠和兔仍保留四级分类。犬和猴则分为普通级和无特定病原体级，共两级。

2. 清洁级动物

清洁级动物（clean animal，CL）除普通级动物应排除的病原体外，不应携带对动物危害大和对科研干扰大的病原体。清洁级动物在我国已成为标准的实验动物，饲养于亚屏障系统中。其所用的饲料、垫料、笼具都要经过消毒灭菌处理，动物设施应分区域设置，设计应符合人流、物流的规范，防止交叉感染，方便工作，也要建立严格的管理制度和操作规范。清洁级动物较普通级动物更健康，又较无特定病原体动物更易达到质量标准。在动物实验中，清洁级动物可免受疾病的干扰，具有较好的敏感性与重复性。目前广泛用于教学及科研。

3. 无特定病原体动物

无特定病原体动物（specific pathogen free animal，SPF）指在清洁级动物的基础上，根据实验需要，要求动物不携带可能干扰实验进行或实验结果的微生物和寄生虫。SPF 动物的种群来源于无菌剖宫产动物，在屏障系统中进行保种、饲育及使用，按国家标准，严格实施微生物和寄生虫控制。动物的繁殖、生产和动物实验等设施，要严格按规范建设和管理，并进行经常性的质量监测。从事繁殖、生产和动物实验的人员，应当接受实验动物学的专门培训。目前，SPF 动物已是国际上公认的标准实验动物，我国的使用量也正在不断增加。

4. 无菌动物

无菌动物（germ free animal，GF）指不携带任何以现有手段可检出的微生物和寄生虫的动物。其来源于剖宫产或无菌卵的孵化，饲养于无菌的隔离系统中，由人工哺乳或由其他无菌动物代乳饲育而成。无菌动物具有肠道肌层薄、盲肠肥大、肠黏膜绒毛增多、肝脏重量下降、白细胞数值恒定、脾脏缩小、网状内皮细胞功能降低、体内无微生物和寄生虫、血中无抗体、血清杀菌力及吞噬细胞噬菌力弱、对微生物感染异常敏感等特点。某些病原性弱和必须经腹腔或颅脑接种才能感染普通动物的微生物很容易感染无菌动物，故无菌动物可用于微生物及免疫学的研究。同时，无菌动物体内不能合成维生素 B 和 K，易产生这两种维生素的缺乏症，因而可用于营养和代谢研究。无菌动物的抗辐射能力强，能耐受较大剂量的 X 线照射，与普通动物相比，其放射引起的黏膜损伤较轻，可用于区分放射损伤和感染症状。此外，无菌动物还可用于老年病学、心血管疾病、毒理学及肿瘤学的研究。

5. 悉生动物

悉生动物（gnotobiotic animal，GN）也称已知菌动物或已知菌丛动物，是指在无菌动物中人为地植入一种或数种已知微生物的动物。无菌动物接种一种已知菌就是单菌动物，以此类推。悉生动物肠道内存在能合成某种维生素和氨基酸的细菌，因此不会像无菌动物那样发生维生素缺乏症。悉生动物的生命力和抵抗力较无菌动物明显增强。同时，由于悉生动物和无菌动物一样是在无菌隔离器内饲养的，这使得实验结果的准确性更高，可排除动物体内不明确微生物对实验结果的干扰，常用于研究微生物与宿主动物之间的关系，并可根据研究目的来选择微生物。

（二）按遗传学控制分类

实验动物是具有明确遗传背景并受严格遗传控制的遗传限定动物。根据其遗传特点的不同，分为近交系动物、突变系动物、封闭群动物和杂交群动物。

1. 近交系动物

近交系（inbred strain）动物是指近交程度相当于 20 代以上连续全同胞或亲子交配，近交系数达 98.6%以上，群体基因达到高度纯合且稳定的动物群。近交系是目前生物医药学研究中应用最广泛的动物，如 $C_{57}BL$、C_3H、BALB/C 小鼠，以及 F_{344}、LEW、BN 大鼠等。近交系动物在遗传学上具有高度稳定性，并且基因位点纯和，表型一致，任何可遗传的体征都完全一致，如血型及形态学上的特征（体重、毛色等），个体遗传变异概率非常低，仅发生在少量残留杂合基因和基因突变上。因此，可用于同一品系内动物个体间的肿瘤、组织、器官异体移植研究。每一个近交系都有其独特的遗传组成和生物学特性，这一特性使各个近交品系之间的差异很大，因而广泛用于生理学、形态学和行为学研究。此外，近交系动物具有完善的背景资料，为设计新的实验和解释实验结果提供了便利条件。同时，由于基因的纯和性导致多基因平衡的破坏及有害隐性基因的暴露，近交系动物出现近交衰退现象，从而获得大量先天性畸形、肿瘤、糖尿病等动物模型。多个近交系同时使用，可分析不同遗传组成对实验的影响，还能观察实验结果是否具有普遍意义。

2. 突变系动物

突变系（mutant colony）动物是指动物正常染色体的基因发生突变，导致其后代的某个性状或生物反应与亲本不同，具有某种特殊的性状表型和遗传缺陷的品系动物。一方面，按照科学研究的要求进行定向培育而成的具有突变基因的近交系动物称为突变系动物；另一方面，采用遗传学方法将突变基因导入已育成的近交系动物，这种具有突变型基因的近交系动物也称为突变系动物。突变系动物可直接作为人类疾病动物模型应用于医学研究中。

3. 杂交群动物

杂交群（hybrid colony）动物是指两个不同近交系之间进行有计划的交配，所产生的第一代动物（F1 代）具有两个亲本品系的遗传特性或产生新的遗传特性的动物群。杂交群动物具有杂交优势，克服了近交系动物生活力弱、对疾病抵抗力差、对慢性实验耐受性差及对环境变异适应能力不强的特点，并且由环境因素所引起变异的可能性也较近交系动物小，同时不具有近交系动物的近交衰退现象。然而，杂交群动物与近交系动物一样，具有遗传的均质性，并且与近交系动物具有更高的一致性。因此，杂交群动物可用于营养、药物、病原和激素的生物学评价，并且可以接受两个亲本品系的细胞、组织、器官等的移植，适用于免疫学和发育生物学等研究领域。

4. 封闭群动物

封闭群（closed colony）动物是指以非近亲交配方式进行繁殖生产的一个实验动物种群，在不从外部引入新个体的条件下，至少连续繁殖四代以上。封闭群动物不进行近交，也不与群外动物杂交，目的是要求整个群体尽量防止近亲交配，保持群体的遗传变异，既保留群体的一般特性，又保持动物的杂合性。因此，封闭群动物可作为动物实验的基础群体，用于研究某些性状的遗传性。封闭群动物的遗传组成接近自然状态，具有与人类相似的遗传异质性，因此常适用于人类遗传、药物筛选和毒性实验等方面的研究。封闭群动物具有繁殖力较强、生长快、成熟早、对疾病抵抗力强、寿命长、生产成本低等优点，因而广泛用于预实验和教学实验等。

三、实验动物的饲养设施

实验动物饲养设施按照微生物控制程度可分为普通环境、屏障环境和隔离环境。

1. 普通环境

普通环境是指符合实验动物居住的基本要求，控制人员和物品、动物的出入，但不能完全控制传染因子，适用于饲育普通级实验动物。普通环境的实验动物生存环境直接与外界大气相通，设施内外气体交流有多条空气通道，且无空气净化装置。普通环境对微生物的控制力差，各种指标允许的变动范围较大，且不采用对人、物、动物、气流单向流动的控制措施。

2. 屏障环境

屏障环境是指符合动物居住的要求，严格控制人员、物品和空气进出，适用于饲育清洁级和（或）无特定病原体级实验动物的环境。屏障系统内外的空气交换只能通过特定的通道进行。所有进入屏障的人、动物、饲料、水、空气、垫料和各种用品均须经过严格的微生物控制。进入的空气须经净化处理，其洁净度为 ISO7 级（万级）。屏障环境内通常设有供清洁物品和使用物品流通的清洁走廊和次清洁走廊。空气、人、物品和动物的流动采用单向流通路线。利用空调送风系统形成从清洁走廊到动物房，再到污染走廊，最后到室外的静压差梯度，以防止空气逆向流动造成的污染。工作人员要走专门的通道，工作时应佩戴消毒手套、穿着灭菌工作服等防护用品。

3. 隔离环境

隔离环境采用无菌隔离装置以保持无菌状态或无外源污染物。隔离装置内的空气、饲料、水、垫料和设备均须无菌，动物和物料的动态传递须经特殊的传递系统，该系统既能保证与环境的绝对隔离，又能满足转运动物时保持与内环境的一致性。适用于饲育无特定病原体级、悉生及无菌级实验动物。在隔离系统中，为了保证动物饲养空间完全处于无菌状态，工作人员不能和动物直接接触，需要通过附着于隔离器上的橡胶手套进行操作。隔离器的空气进入要经过超高效过滤。一切物品的移入均须通过灭菌过渡舱，并且事先包装消毒。进入实验动物生存环境的空气须经最严格的净化处理，其洁净度为 ISO 5 级（百级）。

四、常用实验动物介绍

动物具有种属的区别，不同种属的动物在各方面均有差异，但也存在一些共性。一方面，所有哺乳动物（甚至整个动物界）的生命现象，特别是一些最基本的生命过程，均有相似之处，这种“共性”是医学实验中应用动物的基础。另一方面，不同种属动物的解剖、生理特征及对各种因素的反应各不相同，具有“个性”。因此，在医学研究中，可以有目的地运用这些共性或个性进行实验。尤其是不同种属的动物对同一致病因素的易感性不同，甚至对某一种动物致命的病原体，对于另一种动物则可能完全无害。熟悉并掌握这些种属差异，有利于动物实验的进行，否则可能影响整个实验结果。如醋酸棉酚对雄性大鼠或地鼠的生殖功能有明显抑制作用，但对小鼠却不敏感，因此在此类实验中就不宜选用小鼠。根据我国实验动物的使用情况和国外文献报道，最常用的实验动物品种包括小鼠、大鼠、地鼠、豚鼠、兔、犬、猫和非人灵长类中的猕猴。这些实验动物在医学研究中的主要用途各有异同。

1. 小鼠

小鼠（mice）属于哺乳纲，啮齿目，鼠科。小鼠全身被毛，耳耸立呈半圆形，眼大尾长，尾部有短毛和环形角质鳞片。性情温顺，昼伏夜出，喜群居。对外界环境反应敏感，适应性差。小鼠繁殖适龄期为60～90天，性周期4～5天，妊娠期19～21天，每胎产仔量8～15只，哺乳期20～22天，生育期约1年，寿命约2年。

小鼠是医学实验中最常用的实验动物之一。其体形小，生长繁殖快，且饲养管理方便，质量标准明确，品种和品系较多。因此，广泛用于药物筛选、药效学实验及各种疾病模型的构建。小鼠对多种毒性刺激敏感，常用于药物的急性、亚急性和慢性毒性实验。同时，小鼠对多种病原体和毒素敏感，适用于流感病毒、脑炎病毒、狂犬病病毒、支原体、沙门菌感染等疾病的研究。然而，由于小鼠体温调节不稳定、气管及支气管腺体不发达、无呕吐反射、不易形成动脉粥样硬化病变，故不适用于发热类疾病的研究，不宜用于慢性支气管炎模型及祛痰平喘药的研究，也不宜用于呕吐及动脉粥样硬化实验。

2. 大鼠

大鼠（rats）属于哺乳纲，啮齿目，鼠科。大鼠外观与小鼠相似，但体形较大，性情较温顺，行动迟缓，昼伏夜出，喜独居。对环境适应力较强，但当湿度低于40%时易患坏尾病，强烈声响可引起食仔或抽搐。大鼠为全年多发情动物，性周期4～5天，妊娠期19～23天，每胎产仔量6～12只，哺乳期25～28天，生育期1.5年，寿命一般2.5～3年。

大鼠是医学实验中常用的实验动物之一，其用途与小鼠相近。大鼠体形大小合适，行为表现多样，情绪反应敏感，探索性强，其营养、腺体和神经系统与人相似，适用于行为学和精神活动研究。大鼠无胆囊，常用于胆管插管收集胆汁，进行利胆药或情志因素对胆汁分泌的影响及药物代谢动力学的研究。大鼠对营养缺乏敏感，常用于食品营养、维生素及微量元素对机体作用影响的研究。此外，大鼠还适用于老年病学、肿瘤学、内分泌等方面的研究。

3. 豚鼠

豚鼠（cavy）属于哺乳纲，啮齿目，豚鼠科。豚鼠体形小，性情温顺，胆小易受惊，喜一雄多雌结群而居。豚鼠属于草食动物，喜欢安静、干燥、清洁的环境，对温度和湿度变化敏感。豚鼠出生后1h即能站立行走，2～5天可离乳饲养。豚鼠性成熟早，性周期13～20天，妊娠期65～70天，年产3～5胎，每胎产仔量1～7只，哺乳期15～21天，生育期1～1.5年，寿命一般4～5年。

豚鼠耳壳大，易于进入中耳和内耳，耳蜗和血管伸至中耳腔，可以进行内耳微循环的检查。豚鼠对组胺敏感，组胺类药物可引起豚鼠支气管痉挛性哮喘，常用于筛选平喘药及抗组胺药。豚鼠对结核杆菌、白喉杆菌、鼠疫杆菌、钩端螺旋体、布氏杆菌及沙门菌敏感，尤其是对结核杆菌有高度敏感性，感染后的病变与人类病变相似，是结核菌分离、鉴别、疾病诊断及病理研究的最佳动物。豚鼠体内不能合成维生素C，对其缺乏十分敏感，可以用于实验性坏血病研究。豚鼠是实验动物血清中补体含量最多的一种动物，同时，豚鼠易过敏，迟发超敏反应与人类相似，可用于免疫学研究。此外，豚鼠还常用于出血和血管通透性变化、缺氧耐受性、实验性水肿等方面的研究。

4. 家兔

家兔（rabbit）属于哺乳纲，兔形目，兔科。家兔体形较小，密被绒毛，耳大，眼大，尾短，上唇纵裂，门齿外露，后肢较前肢长。家兔性情温顺，胆小怕惊，昼伏夜出，喜独居，耐寒不耐热，耐干不耐湿，属于草食性动物，具有食粪癖。家兔属于刺激性排卵动物，妊娠期30～33天，哺乳期25～45天，每窝产仔量1～10只。适配年龄为雄性7～9月龄，雌性6～7月龄。正常繁殖2～3年。

雌兔产后发情，属常年多发情动物。生活史中要换毛。

家兔胸腔由纵隔分成互不相通的左右两部分，心脏外有心包，因此开胸进行心脏手术时不需要做人工呼吸，适用于心血管疾病研究。家兔对外源性胆固醇的吸收率高达75%～90%，对高脂血症的清除能力较低，易形成高脂血症、主动脉粥样硬化斑块、冠状动脉粥样硬化等病变，与人类的病变极其相似。家兔体温变化灵敏，最易产生发热反应，且发热反应典型、恒定，注射细菌培养物和内毒素可引起感染性发热反应，因此常选用家兔进行发热和解热类实验，并广泛用于药品和生物制品的热原检查。家兔皮肤对刺激反应敏感，其反应近似于人，常选用家兔进行药物及化妆品对皮肤局部作用的研究。家兔眼球体积大，便于进行手术操作和观察，是眼科研究中最常用的动物。

5. 犬

犬（dog）属于哺乳纲，食肉目，犬科。犬嗅觉灵敏，喜近人，易于驯养。运动敏捷，适应环境能力强，能承受较热和较冷的气温。犬为肉食性动物，喜食肉类和脂肪，喜咬骨头以利磨牙，喜清洁。健康犬的鼻尖如油状滋润，触摸有凉感。犬的性成熟期为8～12个月，性周期126～240天，妊娠期58～63天，年产1～2胎，每胎产仔量1～13只，哺乳期45～60天，生育期10～15年，寿命15～22年。

犬的神经系统、心血管系统和消化系统都很发达，广泛应用于生理学、病理生理学、药理学等学科领域，如常用于失血性休克、弥散性血管内凝血、急性心肌梗死、心律失常、急性肺动脉高压、肾性高血压、脊髓传导实验和大脑皮质定位等方面的实验研究。由于犬易于训练，所以适合做慢性实验研究，如长期毒性实验，消化系统的肠瘘、胃瘘等实验。此外，犬常用于实验外科研究，如脑外科、心血管外科、器官移植等。有些新的麻醉方法或手术方法的探索，也常用犬进行动物实验，取得经验后再应用于临床实践。

五、实验动物伦理与福利

动物实验是生命科学的需要，人类的健康知识有些是用实验动物的生命获得的。大多数动物实验都是破坏性的，如解剖动物、构建模型、感染病毒和检测样本，这些实验不可避免地对动物造成伤害。伦理学家和实验动物福利倡导者认为，在动物作为实验对象不可替代的情况下，应该最大限度地减轻动物的痛苦。这种减轻不仅依赖于人性的本能和道德的约束，更需要法律的规范和全社会的监督。对科学实验中的动物既应当遵守“3R”原则，即替代（replacement）、减少（reduction）、优化（refinement），也应当遵守实验动物福利的道德规范。

（一）实验动物伦理

动物痛苦与科研需求之间，总的原则是“尊重生命，科学、合理、仁道地使用动物”。在具体工作中，则应遵循“3R”原则。

1. 尊重生命，科学、合理、仁道地使用动物

实验动物和人类一样是有血有肉的生命体，同样有感知、感情和喜怒哀乐。尊重生命，以神圣的责任感和同情心善待实验动物，这是每一个实验动物工作者必须具备的伦理道德。同时，动物实验应该科学地使用动物，这体现在实验目的必须具有科学价值，必须科学地选择动物品种、品系和动物模型，制订科学的实验方案和实施计划，实验过程中采用科学的实验方法，在实验结束后采用科学的手段进行数据处理。实验动物从业人员要尽一切努力避免或减轻动物的痛苦，在动物出现极度痛苦而无法缓解时，应选择“仁慈终点”，处死动物时应采取无痛苦的方式结束其生命。

2. “3R”原则

英国动物学家拉塞尔（W.M.S.Russell）和微生物学家博奇（R.L.Burch）首次全面系统地提出了涵盖动物实验和实验动物的伦理要求的“3R”原则。减少是指在科学研究中，使用较少量的动物获取同样多的实验数据或使用一定数量的动物获得更多实验数据的科学方法；替代是指使用其他方法而不用动物所进行的实验或其他研究课题，以达到某一实验目的，或者使用没有知觉的实验材料代替活的脊椎动物进行实验的方法；优化是指必须使用动物进行实验时，尽量减少非人道程序对动物的影响范围和程度。可通过改善动物设施、饲养管理和实验条件，精选实验动物、技术路线和实验手段，优化实验操作技术，使动物实验得出科学的结果。

（二）实验动物福利

除了“3R”原则，对实验动物还应当遵守实验动物福利的道德规范。科技部2006年第398号文发布的《关于善待实验动物的指导性意见》中，实验动物福利主要包括五个方面：①享受不受饥渴的权利，保证提供维持动物良好健康和精力所需要的食物和饮水；②享有生活舒适的权利，保证提供适当的房舍或栖息场所，让动物能够得到舒适的睡眠和休息；③享有不受痛苦、伤害和疾病的权利，保证动物不受额外的疼痛，预防疾病并对患病动物进行及时的治疗；④享有生活无恐惧和无悲伤的权利，避免动物遭受精神痛苦的各种条件和处置；⑤享有表达天性的权利，保证为动物提供足够的空间、适当的设施及与同类伙伴在一起的条件。

2018年，中国正式颁布了GB/T 35892-2018《实验动物 福利伦理审查指南》，要求设立由实验动物专家、兽医、管理人员、使用动物的科研人员、公众代表等不同方面的人员组成的实验动物管理和使用委员会或福利伦理委员会。该委员会须按照实验动物福利伦理的原则和标准，对使用实验动物的必要性、合理性和规范性进行审查和监管。

第三节　动物实验的常用基本技术

一、捉拿固定方法

在对动物进行采血、手术等操作时，正确地抓取和固定动物是为了不损害动物健康，不影响观察指标，并防止被动物咬伤，以保证实验顺利进行。抓取和固定动物的方法应根据实验内容和动物种类而定，必须对各种动物的一般习性有所了解，既要小心仔细，不能粗暴，又要大胆敏捷，确保能够达到正确抓取和固定动物的目的。

（一）小鼠的抓取和固定方法

小鼠性情较温顺，一般不会主动咬人，但抓取不当也会被其咬伤。抓取小鼠时，用右手将鼠尾抓住并提出鼠笼，将小鼠放在粗糙的台面或笼具盖上，稍用力向后拉住鼠尾，使其向前爬行。在小鼠向前爬行时，用左手的拇指和食指迅速、果断地捏住小鼠的两耳和颈部皮肤，然后将鼠体置于左手心中，将其后肢拉直，并用无名指和小指压紧尾巴和后肢。此时，小鼠已被固定，可用于灌胃、皮下注射、肌内注射、腹腔注射、测肛温等操作。熟练时也可采用单手抓取法。进行尾尖取血或尾静脉注射时，可将小鼠装入有机玻璃或金属制的小鼠固定盒内，或者将小鼠固定在小鼠固定板上。

（二）大鼠的抓取和固定方法

大鼠性情较小鼠凶猛，尤其在惊恐或激怒时会表现出更强的攻击性，为避免被咬伤，可戴手套，但不宜过厚。从笼内取出大鼠时，需用右手抓住大鼠尾巴的基部向后拉，左手抓紧鼠耳及颈背部皮肤，将鼠固定在左手中。此时，右手即可进行腹腔注射、皮下注射等操作。如需进行尾静脉取血或注射，则可将大鼠固定于筒式固定器内，将鼠尾留在外面进行操作。若操作时间较长，可将大鼠固定于大鼠固定板上。

（三）豚鼠的抓取和固定方法

豚鼠性情温顺，一般不会伤人。抓取豚鼠要稳、准、迅速，切勿抓取其腰腹部。抓取时，将手轻轻伸进笼内，先用手掌扣住豚鼠的背部，抓住其肩胛上方，然后右手张开，用手指抓住颈部，再慢慢将其提起。对于怀孕或体重较大的豚鼠，应用另一只手托住其臀部。豚鼠的固定方法和大鼠基本相同。

（四）家兔的抓取和固定方法

家兔性情极为温顺，一般不会咬人，但其爪子较尖利，应防止被其抓伤。抓取家兔时，应用右手抓住颈部皮肤，左手托起兔臀部，或者直接用手抓住颈背部皮肤提起，抱在怀里，便可进行实验操作。不应抓取家兔的双耳、皮肤、腰部或四肢，以免造成家兔受伤。家兔的固定方法可根据实验需要而定，如进行兔耳血管注射或取血时，可用固定器将家兔固定；进行腹部注射、手术等实验时，则须将家兔固定在手术固定台上，并用固定夹固定兔头。

（五）犬的抓取与固定方法

自繁殖、自养并驯服的犬在抓取时比较容易，但购进的犬在抓取时要特别小心，以免被其咬伤。对于驯服的犬，绑嘴时可从侧面靠近，轻轻抚摸其颈背部皮毛，然后迅速用布带缚住其嘴。具体方法是：用布带迅速兜住犬的下颌，绕到上颌打一个结，再绕回下颌下打第二个结，然后将布带引至头后颈项部打第三个结，并多系一个活结（以备麻醉后解开），注意捆绑松紧度要适宜。倘若此方法不成功，应用狗头钳夹住其颈部，将犬按倒在地，再绑其嘴。如实验需要进行静脉麻醉，可先使犬麻醉后再移去狗头钳，解去绑嘴带，把犬放在实验台上，然后固定头部和四肢。一般犬头用固定器固定在手术台上，四肢则用纱布带捆扎后固定在手术台两侧。

二、编号标记方法

实验动物分组后，为了区分、观察并记录每个个体的反应情况，必须给每只动物进行编号标记。常用的动物编号标记方法有多种，各有其优缺点，实验者需根据不同的实验需求加以选择应用。

（一）染料标记法

1. 常用染料

实验动物常用的标记染料有：①红色染料，如 0.5%中性红或品红溶液；②黄色染料，如 3%～5%苦味酸溶液；③咖啡色染料，如 2%硝酸银溶液；④黑色染料，如煤焦油的酒精溶液。

2. 标记规则

①大、小鼠标号，通常在动物的不同部位涂上有色斑点来表示不同的号码，常用的规则是在左前肢代表 1，左后肢代表 2，右前肢代表 3，右后肢代表 4，头部代表 5，尾部代表 10，1+5=6……10+1=11，依此类推；②兔、猫、犬等动物的标记方法可用毛笔蘸取不同颜色的染料溶液直接在动物背部涂写号码，若用硝酸银溶液进行标记，则须在阳光下暴露 1min 左右，才可在涂写处见到清晰的咖啡色号码字样。其颜色的深浅，取决于在日光下暴露时间的长短和日光的强弱。

（二）断趾标记法

新生仔鼠和黑鼠可根据前肢 4 趾，后肢 5 趾的切断位置来标记。后肢从左到右分别表示 1～10 号，11～19 号用切断后肢最后趾加后肢其他相应的 1～9 号来表示，前肢从左到右分别表示 20～90 号。切断趾时，应切断趾骨的 1 段，不能只断指尖，以防伤口痊愈后辨别不清。此法亦可编成 1～99 号。

（三）穿耳打孔法

用专门的打孔器，在耳朵的不同部位打孔或制造缺口来表示一定号码，是小鼠标记的常用方法之一。在耳缘内侧前、中、后各打一孔，分别标为1号、2号、3号；在耳缘部打成一缺口，则分别表示4号、5号、6号；若打成双缺口状，则是7号、8号、9号。右耳表示个位数，左耳表示十位数。右耳中部打一孔表示100，左耳中部打一孔表示200号。

（四）挂牌编号

此法简便实用，常用于犬、猴、猫等大型实验动物的编号。将号码烙压在圆形或方形金属牌上，金属牌常用铝板或不锈钢制作，可长期使用。实验前，用铁丝穿过金属牌上的小孔，将其固定在动物的链条上。也可将号码直接烙在动物的颈圈上，将颈圈固定在动物的颈部。

三、给药途径和方法

在动物实验中，给药是常见的操作，其途径和方法多种多样，须根据实验目的、实验动物种类和药物剂型等而定。

（一）经口给药法

1. 灌胃法

灌胃法是借助灌胃器将药物直接灌入动物胃内的常用给药方法，此法给药剂量准确，是中医动物实验中最为常见的给药方法。

（1）鼠类 鼠类灌胃通常使用特制的灌胃针。具体操作步骤如下：左手固定鼠，右手持灌胃器，将灌胃针从鼠的右嘴角插入口中，沿咽后壁慢慢插入食道，直至针前端到达膈肌位置。灌胃针插入过程中应无阻力，如有阻力或动物挣扎则应立即退针或将针拔出，以免损伤、穿破食道或误入气管。

（2）兔、犬等 灌胃一般要借助于开口器和灌胃管。先将动物仰卧固定，再将开口器固定于动物的上下门齿之间，然后将灌胃管（常用导尿管代替）从开口器的小孔插入动物口中，沿咽后壁进入食道。插入后应检查灌胃管是否确实插入食道。可将灌胃管外端开口放入盛水的烧杯中，若无气泡产生，表明灌胃管已正确插入胃中，未误入气管。此时将注射器与灌胃管相连，注入药液。

2. 口服法

口服给药是把药物混入饲料或溶入饮水中，让动物自由摄取。此法简单方便，但缺点是剂量不能保证准确，且不同动物个体间的服药量差异较大。大型动物在给予片剂、丸剂、胶囊剂时，可将药物用镊子或手指送到其舌根部，迅速关闭其口腔，并将其头部稍稍抬高，使其自然吞咽。

（二）注射给药法

1. 皮下注射

皮下注射一般选取皮下组织疏松的部位。大鼠、小鼠和豚鼠可在颈后肩胛间或腹部两侧进行皮下注射；家兔可在背部或耳根部进行皮下注射；猫、犬则在大腿外侧进行皮下注射。注射时用左手拇指和食指轻轻提起动物的皮肤，右手持注射器，使针头水平刺入皮下。推送药液时，注射部位会隆起。拔针时，用手指捏住针刺部位，可防止药液外漏。

2. 肌内注射

肌内注射一般选肌肉发达且无大血管通过的部位。大鼠、小鼠、豚鼠可注射大腿外侧肌肉；家兔可在腰椎旁的肌肉、臀部或股部肌肉进行注射；犬、猴等大型动物选用臀部肌肉进行注射。注射时针头宜迅速斜刺入肌肉。注射前，回抽针栓，检查是否有回血，如无回血，即可注射。

3. 腹腔注射

大鼠、小鼠在进行腹腔注射时，用左手固定动物，使其腹部向上，为避免伤及内脏，应尽量使动物头部处于低位，使内脏移向上腹。右手持注射器，从下腹两侧向头部方向刺入皮下，针头稍向前，再将注射器沿 45°角斜向穿过腹肌进入腹腔，此时有落空感，回抽针栓，如无回血或尿液，即可注入药液。兔、犬等动物在进行腹腔注射时，可由助手固定动物，使其腹部朝上，实验者进行操作。家兔的注射位置为下腹部近腹白线左右两侧 1cm 处，犬的注射位置为脐后腹白线两侧边 1～2cm 处。

4. 静脉注射

静脉注射主要用于鼠类和家兔。

（1）大鼠和小鼠　常采用尾静脉注射。注射前，先将动物固定在暴露尾部的固定器内，尾部用 45～50°C 的温水浸润数分钟或用 75%酒精棉球反复擦拭，使血管扩张，并使表皮角质软化。用左手拇指和食指捏住鼠尾两侧，用中指从下面托起鼠尾，右手持注射器，使针头尽量与尾部平行。从尾部末端处刺入，注入药液，如无阻力，表示针头已进入静脉。注射完成后，立即拔针，将尾部向注射侧弯曲，或用干棉球按住注射部位以止血。

（2）豚鼠　可采用后脚掌外侧静脉注射、外颈静脉注射或股静脉切开注射。采用后脚掌外侧静脉注射时，将豚鼠后腿固定后剪去注射部位的毛发，用 75%酒精棉球涂擦局部皮肤后，用连接在注射器上的头皮针进行注射；进行外颈静脉和股静脉切开注射时，须将皮肤切开一个小口，使血管显露，再将针头刺入血管。

（3）家兔　一般采用耳缘静脉注射。注射时先将家兔用固定盒固定，剪去注射部位的毛发，用 75%酒精棉球涂擦耳缘静脉，并用手指弹动或轻轻揉擦兔耳，使耳缘静脉充血，然后用左手食指和中指压住耳根端，拇指和小指夹住耳边缘部，以无名指放在耳下作垫，右手持注射器从耳缘静脉末端刺入血管，注入药液。注射后，用纱布或脱脂棉压迫止血。

四、用药量的确定及计算方法

（一）用药量的确定

在观察药物的作用时，实验动物用药量的确定是非常重要的。剂量太小，可能导致药物作用不明显；剂量太大，又可能引起动物中毒甚至死亡。实验动物用药量可以按下述方法确定。

1）先用小鼠探索药物的中毒剂量或致死剂量，然后用小于中毒剂量，或取致死量的若干分之一（一般取 1/10～1/5）为应用剂量。

2）在确定应用剂量后，如第一次实验的药物作用不明显，动物也没有出现中毒的表现（如体重下降、精神不振、活动减少或其他症状），可以加大剂量进行再次实验。如出现中毒现象，药物作用也明显，则应降低剂量进行再次实验。一般情况下，在适宜的剂量范围内，药物的作用通常随剂量的加大而增强。可同时使用几个剂量做实验，以便最快获得药物作用的完整资料。如实验结果出现剂量与作用强度之间无规律的情况，应慎重分析原因。

3）确定动物给药剂量时，要考虑给药动物的年龄大小和体质强弱。一般确定的给药剂量是指成年动物的剂量，幼小动物的剂量应适当减少。此外，给药途径不同，所用剂量也不相同。

（二）用药量的计算方法

实验动物所用的药物剂量，一般按每千克体重的毫克数（mg/kg）或克数（g/kg）计算。应用时须从已知药液的浓度换算出相当于每千克体重应给的药量，以便给药。

例 7-1：计算给体重 23g 的小白鼠，注射盐酸吗啡，剂量为 15mg/kg，溶液浓度为 0.1%，应注射多少毫升？

计算方法：小白鼠每千克体重需要吗啡的量为 15mg，则 0.1%盐酸吗啡溶液的注射量应为

15ml/kg 体重，现小白鼠体重为 23g，应注射 0.1%盐酸吗啡溶液的用量=15×0.023=0.345（ml）。

（三）人与动物及各类动物间给药剂量的换算方法

人与动物对同一药物的耐受性相差很大。动物的耐受性通常大于人类，也就是单位体重相同时，动物的用药量比人类大。人类的药物用量大多是明确的，因此在确定动物药量时，可以按照人类的用药量进行换算。通常可以采用人与动物的体表面积折算法来计算，计算方法如下。

1. 按人和动物及动物间体表面积折算的等效剂量比值表计算

人和动物及动物之间按体表面积折算的等效剂量比值见表 7-1，已知 A 种动物的用药剂量，欲估算 B 种动物的用药剂量时，可先查表 7-1，查出体表面积折算系数，按以下公式计算：

B 种动物的剂量=A 种动物的剂量×体表面积折算系数÷B 种动物体重

例 7-2，已知某药大白鼠的用药剂量为 250mg/kg，请计算犬的试用剂量。查表 7-1，12kg 犬的体表面积为 200g 大白鼠的 17.8 倍，该药 200g 大白鼠的给药量为 250×0.2=50（mg）。于是犬的适当试用剂量为 50×17.8÷12=74（mg/kg）。

表 7-1　不同种类动物间剂量换算时的常用数据

动物种类	Meeh-Rubner 公式的 K 值	体重（kg）	体表面积（m^2）	转移因子（mg/kg 或 mg/m²）	每千克体重占体表面积相对比值
小白鼠	9.1	0.018	0.0066	2.9	1.0
		0.02	0.0067	3.0	（0.02kg）
		0.022	0.0071	3.1　粗略值 3	
		0.024	0.0076	3.2	
大白鼠	9.1	0.10	0.0196	5.1	0.47
		0.15	0.0257	5.8　粗略值 6	（0.20kg）
		0.20	0.0311	6.4	
		0.25	0.0761	6.9	
豚鼠	9.8	0.30	0.0439	6.8	0.40
		0.40	0.0532	7.5	（0.40kg）
		0.50	0.0617	8.1　粗略值 8	
		0.60	0.0697	8.6	
家兔	10.1	1.50	0.1323	11.3	0.24
		2.00	0.1608	12.4　粗略值 12	（2.0kg）
		2.50	0.1860	13.4	
猫	9.0	2.00	0.1571	12.7	0.22
		2.50	0.1324	13.7　粗略值 14	（2.5kg）
		3.00	0.2059	14.6	
犬	11.2	5.00	0.3275	15.3	0.16
		10.00	0.5199	19.2 粗略值 19	（10.0kg）
		15.00	0.6812	22.0	
猴	11.8	2.00	0.1878	10.7	0.24
		3.00	0.2455	12.2 粗略值 12	（3.0kg）
		4.00	0.2973	13.5	
人	10.6	40.00	1.2398	32.2	0.08
		50.00	1.4386	34.8　粗略值 35	（50.0kg）
		60.00	1.6246	36.9	

（引自中国中医药出版社出版的刘涛、季光主编的《科研思路与方法》第 10 版第 221 页附表 10）

2. 按人与动物及动物间用药剂量换算

人和动物的每千克体重用药剂量折算系数见表 7-2，已知 A 种动物每千克体重用药剂量，欲估算 B 种动物每千克体重用药剂量时，可先查表 7-2，找出折算系数（W），再按以下公式计算。

B 种动物的剂量（mg/kg）=W×A 种动物的剂量（mg/kg）

例 7-3，已知某药对小鼠的最大耐受量为 20mg/kg（20g 小鼠用 0.4mg），请计算家兔的用药剂量。

设 A 种动物为小鼠，B 种动物为家兔，查表 7-2，折算系数 W=0.37，故家兔用药量为 0.37×20=7.4（mg/kg），1.5kg 家兔用药量为 11.1mg。

表 7-2 人和动物及动物间按体表面积折算的等效剂量比值表

	小鼠（20g）	白鼠（200g）	豚鼠（400g）	家兔（1.5kg）	猫（2.0kg）	猴（4.0kg）	犬（12kg）	人（70kg）
小白鼠（20g）	1.0	7.0	12.25	27.8	29.7	64.1	124.2	378.9
大白鼠（200g）	0.14	1.0	1.74	3.9	4.2	9.2	17.8	56.0
豚鼠（400g）	0.08	0.57	1.0	2.25	2.4	5.2	4.2	31.5
家兔（1.5kg）	0.04	0.25	0.44	1.0	1.08	2.4	4.5	14.2
猫（2.0kg）	0.03	0.23	0.41	0.92	1.0	2.2	4.1	13.0
猴（4.0kg）	0.016	0.11	0.19	0.42	0.45	1.0	1.9	6.1
犬（12kg）	0.008	0.06	0.10	0.22	0.23	0.52	1.0	8.1
人（70kg）	0.0026	0.018	0.031	0.07	0.078	0.16	0.82	1.0

（引自中国中医药出版社出版的刘涛、季光主编的《科研思路与方法》第 10 版第 221 页附表 11）

五、麻醉方法

麻醉的目的是消除实验动物在实验过程中的疼痛和不适感，以便实验者操作，确保动物实验的顺利进行。实验动物的麻醉方法主要有全身麻醉和局部麻醉两种。

（一）全身麻醉

全身麻醉主要包括吸入法和注射法。

1. 吸入法

吸入式麻醉法通常适用于麻醉时间较短的动物实验，或用作基础麻醉，或作为注射麻醉的辅助麻醉。常用乙醚等挥发性麻醉剂，一般用于开放性麻醉。吸入式麻醉起效快，麻醉效果稳定，动物苏醒快，且麻醉的深度和维持时间易控制，被认为是啮齿类动物最可靠的麻醉方式。较大动物可用麻醉口罩，小动物如大鼠、小鼠可将头部放入蘸有乙醚的棉球的广口瓶或干燥器内，数分钟后取出。如实验过程较长，可在动物鼻部放置棉花或纱布，不时滴加乙醚维持。通常采用麻醉机调节好流量，将大鼠在麻醉诱导盒中麻醉后，放置于带有麻醉面罩的手术操作平台，即可开始实验。实验结束后将挥发罐数值归零。乙醚麻醉比较安全，即使一时麻醉过深，导致呼吸停止，只要立即停止吸入，并进行人工呼吸（大鼠只需通过胶管经鼻孔向肺内吹气即可），多数动物仍可恢复。缺点是乙醚易引起上呼吸道分泌物增加，若不能及时注意则可能堵塞气道，导致窒息，必要时可先注射阿托品以减少分泌物。

2. 注射法

注射麻醉法包括腹腔注射、静脉注射和肌内注射三种方式。多选用戊巴比妥钠、硫喷妥钠、盐酸氯胺酮等非挥发性麻醉剂进行麻醉。此类麻醉的麻醉时间较长，主要用于需麻醉 2h 以上的实验。

小鼠、大鼠、豚鼠等常用腹腔注射法进行麻醉，兔、犬、猴等多选用静脉注射法进行麻醉。在注射麻醉药物时，应先用麻醉药量的 2/3，密切观察动物的生命体征变化，如已达到所需的麻醉程度，则余下的麻醉药可以不用，避免麻醉过深抑制呼吸中枢导致动物死亡。注射麻醉法一次给药便可保持较长时间的麻醉状态，很少引起气管分泌物的增多，麻醉过程比较平稳。

（二）局部麻醉

局部麻醉包括表面麻醉、浸润麻醉和阻断麻醉等，以浸润麻醉法应用最多，可用盐酸普鲁卡因、盐酸利多卡因等局部浸润注射，适用于各种大中型动物短时间内的实验。一般按实验要求的深度，循皮下、筋膜、肌肉、腹膜或骨膜的顺序，依次注入麻药。局部麻醉是一种比较安全的麻醉方法，对动物重要器官的功能影响轻微，且麻醉并发症少。每次注射前应当回抽，以防药液误注于血管内。

六、采血方法

动物实验中，经常要采集实验动物的血液进行检测分析，因此必须掌握血液采集的技术与方法。下面介绍几种不同实验动物常用的采血方法。

（一）尾尖采血法

当实验所需血量较少时可采用尾尖采血法，适用于小鼠和大鼠。具体操作如下：将小鼠或大鼠固定并露出鼠尾，将尾部毛发剪去后消毒，然后浸在 45℃左右的温水中数分钟，使尾部血管充盈。再将尾部擦干，剪去小鼠尾尖 0.1～0.2cm（大鼠为 0.5cm），让血液自由滴入容器或用血红蛋白吸管吸取。采血结束后，将伤口消毒并压迫止血。也可在尾部作一横切口，割破尾动脉或静脉，收集血液的方法同上。每只鼠一般可采血十余次，小鼠每次可取血 0.1ml，大鼠 0.3～0.5ml。

（二）眼眶后静脉丛取血法

眼眶后静脉丛取血法采血量较多，又可避免动物死亡，适用于大鼠和小鼠。具体操作如下：采血者的左手拇指和食指从背部较紧地握住小鼠或大鼠的颈部（大鼠采血须戴上纱布手套），并防止动物窒息。取血时左手拇指及食指轻轻压迫动物的颈部两侧，使眼眶后静脉丛充血。右手持一直径为 1.0mm 的毛细玻璃管，与鼠面呈 45°的夹角，从眼内角刺入，刺入后再转 180°使斜面对着眼眶后界。刺入深度为小鼠 2～3mm，大鼠 4～5mm。当感到有阻力时即停止推进，同时，将针退出 0.1～0.5mm，边退边抽。若穿刺适当，血液能自然流入毛细玻璃管中。当得到所需的血量后，去除施加于颈部的压力，同时将玻璃管拔出。用棉球压迫眼球止血，防止术后穿刺孔出血。用此法可多次采血，每次可采数毫升。

（三）断头取血法

断头取血法适用于大鼠和小鼠。具体操作如下：采血者的左手拇指和食指较紧地握住大鼠或小鼠的颈部皮肤，剪断鼠颈，立即将鼠头朝下，提起大鼠或小鼠，让血自由滴入容器。小鼠可采血 0.8～1.2ml，大鼠可采血 5～10ml。

（四）心脏采血法

心脏采血法是一种适用于大鼠、豚鼠及家兔的采血方法。具体操作如下：将动物仰卧位固定，心脏前区部位去毛、消毒，在左胸 3～4 肋间摸到心搏最强处，将针头垂直刺入心脏。由于心脏的搏动，血液会自动进入注射器。此法要求实验者动作迅速、准确，直接插入心脏。大鼠、豚鼠可采血 1～1.5ml，家兔可采血 20～25ml。近年来，留置心房导管采血法被广泛应用，可以在动物清醒、自由活动的条件下连续采血。具体操作如下：将大鼠用乙醚麻醉后，仰卧位固定，暴露并游离右侧颈静脉，远端结扎。将直径 1mm 左右的医用硅橡胶管（充满肝素溶液）插入，直至右心房（约 30mm）。将导管位置固定好；另一端经皮下从颈后穿出至体外，露出体外部分约长 3cm，以金属丝塞住。安置了留置心房导管的大鼠要单笼隔离饲养，以免相互将露出的导管咬坏。术后经 1～3 日即可经露出体外导管一端进行采血，也可由此做静脉注射。

（五）颈部血管采血法

（1）颈动脉采血法　将动物仰卧位固定，切开颈部皮肤，分离皮下结缔组织，在气管两侧分离出颈动脉，在远心端结扎，近心端剪口并插管，将血液滴入试管内。

（2）颈静脉采血法　将动物麻醉后仰卧位固定，切开颈部皮肤，分离皮下结缔组织，暴露一侧颈静脉。用注射器（细针头）从胸大肌刺入，穿过胸肌进入颈静脉内即可抽血。采血结束后，拔出针头，用棉球压迫穿刺点止血。此法可多次采血。

（六）腹主动脉采血法

将动物麻醉后仰卧固定在手术台上，从腹正中线切开腹腔，使腹主动脉清楚暴露，将采血针插入主动脉，再把采血针另一端带胶管的针头刺入真空采血管中，血液便会流出。当血液量达到所需的刻度时将采血管拔掉。此时针头又回到胶管中，血液被止住，可以更换其他采血管继续采集，这样便可以反复采集多管血样进行不同项目的测试。采足血样后，将针头退出血管用棉球压迫穿刺点止血。一般采 3 种血样全过程只需 2min。例如，做代谢组学检测时，一个样本需要 1～2ml 全血，之后进行血浆或血清处理。

（七）足背静脉采血法

足背静脉采血法是一种适用于豚鼠的采血方法。具体操作为：由助手固定豚鼠，将其右或左膝关节伸直提到术者面前。术者将豚鼠的足背面用酒精消毒，找出足静脉后，用左手的拇指和食指拉住豚鼠的趾端，右手拿注射针刺入足背静脉。拔针后立即出血，呈半球状隆起。采血后，用纱布或脱脂棉压迫止血。反复采血时，两后肢交替使用。

（八）耳缘静脉采血法

耳缘静脉采血法是一种适用于家兔的采血方法。具体操作为：将家兔放入兔盒中，选择耳静脉清晰的耳朵，将相应部位的毛拔去，用 75%的酒精棉球局部消毒，待干。用手指轻轻摩擦兔耳，或涂以二甲苯或适量酒精，使静脉扩张。用连有 5 号针头的注射器在耳缘静脉末端刺破血管，待血液漏出取血，或将针头逆血流方向刺入耳缘静脉取血。取血完毕用干棉球压迫穿刺点止血。此种采血法一次最多可采血 5～10ml。之后可从原针孔或稍挪向耳根侧处穿刺，多次采血。

（九）股动脉采血法

股动脉采血法是一种适用于大鼠、家兔、犬和猫的采血方法。具体操作为：将动物固定后，伸展其后肢，向外伸直，暴露腹股沟三角动脉搏动的部位。剪去该区域的毛发，用碘酒消毒。用左手中指和食指探摸股动脉跳动部位，并固定好血管，右手取连有 5 号针头的注射器，针头由动脉跳动处直接刺入血管，若刺入动脉，一般可见鲜红血液流入注射器。

七、实验动物的处死方法

实验动物的处死方法有很多，应根据实验目的、实验动物的品种品系及需要采集标本的部位等因素，选择合适的处死方法。在处死实验动物时应注意：①要保证实验人员的安全；②要确认动物已经死亡，通过对呼吸、心跳、瞳孔、神经反射等指征的观察，对动物的死亡作出综合判断；③注意环保，避免污染环境，妥善处理动物尸体。

（一）颈椎脱臼处死法

颈椎脱臼处死法是大鼠和小鼠最常用的处死方法。操作时右手抓住鼠尾根部并将其提起，放在鼠笼盖或其他粗糙的平面上，用左手拇指和食指用力向下按压鼠的头部和颈部，右手抓住鼠尾根部，用力向后上方拉尾，使脊髓与脑干断离，实验动物会立即死亡。

（二）断头处死法

断头处死法是一种适用于鼠类等小型实验动物的处死方法。操作时左手固定实验动物，右手用剪刀将实验动物的头部剪断，使实验动物因脑脊髓断离且大量出血死亡。

（三）击打法

击打法主要用于豚鼠和家兔的处死。操作时抓住实验动物尾部并提起，用木槌等硬物猛烈打击实验动物的头部，破坏其大脑中枢，使实验动物痉挛并死亡。

（四）放血处死法

放血处死法适用于各种实验动物。具体做法是将实验动物的股动脉、颈动脉、腹主动脉剪断或刺穿实验动物的心脏，导致急性大出血，使动物休克死亡。

（五）空气栓塞处死法

空气栓塞处死法常用于家兔、猫、犬的处死。具体做法是向实验动物静脉内注入一定量的空气，形成肺动脉或冠状动脉空气栓塞，或导致心腔内充满气泡，从而引起循环障碍或休克，最终导致动物死亡。

（六）化学药物致死法

化学药物致死法多用于豚鼠和家兔的处死。具体做法是快速注射过量非挥发性麻醉药或让动物吸入过量乙醚，使实验动物中枢神经过度抑制，导致死亡。也可让动物吸入过量的CO_2、氯仿等，同样可以致死。

第四节　动 物 模 型

动物实验研究是中医药学实验研究中最为重要的组成部分。中医药科学研究中，很多涉及致病因素、病理损害等方面的研究，不能在人身上直接进行，通常会通过建立动物模型的方式来实现。选择准确、合理的动物模型是中医药实验研究的关键。

一、动物模型的定义

动物模型是指在医学研究中建立的具有人类疾病模拟表现的动物实验对象和相关材料。它是一种便于认识生命科学客观规律的实验方法和手段。通过对动物模型的间接性研究，进而有意识地改变那些在自然条件下不可能或不容易排除的因素，以便更加准确地观察模型的实验结果，并将研究结果推及于人类。这种方法有助于更方便、更有效地认识人类疾病的发生、发展规律和防治措施。

二、动物模型的分类

动物模型的分类方法不一，一般根据产生原因、系统范围和模型种类等进行分类。

（一）按产生原因分类

1. 诱发型动物模型

诱发型动物模型是指通过使用物理、化学、生物和各种环境因素作用于动物，人为地造成动物组织、器官或全身形态、功能和代谢方面的改变，形成类似人类疾病的动物模型。例如，使用化学致癌剂亚硝胺诱发动物肿瘤，使用放射线照射诱发粒细胞白血病等。诱发型动物模型主要用于药理学、毒理学、免疫学等学科的研究。其优点是制作方法简便，实验条件简单易控制，可以在短时间内复制大量的动物疾病模型。缺点是诱发的动物模型与自然产生的疾病模型有所不同，有些疾病目前还不能用人工方法诱发出来。

2. 自发性动物模型

自发性动物模型是指在自然条件下动物自然产生的，或由于基因突变而出现的类似人类疾病的动物模型。其中包括近交系肿瘤疾病模型和突变系遗传性疾病模型。如自发性高血压大鼠模型、糖尿病大鼠模型等。许多动物的自发性疾病都与人类疾病有相似之处，采用遗传育种的方法，保留特定的突变基因，可培育具有某种疾病的突变系动物。突变系动物在遗传性疾病、免疫缺陷病、肿瘤等领域得到了广泛的应用。这类模型的缺点是目前所发现的种类有限，很多疾病还没有合适的自发动物疾病模型，还需要用诱发动物模型进行研究。而且自发性动物模型的饲养条件要求高，操作技术性强，尚不能普遍应用。

3. 基因修饰动物模型

基因修饰动物模型是通过转基因、基因敲除、基因敲入、基因敲低等生物工程技术，人为改变动物遗传性状的动物模型。基因修饰动物也被称为遗传工程动物，是研究人类基因功能、人类疾病及新药研究开发的重要动物模型。

（二）按系统范围分类

1. 疾病基本病理过程动物模型

疾病基本病理过程动物模型是指疾病因素在一定条件下作用于动物后，所出现的共同性的功能、代谢和形态结构改变的动物模型。这种动物模型的致病因素不是某种疾病所特有的，而是各种疾病都可能共同发生的某些变化，如发热、炎症等。这类动物模型是研究疾病机制和药物筛选的理想方法。

2. 各系统疾病动物模型

各系统疾病动物模型是指与人类各系统疾病相应的动物模型，如神经、心血管、呼吸、消化、泌尿等系统疾病相应的动物模型。

（三）按模型种类分类

模型的种类包括整体模型和离体模型。

1. 整体模型

整体模型是常用的疾病模型。这种模型可以在动物体内进行造模，通常采用靶器官、靶组织的标准血样等。适合进行多学科、多层次、多指标的综合研究。

2. 离体模型

离体模型是一种体外实验观察方法，包括对各种动物离体器官、离体组织，以及体外培养的细胞、细菌、病毒等病原体或癌细胞的实验。离体实验模型并不是严格意义上的疾病动物模型，它不能全面模拟一种疾病，只能针对疾病的某一环节或某一现象进行模拟。整体模型和离体模型各有所长，两者可以优势互补。

近年来，类器官模型逐渐兴起。类器官是体外培养的三维立体微型细胞簇，能够高度模拟体内相应器官的结构和功能。通俗来讲就是，类器官是一种体外构成的具有自我更新和自我组织能力的微型器官，与真实器官具有相似的空间组织结构，并且能够执行原始器官功能。类器官的三个主要特征如下：①细胞能够通过空间组织和特异性分化，自行组织并重现原始器官的功能；②含有一种以上与原始器官相同的细胞；③能够再现原始器官的某些功能。虽然类器官技术在研究领域的广泛应用还处于起步阶段，但作为研究发育生物学、疾病病理学、细胞生物学、再生机制、精准医疗、药物毒性和药效实验等多个学科的工具，类器官技术具有巨大的应用潜力。

三、动物模型的基本要求

为了避免人体损伤和（或）非动物实验不足以全面认识疾病本质时，有必要选择动物模型进行研究。合适的动物模型应满足以下基本要求。

1. 相似性

在动物身上复制人类疾病的模型，目的在于通过对模型动物的研究获取与人类疾病相同或类似是信息，进而寻找可以外推至患者的相关规律。因此，复制动物疾病模型的一个重要原则是，所复制的动物模型应尽可能与人类疾病相似。首先可以选择与人类疾病相同的动物自发性疾病模型。例如，自发性高血压大鼠模型是研究人类原发性高血压的理想模型；猪的自发性冠状动脉粥样硬化是研究人类冠心病的理想模型。通常与人类完全相同的动物自发疾病模型比较少见，因此需要进行人工复制。此时，首先需要选用解剖生理学特点与人类相似并符合实验要求的实验动物。其次，根据疾病发生的病因选用与人类相似的造模方法。如果动物模型与临床情况不相似，则在动物身上有效的治疗方案不一定能用于临床。因此，为了判定所复制的模型是否与人类相似，需要根据人类疾病的特点进行一系列的检查。

2. 重复性

在恒定的造模条件下，理想的动物模型应是具有可重复性的，甚至可以实现标准化。例如，一次定量放血法可100%地造成出血性休克，并导致100%的死亡率，这完全符合可重复性的要求。为了增强动物模型复制时的重复性，必须在动物选择（如品种、品系、年龄、性别、体重、健康状况）、饲养管理、实验条件、实验方法步骤、实验者操作技术的熟练程度等方面保持一致，因为一致性是重复性的可靠保证。

3. 可靠性

复制动物模型应力求可靠地反映人类疾病，即能够特异地、可靠地反映某种疾病或某种功能、代谢、结构变化，并具备该疾病的主要症状、体征和实验室相关指标变化。若某些动物容易自发地出现与复制疾病相似的病变，或容易产生与复制疾病相混淆的疾病，则不应加以选用。

4. 可控性

造模的条件必须受到控制，以确保动物模型的成功复制，并使复制的病变程度受到控制。例如，在使用垂体后叶素复制大鼠和小鼠急性心肌缺血模型时，通过控制垂体后叶素的注射剂量，可以控制心肌缺血的严重程度。小剂量垂体后叶素可产生类似于人类心绞痛的模型，而大剂量则可复制类似于人类心肌梗死的模型。

5. 适用性

供医学实验研究用的动物模型，在复制时应尽量考虑其未来临床应用的可用性，以及便于控制疾病的发展并利于研究的顺利开展。例如，雌激素能终止大鼠和小鼠的早期妊娠，但对人类妊娠无效。因此，选用雌激素复制大鼠和小鼠终止早期妊娠的模型是不适用的。因为在大鼠和小鼠中筛选具有雌激素活性的药物时，常常会发现这些药物能够终止妊娠，似乎是一种有效的避孕药，然而一旦用于人类则并不成功。

6. 易行性和经济性

在复制动物模型时，所采用的方法应尽量做到容易执行且符合经济原则。灵长类动物与人类相似，复制的疾病模型具有较高的相似性，但其来源少且价格昂贵。相比之下，小动物（如大鼠和小鼠）同样可以复制出与人类疾病相似的动物模型，并且它们具有遗传背景明确、体内微生物可控、模型稳定且价廉易得等优点。因此，除了一些特殊疾病模型（如痢疾、脊髓灰质炎等），一般不选用灵长类动物复制动物模型。除了在动物选择上要考虑易行性和经济性原则外，动物模型的复制方法、观察指标的选择也应遵循这一原则。

第五节　中医动物模型

中医动物模型应在中医理论的指导下，依据中医病因和证候理论，利用特定的致病因素，对人类疾病原型的某些特征进行模拟复制。通过这种方式，在动物身上复制出与人类疾病症状和病理改变相同或相近的变化。通过对这些动物疾病模型的研究，可以深入探讨中医病证的实质，解释辨证论治的基本规律，规范中药和方剂的使用，从而推动中医药学理论的发展。

一、中医动物模型的复制方法

中医动物模型的建立，其造模方法的选择至关重要。常见的中医动物模型复制方法主要有以下三种类型：①根据中医病因病机研制动物模型（包括单因素与复合因素造模两类）；②现代医学病理型模型（根据现代医学的病因病理研制动物模型）；③中西医病证结合模型（包括多因素复合建立病证模型和对西医疾病模型进行辨证建立模型）。

（一）模拟中医病因病机建立模型

模拟中医病因病机建立模型是依据中医传统理论，以研制开发中医病证动物模型为目的，依据中医病证的发病机制，将疾病病因施加于动物身上复制出的动物模型。造模方法有单因素造模和复合因素造模两种。

1. 单因素造模

单因素造模是指对动物的处理因素仅为一种。如脾虚证多由苦寒泻下、饥饱失常、嗜食肥甘、劳累过度等伤脾引起。因此，采用连续数日给动物灌服苦寒类中药——大黄，便可以建立脾虚证动物模型。根据寒邪伤阳、迟脉主寒证的机制，用寒冷刺激的方法，复制“迟脉”的动物模型。

2. 复合因素造模

复合因素造模是指对动物的处理因素在两种及以上。例如，根据血虚证的病因不外乎生血少和耗血多两个方面的理论，用放血和限制饮食法复制“血虚”动物模型。

（二）采用西医病因病理复制动物模型

采用西医病因病理复制动物模型多是在特定的化学、生物、机械和物理的致病因素作用下，复制出西医或中医病名的动物模型，或再用中药或中医疗法观察疗效及监测病理改变。在造模时，应重视动物组织、器官或全身的病理损害，这是目前应用最广泛的一种实验形式。此类模型的复制方法包括化学因素刺激法、生物因素刺激法、物理机械因素刺激法及综合因素刺激法等。

1. 化学因素刺激法

化学因素刺激法是根据某些病证的病理变化，采用化学药物刺激的方法造成这些变化，进而形成相应的病理变化，复制动物模型。化学因素可以直接或间接（通过代谢产物）对机体产生有害作用。例如，血瘀证模型，目前一般认为血瘀证有微循环和血液流变学异常。因此，可以给家兔耳缘静脉注射高分子右旋糖酐，造成血流瘀滞、血黏度增高等病理损害，以建立血瘀证动物模型。又如用各种化学致癌剂诱发各种肿瘤，或用各种化学毒物或毒气诱发各种中毒性疾病等。

2. 生物因素刺激法

生物因素刺激法是通过接种各种生物性致病原（如细菌、病毒、寄生虫、生物毒素、激素等），使正常动物发病，从而复制出动物模型。例如，中医外感热病具有机体发热的特性。因此，通过在家兔耳缘静脉注射大肠杆菌内毒素，可以复制出外感热病的动物模型；通过“气管内接种”肺炎双球菌，可以建立家兔邪热壅肺证动物模型；通过在敏感动物体内接种细菌或病毒，可以使其产生各种传染病模型。

3. 物理、机械因素刺激法

物理、机械因素刺激法是根据疾病发病的病因病理特征，采用各种物理因素（如机械损伤、温度改变、放射性照射等）复制动物模型。例如，选用体外直肠半结扎法人工致直肠狭窄，其后实验动物出现了反应性肺损害，最终建立“肺与大肠相表里”的实验动物模型。又如，在机械力作用下可以产生各种外伤性脑损伤、骨折等模型。在复制各种模型时，必须严格考虑不同对象应采用的不同刺激强度、频率和作用时间，即按设计要求摸索相关的实验条件。

4. 综合因素刺激法

综合因素刺激法是根据疾病发生的病因病机及所表现出来的病理生理变化，采用多种处理因素复制动物模型。例如，中医认为寒为阴邪，主收引，其性凝滞，不论内寒和外寒均能致气血不畅，形成寒凝血瘀证。同时，血瘀证又表现为血液流变学的改变及微循环障碍。因此，在建立模型时，采用对动物进行冰水浴，并大剂量注射肾上腺素的方法。此方法既模拟了寒凝血瘀证的病因，也考虑到了血瘀证所出现的病理变化。

（三）依据中西医结合病因学说复制动物模型

这类模型的造模方法是指在中医药理论指导下，适当结合现代医学理论与实验动物科学知识，分别（或同时）采用传统中医学病因复制证候动物模型和采用现代医学病因复制疾病动物模型，使动物模型同时具有疾病及证候特征。例如，以Ⅱ型胶原蛋白免疫所致关节炎动物模型为基础，以风寒湿为痹证外因，肾虚为痹证内因，利用中西医结合肾本质研究的结果，采用复合因子刺激法制作痹证动物模型；将家兔在禁水禁食一定时间后，予呋塞米二度利尿脱水，造成“阴津亏虚”状态，然后注射大肠杆菌内毒素造成邪热之象，建立温病阴虚热盛动物模型；采用中剂量链脲佐菌素腹腔内注射及肥甘饮食持续喂养的方法，复制实验性非胰岛素依赖性糖尿病大鼠模型（消渴病）；通过给动物灌服寒凉药及结扎冠状动脉并逐渐缩窄升主动脉口径，制作家兔充血性心力衰竭少阴病阳虚水停证模型。

二、常见证候动物模型的复制方法

证候是指在疾病发展过程中某一阶段的病理生理反应状态的概括，包括病因、病性、病位、正邪关系、疾病趋势及转归预后等。证候的作用在于判断疾病的病因和性质等，从而便于确定治疗方向、用药及治疗方式。目前，中医证候模型的建立一般应经由“选定合适的动物-中医病因模拟-生物表征观察-中医证型确认-药物反证”五个步骤，每一步都要制订具体的、可量化的操作流程。

（一）阴虚、阳虚证动物模型

1. 阴虚证动物模型

阴虚证是指精血或津液亏损，及阴液不足，不能滋润，阴不制阳所致的病理现象。多见于劳损久病或热病后期。阴虚主证为五心烦热或午后潮热、盗汗、颧红、消瘦、舌红少苔等。现代研究认为，阴虚证主要与交感神经兴奋、副交感神经抑制有关，同时具有肾上腺皮质、甲状腺、性腺等功能亢进，产热增加，代谢及消耗增强的特点。因此，短程大剂量应用皮质激素，可以提高中枢兴奋性，促进机体物质代谢，产生欣快、失眠、不安、易激动等与阴虚证类似的症状。造模时，选用成年小鼠或大鼠，每天灌胃氢化可的松，3～5 天后，动物可出现阴虚的相关表现。

2. 阳虚证动物模型

阳虚证是指体内阳气亏虚，以畏寒肢冷等为主要表现的虚寒证候。阳虚证多由气虚进一步发展、久病损伤阳气、久居寒凉之处、过服寒凉清苦之品及年高而命门火衰等原因所致。阳虚证的主要表现为全身功能衰退，一般有神倦、畏寒肢冷、腰膝酸软，舌质淡白，脉沉而弱。这些症状反映了阳气亏虚，温煦、推动、气化等作用减弱，阳虚则外寒，因此凡阳虚证者均有寒象。给动物肌内注射醋酸氢化可的松，连续 7～14 天后，动物即出现厌食、体重减轻、活动减少、反应迟钝、蜷曲拱背及形寒肢冷等阳虚表现。

（二）寒证、热证动物模型

1. 寒证动物模型

寒证是由感受寒邪，或内伤久病，阳气亏虚，或过服生冷，阴寒内盛而引起，并以寒冷为临床特点的一类证候。因此，通过寒凉药灌胃的方法可以建立寒证动物模型。如用知母、生石膏、黄柏、龙胆草按 1.5∶2.0∶1.0∶1.2 的比例，制成 2g 生药/ml 的煎剂给大鼠灌胃，每只每次 4ml，3 次/天，用药 28 天，大鼠逐渐出现食量减少、精神萎靡、蜷缩、倦怠乏力、便溏腹泻、体重增长减缓、体温较低及游泳时间缩短等表现。

2. 热证动物模型

热证包括实热和虚热两种类型。

（1）实热证动物模型 实热证是因热邪入侵，里热炽盛，或痰瘀、宿食阻滞所致邪热亢盛，内外俱实的病证。主要表现为壮热烦躁，面红目赤，渴喜冷饮，舌红苔黄，脉洪数、滑实等。模拟热性病的病因，可以通过给动物体内注射大肠杆菌、巴氏杆菌、肺炎双球菌等病原体，或直接注入内毒素，从而引起实验动物发热，以建立实热证动物模型。也可根据传统中医理论“气有余便是火”，气化过盛则会导致火象及病理损害，以建立实热证动物模型。例如，采用 Wistar 大鼠，以补气药复制实热证模型，具体方法是先喂食党参、黄芪 1 周，以提高交感神经和内分泌的功能，随后皮下注射 2ml 致热物松节油，引起发热。这种方法可以使体温达到 40.3°C，并持续 3 天，之后逐渐恢复。此种方法克服了单纯用党参或单纯用松节油所引起的仅发热，而交感神经和内分泌系统无明显变化的缺点，因而更接近实热证的本质。

（2）虚热证动物模型 虚热证是因气血阴液不足，或邪盛正伤所致的热证。主要表现为心烦不眠，口燥咽干，潮热盗汗，大便秘结，舌红，脉细数等。选用日本大耳白兔造模时，首先将兔子禁食禁水 18 小时，然后在自然清醒状态下，用呋塞米注射液由耳缘静脉注射，剂量 2.5ml/kg，1 小时后同法注入等量呋塞米，2 小时后再以大肠杆菌内毒素按 0.5μg/kg 进行耳缘静脉注射。此方法先通过禁水禁食和呋塞米二度利尿脱水造成“阴津亏虚”状态，再予以注射大肠杆菌内毒素造成“邪热之象”，使受试对象产生阴虚内热的表现。也可选用雌性大鼠进行造模，选用温热中药附子、肉桂、仙茅、淫羊藿等分制成水煎剂，灌胃给药，用药量为每日 32.3g，用药 7 天。大鼠逐渐出现心率加快、体重降低、竖毛、少动、精神萎靡、尿量减少的虚热状态。

（三）血瘀证动物模型

血瘀证是指人体内血行不畅、瘀阻血脉或血溢脉外、停积为瘀的证候。主要表现为疼痛、肿块、出血、舌紫、脉涩等。凡离开经脉的血液，未能及时排出或消散，而停留于某一处者；或血液运行受阻，壅积于经脉或器官之内，丧失部分生理功能者，均属瘀血。血瘀证主要表现为血液循环障碍，包括血液流变学异常、微循环障碍等方面。血瘀证动物模型可分为寒凝血瘀证模型、外伤血瘀证模型、气滞血瘀证模型、血虚血瘀证模型、气虚血瘀证模型及湿热、痰浊、砂石等引起血瘀证模型。此处仅简单介绍寒凝血瘀证、外伤血瘀证及气滞血瘀证三种常见模型。

1. 寒凝血瘀证动物模型

寒为阴邪，主收引，其性凝滞。不论外寒或内寒均能导致气血不畅，血脉凝滞，从而形成血瘀证。复制寒凝血瘀证的方法：①大鼠注射肾上腺素加冷水浴。具体操作为皮下注射0.1%盐酸肾上腺素，每只0.2ml，每日2次，并于两次给药之间，将大鼠置于5～8°C的冰水中浸泡5分钟，连续处理2天；②家兔注射肾上腺素加冰水浴，由耳缘静脉给家兔注射0.1%肾上腺素0.1ml/kg（用生理盐水稀释后缓慢推注）2次，每次注射后间隔6小时，并在第1次注射后3小时将家兔浸入冰水中5分钟。此类模型是在肾上腺素造成机体缺血的同时给予寒冷刺激，复制的寒凝血瘀证模型具有血液黏度增加，血凝时间缩短，并伴有心肌损伤等特点。

2. 外伤血瘀证动物模型

中医认为，外伤、跌仆及其他原因造成的体内出血、离经之血未及时排出或消散，瘀积于内，导致局部瘀血肿痛的证候。常用的复制外伤血瘀证模型的方法是，将雄性家兔或大鼠固定于平台上，用杠杆压力器在右后肢大腿内侧肌肉上加压，使局部发生缺血。压伤部位出现局部瘀血肿痛，实验室检查可出现血液中纤维蛋白原含量增加、凝血时间延长、血小板聚集率增加等特征性指标的改变。

3. 气滞血瘀证动物模型

中医认为，肝主疏泄，调畅气机。肝气郁结，则血行不畅以致血脉瘀滞而致瘀。常用的复制气滞血瘀证模型的方法是，使用电针反复刺激家兔，使其产生疼痛、恐惊和激惹等情志反应，使其处于交感神经亢进状态，血液中去甲肾上腺素含量增高，即出现微循环障碍、血黏度增高、血小板聚集增加等血瘀证表现。也可采用高脂高糖饮食模拟饮食失调，结合慢性轻度不可预见性刺激（如噪声、光、电复合性刺激）复制出气滞血瘀证模型。

（四）脾虚证动物模型

脾为后天之本，脾虚是脾功能不足，表现为脾失健运、脾虚下陷、脾不统血、思虑伤脾等证。中医多以补气健脾方药进行治疗。脾虚证模型的复制方法包括使用苦寒性泻药造成脾虚泄泻，或使用利血平造成交感神经功能偏低以复制脾虚证模型。以下为使用苦寒性泻药——大黄作为造模剂复制脾虚证模型的方法：选用昆明种雄性小鼠，体重18～20g，以1g生药/ml的大黄水煎液，按每只1ml的剂量灌胃，连续处理8天；或选用25日龄的Wistar大鼠，体重70～100g，以2g生药/ml的大黄水煎液，按2.0～2.5ml的剂量，每日灌胃2次，连续处理10天；或用上述大鼠，使用15%的大黄粉悬液，按3～5ml的剂量，连续处理14天。以上方法均可导致动物出现纳呆、消瘦、体重下降、泄泻、食量下降、精神萎靡不振、毛发欠光泽的表现，这些症状基本符合临床脾虚证患者的表现。

三、病证结合动物模型的复制方法

病证结合动物模型是指在中医药理论、现代医学理论与实验动物学知识的有机结合下，分别（或同时）在实验动物身上模拟、复制出与人体疾病、证候相近的实验动物模型，使模型动物同时具有疾病与证候的特征。目前，中医药动物模型的复制多采用西方生物医学模式，以复制疾病动物模型为主。而现代化的中医药研究领域则迫切需要真正具有中医证候特点的动物模型，以便使中医药科研工作更加科学化、客观化。如何制作具有中医证候特点的疾病动物模型，即病证结合的动物模型，使之可同时满足中、西医学的研究需要，是中西医结合研究的基础与难点。

1. 单因素制备病证结合模型

单因素制备病证结合模型是指使用单一病理因素作为病证结合模型疾病与证候共同的造模因素。这种方法在西医疾病模型的基础上，不施加外在的人为干预因素，而是通过宏观和微观相结合的方法进行动态观察，采集症状、体征和实验室指标，进行综合分析，归纳疾病在形成过程中证候的变化及疾病模型形成后所属的中医证候，从而确定某一特定的病证模型。例如，将6～8周龄的雌性C57BL/6小鼠喂食高脂饲料2周，检测血流变、血脂、小鼠黏蛋白MUC5AC、肺组织及血中MAD、酚红排痰试验等指标。在造模成功的基础上，于皮下接种Lewis肺癌细胞，建立痰湿体质型Lewis肺癌病证结合动物模型。血脂与恶性肿瘤息息相关，痰湿体质的主要特征是血脂升高。研究表明，使用肺抑瘤膏干预后，可改善模型小鼠在体质与肿瘤双重作用下的外周血高凝、高黏状态。

2. 多因素复合制备病证结合模型

多因素复合制备病证结合模型是指在中医理论指导下，结合现代医学与实验动物学知识，分别采用中医病因病机复制证候动物模型和现代医学病因病理复制疾病动物模型，使动物模型同时表现出证候与疾病特征。例如，根据中医气血关系理论，气为血帅，气能推动血液运行。气虚日久，则气不行血，从而导致血瘀。中医还认为“饥则损气”“劳则耗气”“甘肥贵人则高粱之疾”“年四十而阴气自半”。基于这些理论，采用饥饿、劳累、高脂、老龄动物等多因素的复合作用，复制出气虚血瘀证动物模型。线栓法制作局灶性脑缺血模型，具有梗死范围稳定、重复性好、操作较简便、手术时间短、无须开颅、对动物全身的生理功能影响小及缺血和再灌注时间可准确控制等优点，是目前公认的能够较好地观察局灶性脑缺血再灌注损伤的动物模型。根据症状和体征的客观评价、微观指标的检测、中药反证等方面对该模型进行客观评价，既体现了中医的发病学说，又考虑了现代医学的致病机制，即符合现代医学生物学特征和中医学病机审证求因的特点。

思考题

1. 动物实验对中医药发展有哪些作用？
2. 如何看待实验动物伦理与福利？
3. 动物模型的基本要求有哪些？
4. 中医动物模型的复制方法有哪些？

（王丽娜）

第八章　中医临床研究

第一节　临床研究概述

临床研究（clinical research）是指以疾病的诊断、治疗、预后、病因和预防为主要研究内容，以患者为主要研究对象，以医疗服务机构为主要研究场所，由医务人员及其他学科人员共同参与组织实施的科学研究活动。近年来，国家高度重视中医药事业的发展，出台了一系列有利于中医药发展的政策，中医药临床研究与国际交流增多，逐步与国际接轨，高水平、国际性的中医临床研究也逐年增多，中医药临床诊疗正逐步从过去的经验医学转变为基于循证医学证据的科学研究，传统中医药临床研究与国际逐渐接轨。科学的临床试验方案设计、规范的研究实施及受试者权益保障是得出科学研究结果的前提。因此，如何科学设计临床试验方案并规范实施，是中医药工作者需重点考虑的环节。

中医临床研究（clinical research of traditional Chinese medicine）的特点包括整体观念、辨证论治、注重实践三个方面的内容。整体观念是中医理论的核心思想之一，强调人体内部各脏腑组织的相互联系和制约。这是一种全局性的研究方法，在中医药临床研究中，注重从整体角度研究疾病的病因、病机和治疗方法，关注人体内部环境的平衡与协调，有助于揭示疾病的本质，提高治疗效果。中医药临床研究不仅依赖于理论推导，更注重实践经验的积累，通过大量的临床实践，在提高疗效的同时，对疗法进行不断的优化和改进。同时，临床实践经验也为中医药临床研究提供了丰富的数据和案例，有助于深入挖掘疾病的病因、病机和治疗规律。中医临床研究的核心是中医药诊疗措施在临床应用的研究，其主要方向是临床疗效的探究，多定位于改善症状、体征、实验室指标及提高生活质量等，同时，也包括从临床出发，在整体观念指导下进行还原性分析。最终仍应回归整体，落脚到多种中医理论的临床验证、机制阐释、理论创新上来，如提高临床诊疗服务水平，促进研究成果转化等，推动中医药事业不断向前发展。

一、临床研究的分类

临床研究可分为病因学研究、疾病预防研究、疾病分布研究、诊断性试验研究、治疗性研究、疾病预后研究六大类。根据病因、预防、诊断、治疗、预后等研究内容的不同，有针对性地开展临床研究。研究者需要依据不同的研究目的和条件选择不同的设计类型，明确随机化分组方法、盲法设计形式、是否采用多中心试验，并以流程图形式清晰呈现研究设计、流程及关键阶段。

（一）病因学研究

病因（cause），又称致病因素，是指作用于人体的能够引起致病效应的有害因素，如生物的、物理的、化学的、社会的有害因素，以及人体自身的心理、遗传缺陷等。病因学（etiology）是一门在内外环境综合作用下，对引发疾病的原因及引起人体疾病的机制进行研究的科学。其目的是研究和验证疾病和诱使疾病发生的危险因素之间有无因果关系，对因果关系的强弱进行评估。病因研究的结果不仅对临床诊治有帮助，而且有助于预防疾病。通过各种媒介对社区人群进行健康教育，让社区人群了解疾病的病因和危险因素，增强对疾病原因的认知和有效预防措施的认识，并有意识地改变自己的生活方式和日常行为，做到防患于未然。

对中医临床研究而言，中医学已经经历了数千年的临床实践，其对疾病的认识论和方法学都有独到的见解，而现代中医病因学的发展，则是将几千年来中医对疾病的认识和方法与现代医学对疾病的认识和方法融会贯通，学以致用，使中医病因学更好地指导临床。

（二）疾病预防研究

疾病预防研究（research on disease prevention）是一门以人群为主要研究对象的学科，其目的是探讨人群中疾病的发生、发展和转归的特征，并分析自然因素和社会因素对人群疾病和健康的影响。它运用生物医学、环境医学和社会医学等理论，制订群体防治策略和公共卫生措施，以达到预防疾病、促进健康、提高生活质量的目的，并在实践中持续优化。

疾病预防研究的主要任务是探索病因，阐明分布规律，制订预防与治疗对策并评估效果，以达到预防疾病、治疗疾病、消除疾病的目的。在中医研究领域，“治未病”是其中的一个研究热点。通过中医特色的诊疗思路和方式，通过早期干预，达到预防疾病发生、控制疾病加重的目的。

（三）疾病分布研究

疾病分布研究（research on disease distribution）是指对人群中某种疾病的特征变量值或特征类别的发生频率的总体概括。具体而言，即通过时间、地区、人群的分布特征来确定发病的情况。在研究疾病的区域分布时，往往根据研究目的进行区域划分，一方面可按行政区域划分，如在国内可按省、市、区（县）、街道（乡）等进行划分，在国际可按国家或大洲进行划分；另一方面可按自然地理因素划分区域，分为高原、平原、山地、沿海、湖泊、森林、热带及温带等。以自然地理因素为基础对疾病的区域分布特点进行研究，有助于探讨疾病的病因和流行因素，为制订疾病的预防和治疗措施提供依据。

随着人群的年龄、性别、职业、种族、族群及婚姻状况等特征的不同，疾病的发病率往往也存在一定差异。有些特征是固有的，如性别、种族；有些可随时间、环境的变化而改变，如年龄及职业等。许多疾病的发病率和死亡率都跟这些特征有关。通过对不同人群疾病分布特点进行研究，有助于人们识别高危人群，探讨发病原因和流行因素。常用的数量指标有死亡率、发病率、患病率、其间患病率、病死率、续发率、婴儿死亡率、引入率、累积发病率、标准化死亡比等，需根据研究目的，确定不同的测量指标。在中医领域，除了疾病本身的研究外，对同种或不同疾病的证候与体质分布的研究也与日俱增。

（四）诊断性试验研究

诊断性试验（diagnostic test）是用于诊断疾病的试验方法，包括病史询问、体格检查、实验室检查（血液常规、生化检查、病理检查等）、影像诊断（CT、MRI、DSA 等）、仪器检查（心电图、内镜检查等）等。通过与目前公认的最可靠、最准确的疾病诊断方法——“金标准”的比较，来评价诊断性试验的真实性和可靠性。诊断性试验可用于发现新的疾病诊断标记，也可用于优化现有疾病的诊断系统。目前，中医临床研究领域中较为热门的是舌诊、脉诊和面诊。舌诊的研究方法有舌组织病理切片、生理生化测定、超声波扫描、舌色定量、舌荧光检测、舌血流量测定等。脉诊的研究方法主要是通过传感器将脉搏信息描记成一幅直观的曲线脉搏示意图。一些学者借助新技术自动化地进行面诊，获取面部各区域热值部位的热态特征，并将出现寒热偏差的面部其他区域的红外线成像与临床症状结合分析，从而使中医面诊信息数据化、客观化，便于中医临床、预防保健、科研教学等方面的应用，对病情分析、辨别证候、判断预后及中医诊断标准的研究具有重要意义。

（五）治疗性研究

治疗性研究（clinical therapeutic research）是指在临床实践中以患者为研究对象，应用医学科研的理论和方法，通过严谨的设计和精确的测量，对拟选择的治疗方法或方案进行的科学研究与客观评价（evaluation）。治疗性研究的治疗方法多样，如药物治疗、手术治疗、物理治疗等，其目的是通过科学的方法和严谨的试验设计，为临床医生和患者提供更好的治疗决策和指导，对不同治疗方法的疗效和安全性进行评估和比较。高质量的研究结果可以作为证据，结合患者的意愿和现有医疗条件制订出最佳的治疗决策，以达到提高治愈率、降低病残率及病死率、改善生存质量和改善人群健康的目标。

中医临床治疗研究是指在中医理论指导下，对中医临床诊疗方法（包括中药、针灸、推拿等）进行验证，以证明其有效性与安全性。传统的中医临床评价多依赖于中医专家和医师在临床实践过程中对个案病例或系列病例的经验总结，随着科学的进步，中医循证证据越来越受重视，大量的临床研究数据来源于临床诊疗研究，通过不断地积累和分析形成循证证据，最终形成行业指南，成为临床医生临床应用的参考指南。

（六）疾病预后研究

疾病预后研究（prognosis research）是指探索疾病发展过程中临床结局及其影响因素的研究。目前有预后研究报告的医学文献较少，但其对中医的发展具有重要意义。

二、研究病例的选择

临床研究结果需转化为高质量的循证医学实践证据，最有效的方法之一就是在研究前进行严格的科研设计，尽可能地控制和减少非研究因素造成的偏倚。临床研究方案设计的核心要素是研究目的、研究对象、干预措施、观察指标、质量控制等。因此，研究病例的选择，是实现临床试验方案科学性、伦理合理性和可操作性的关键所在。

（一）病例诊断标准

1. 西医诊断标准

西医诊断标准应采用国内外普遍接受的诊断标准，或由权威性机构、全国性专业学会和一些权威性著作颁布的标准。若疾病有不同分型，需列出分型、分期、分度和分级标准。诊断标准原则上应具备公认性、先进性、可行性，并注明西医诊断标准中的名称、出处等。必要时需对标准采用的具体情况加以说明。

2. 试验药物的中医适应证候诊断标准

试验药物的中医适应证候诊断标准可参照行业认可度较高的中医证候诊断标准，结合试验用药的处方组成、药效学实验结果、临床预试验或临床经验制订。中药适应证候设计包括试验药物的效应指标和证候属性指标；主证是试验药物对疾病症状的主要效应指标；效应指标可予以量化分级，证候属性指标则不再进行量化。疗效评估应关注主要效应指标的变化情况，不涉及证候属性指标。

（二）病例纳入标准

纳入标准应考虑入选前患者的相关病史、病程及治疗条件要求等，根据研究目的、评价的试验效应来确定，包括疾病的诊断标准、证候诊断标准，以及年龄、性别、知情同意，自愿受试等。在获得知情同意书的过程中，应符合《药物临床试验质量管理规范》（Good Clinical Practice，GCP）的规定。例如，在某中药治疗慢性肾衰竭改善肾功能的临床研究中，除规定病史、病程、生物学特点外，还应规定肾功能分期、血肌酐、尿素氮水平等。针对中医证候的研究应明确具体的中医证型。

（三）病例排除标准

根据试验目的的不同可考虑以下因素：目标疾病的病因、病型、病程、病期、病情严重程度等和目标疾病鉴别诊断方面有关的内容，如目标疾病的部分合并症，妊娠、哺乳等女性特殊的生理期，既往病史、过敏史、生活史、治疗用药史、家族史，近期是否参加其他临床试验，特殊人群如精神或法律上的残疾患者等。

例如，有些研究可能需要在特定的年龄范围或性别中选择病例，从而对这一特定人群的特点进行更好的研究，即人群富集；有些疾病可能会干扰研究结果，因此需要排除与其他疾病同时发作的情况，以减少对研究结果的干扰；某些疾病可能影响选择的观察指标；某些药物的使用可能会对疾病的症状、病情等造成影响，从而影响研究结果的可靠性，因此可以排除有长期用药史的病例，以保证研究结果的准确性。

（四）退出试验的规定

经过随机化分组后的受试者，因特殊原因未能完成试验，包括研究者决定的退出和受试者决定的退出。

1. 研究者决定的退出

研究者决定的退出包括以下几种情况。

1）严重不良事件：结合具体临床试验项目，受试者出现不良事件或严重不良事件，不适宜继续接受试验。

2）病情控制程度未达预期：例如，在某些临床试验中，使用受试药物的受试者在一定时间内病情未达到某种程度的改善，虽然尚未完成规定的疗程，但为了保护受试者，决定让该受试者退出试验，接受其他已知的有效治疗。

3）合并症、并发症及特殊生理变化：在临床试验中，受试者出现了某些合并症、并发症或特殊生理变化，不适宜继续接受试验。

4）受试者依从性不足：在临床试验方案中对受试者在药物的使用、接受随诊等方面依从性太差，药物效果难以评价。

2. 受试者决定的退出

GCP 规定在临床试验过程中，受试者不愿意继续接受临床试验，向主管医生提出退出临床试验的要求后，可以退出试验。

（五）全面终止试验标准

临床试验全面终止是指由于各种原因，临床试验无法继续开展，常见的原因有临床试验课题经费限制、临床疗效不佳、受试者安全性受到影响或者疗效显著提前终止试验等。在作出全面终止试验的决策时，多依据临床试验期中的分析进行判断。例如，在耐受性试验中，当受试者服用药物达到最大剂量时，试验应终止，即使此时尚未出现不良反应；如果出现严重不良反应但尚未达到规定的最大剂量时，也应终止试验；或出现轻度不良反应的受试者占半数时终止试验。

（六）病例的脱落与处理

经筛选后进入研究的病例，由于某种原因未能完成研究所规定的疗程和观察周期，称为脱落病例。脱落病例应采取一定的措施进行处理，例如，研究人员应尽可能设法联系受试者，询问脱落原因并记录，完成评估项目。因治疗效果不佳或产生不良反应造成的脱落，应采取相应的治疗措施。凡有脱落病例，相关的检查数据都要妥善保存，留档以待进行全分析及统计。

（七）病例的剔除

剔除（eliminate）指的是患者在入组前后出现违反入组标准、使用方案禁止的合并用药、错误的治疗分组、患者用药依从性极差等情况时，将其从数据库中删除，其目的是避免影响最终的研究结果，为接下来的统计工作提供支持。在进行数据统计分析前，判断该病例是否被剔除，应由统计人员及研究者共同商议。常见的剔除原因包括选择不符合纳入标准、符合排除标准、未曾使用试验用药、随机化后无数据、使用了方案禁止的合并用药等。

三、试 验 类 型

选择合适的对照组对评价中医临床疗效至关重要，而如何评价对照组和试验组的疗效差异则是研究人员需要思考的问题。临床常用的疗效判定类型中有优效性试验、等效性试验和非劣效性试验，一般根据前期的临床基础来确定选择哪一种设计类型。

（一）优效性试验

优效性试验（superiority trial）是为了证明试验药物的治疗效果优于对照药，包括比安慰剂更好的试验药，或更好的阳性对照药或剂量之间效应的比较。如果以零假设为基础，则获得的优效性称为统计学优效性，如果以非零假设为基础，则获得的优效性称为临床优效性。例如，当某种中药药物或复方被发现在某一疾病的药效学研究中有所突破，通过统计学方法验证试验药物比目前本病标准治疗药物的疗效更好是最有力的证据，这时证明疗效最理想的选择就是阳性对照的有效率试验。

（二）等效性试验

等效性试验（equivalence trial）的目的是确认两种或多种治疗的效果差异在临床上并无重要意义，即试验药物在疗效上与阳性对照药物相当，严格意义上讲是指药效既不比对照药品差，也不比对照药品好的试验药物。目前多采用等效性临床试验进行仿制药的临床研究或临床疗效的比较。

1. 生物等效性临床试验

生物等效性临床试验比较广泛地应用于仿制药的一致性评价中，采用生物利用度研究的方法，将同一种药物的相同或者不同剂型的制剂，以药代动力学参数为指标进行比较，研究在同等试验条件下其活性成分吸收程度和速度在人体试验中是否存在统计学差异，我国仿制药的上市申请需要经历这一阶段。

2. 等效性试验的临床疗效评价

研究人员发现一种新的治疗手段有望替代标准治疗方案，可以采用等效性临床试验设计，证明该药物疗效等效于标准有效药物的疗效，以比较两药的疗效是否相当。例如，在临床诊疗中有部分规范的治疗方案，存在有一定的副作用或费用昂贵的现象，研究人员发现一种新的治疗手段，有望替代标准治疗方案，可以采用等效性临床试验设计，证明等效于标准有效药疗效便可。

（三）非劣效性试验

临床上多采用非劣效性试验（non-inferiority）进行对照阳性药物的设计，通过设定合理界值来评价试验药的疗效是否不低于阳性药物。为了定义试验药是否不比阳性药物药效差，需要在试验设计阶段设计一个界值，选择正确的统计分析方法，合理地进行非劣效性评价和判定。随着我国中药新剂型、新工艺的研发和临床试验的逐渐增多，采用非劣效性试验设计的中药新药临床试验的数量也逐渐增多。当采用非劣效性试验时，若试验药在疗效上没有什么特别的优势，那么价格更便宜、副作用更少、服用更方便等其他方面的优势就显得至关重要了。必须找到一个被证实有一定的临床价值的优势，这是设计非劣效性试验的理论基础和前提。目前除了使用最为广泛的频率统计假设检验和可信区间方法外，在临床上也有许多用于非劣效性评价的方法，如贝叶斯统计等。

在实际临床试验中，也存在试验比较类型的转换情况，比如原本设计方案为非劣效性试验，试验结果却提示是优效，可以在研究方案中说明比较类型的更改，在证实了非劣效的基础上再寻求优效。研究人员需要对除此以外的试验类型进行界值的定义，如效率值等。

四、有效性与安全性观察指标

临床试验的结果是通过有效性和安全性分析得出结论的，在方案设计中如何选择有效性指标和安全性指标需根据临床目的确定。

（一）疗效指标

疗效指标（efficacy indicators）的设计是临床研究目的的表达形式，可以是相关症状与体征的改善，也可以是相关理化检查的改善，需根据具体的临床研究目的确定。多分为两大类：主要疗效指标和次要疗效指标，具体表现如下。

1. 主要疗效指标

主要疗效指标是指对临床试验目的具有公信力的证据。临床试验的主要疗效指标应选择客观性强、易于量化的指标，在试验方案中要有明确界定，数量不能过多，不能过于庞大。在一些临床研究中，存活率、复发率、脑卒中发生率等最能体现终点疗效的结局指标都可以被采用。若能以结局指标作为临床试验在疗效判定上的标准，则论证力度更大。如果很难应用结局指标，则主要参考与结局指标关联性最大的指标。中医药临床研究应采用可量化的症状作为主要疗效指标，或采用核心指标集作为主要疗效指标。

2. 次要疗效指标

次要疗效指标是指在试验方案中需要明确说明和定义的额外支持指标，它与试验主要目的或次要目的有关。如果单一的主要指标难以从多个与试验主要目的有关的指标中确定，可以将多个指标按预先设定的计算方法组合在一起，构成复合指标，临床上常用的中医证候观察量表就是一种复合指标。当组成复合指标的某些单项指标具有临床意义时，统计分析也可以单独进行。将客观指标及随研究者对患者病情的综合印象而改变的总体印象设定的指标称为综合评价指标，通常是等级化的分类指标。综合评价指标往往含有一定的主观成分。当有效性或安全性必须通过综合评价指标确认时，必须在试验方案中明确规定判断等级的方法，并提供依据和理由。一般情况下，应单独分析在综合评价指标中的客观指标作为主要指标。

（二）安全性指标

安全性指标的类型有多种，主要依据是干预手段前期的不良反应，或参考国家药品监督管理局《中药新药临床研究一般原则》中常见的临床症状和体征的安全性指标、理化检查指标与预期不良反应相关的检测指标，如不良事件类型、程度、发生率、安全性评价。常用的理化检查指标包括血常规、尿常规、肝功能（谷草转氨酶、谷丙转氨酶、总胆红素、碱性磷酸酶、γ-谷氨酰转移酶）、肾功能（尿常规、微量白蛋白尿、肾小球滤过率、尿N-乙酰β-D氨基葡萄糖苷酶、血肌酐）、心电图（ST-T变化、心律失常、QT/QTc间期）、全胸片等。如存在消化道出血、炎症等潜在安全性隐患，增加大便常规和隐血、凝血功能；外用制剂需要增加局部刺激性、过敏性相关检查；注射剂增加变态反应指标；临床前资料提示心脏可能有潜在的风险，增加肌钙蛋白、脑钠肽等指标。

五、临床样本量估算

样本量（sample size），在重复原则里面属于生物重复，又称样本含量或样本容量，是指在观察性研究和干预性研究中每个样本所包含的观察对象或受试对象的数量或例数。在临床试验设计阶段，必须满足统计所需的估计最少的研究对象数量（Ⅰ类错误的控制和检验效能的保证），即估算样本量，以保证研究结论的可靠性和可重复性。样本量的估算需在研究设计中充分反映"重复"原理（生物学重复），根据观测指标的效应量（率、均数等）等参数或估计值，求出最佳样本含量。临床试验按主要指标确定样本含量，在兼顾多项主要指标时取其最大值时，需分别按各主要指标对样本量进行估算，多重反差修正，仔细斟酌。另外，样本含量的估计必须由专业人员提供必要的参数。如运用相关的样本量计算软件（PASS、SPSS 等），提供相关参数和样本量计算的页面截图。

1. 样本量大小的影响因素

样本量大小的影响因素如下。

1）假设检验第Ⅰ类错误 α：α 越小，所需要的样本量越大。α 是研究者根据研究问题的性质和目的所规定的，一般取 0.05，单侧或双侧都可取。

2）假设检验第Ⅱ类错误 β：β 越小，检验效能（1–β）越大，所需样本量也越大。常取 β=0.10，检验效能 1–β=1–0.10=0.90。通常考察的有效性一般要求不低于 0.80，一般只取单侧。

3）容许误差 δ：是指研究者所要求的与客观实际存在的总体参数之间的差值。δ 越小，说明样本的需要量越大。δ 的获取，可以通过预实验，也可以通过查阅文献。

4）干预的有效率（p1 和 p0）的均值差值或疗效评价结果（D）与标准差值（SD）的均值：差值越大，则样本量越小；样本量越大，说明 SD 与 D 的比值越大。

另外的相关因素包括但不局限于研究设计类型、比较类型、失访率、比例的设置、对照的组数等。

2. 样本量估算方法

样本量的估计方法主要有两种，一种是查表法，另一种是计算法。查表法是根据研究情况直接查样本量表。样本量表是统计学家为应用方便，按特定公式和样本量中主要影响因素的大小计算并编制的数据表。查表法应用简单，但受数据表范围的限制。计算法是利用样本量的计算公式进行样本量估计的方法，计算公式是有关检验统计量的计算公式，并需考虑检验效能，不同研究类型的样本量有不同的计算公式。随机对照临床试验的样本量估算与研究的设计类型有关，常用的临床研究设计有差异性研究设计、优效性设计、非劣性设计和等效性设计。不管是上述哪一种类型的临床研究设计，样本量都应根据本次临床试验的主要疗效指标来进行估算。随机对照临床试验常用的主要疗效指标包括两大类，第一类是"定量变量"指标，第二类是"定性变量"指标，研究人员必须根据具体情况，选择适宜的指标，对样本量进行估算。

六、多中心临床试验

多中心试验（multicenter trial）是由多位研究者在不同地点和单位，按照同一试验方案同时开展的临床试验。各中心同期开始、同期结束。一般是在一个试验中心不能按预期时间完成受试者入组的情况下才会进行多中心试验。

（一）应注意的问题

1）研究方案及其附件的设计必须考虑到多中心的特殊性。

2）试验方案应由各中心共同决定，经伦理委员会审查同意后执行。
3）患者应当由各中心随机分配。
4）临床试验要在各研究机构同步进行。
5）按照研究方案，对协助研究者开展培训工作。
6）多中心试验必须采用一致的有效性与安全性评价方法。
7）多中心数据应该传送到一个数据处理中心进行统一管理。
8）各试验中心研究者应严格遵从试验方案。

（二）结果呈现的步骤

整理和分析数据：对试验数据进行整理和分析，包括数据的描述性统计、假设检验、方差分析、生存分析等。

1. 报告结果

根据材料分析的结果，撰写多中心试验的总结报告，内容包括试验目的、试验方法、试验结果和试验结论等。

2. 发表论文

将多中心试验的结果发表在学术期刊上，供同行评议和交流。

3. 共享数据

将多中心试验的数据共享给其他研究者，供进一步的研究和分析。

4. 撰写技术报告

对于一些技术性较强的多中心试验，可能还需要撰写技术报告，详细介绍试验的设计、实施和数据分析过程。

（三）结果呈现的注意要点

1）合理评估统计的推断和数据的效用，确保准确可靠。
2）遵循科研方法和试验设计的科学原则，确保结果的可靠性和可比性。
3）研究结果呈现需综合中药理论特点和实践特点，充分考虑中药的特殊性。
4）遵循伦理原则，保障受试者权益和安全，不进行任何形式的利益输送。
5）遵守相关法律法规，确保多中心试验合法、合规。

七、数据管理

数据管理（data management）包括对数据采集、数据管理计划、数据库确认、病例报告表交接等文书的要求，所有工作均应有书面材料作为证据。试验方案通常需说明试验数据的采集与管理流程、数据管理与采集所使用的系统、数据管理各步骤及任务及数据管理的质量保障措施。从试验方案设计开始，数据管理应贯穿试验的全过程，包括病例观测数据记录、数据录入、数据清理、统计报告等，其目的是确保临床医疗数据收集的及时、完整、准确和科学，保障医疗资料的可利用性。

（一）数据采集

临床数据管理（clinical data management，CDM）的目的在于把试验所涉及的所有数据完整无误地纳入报告，以便对数据质量及试验实施进行检查。

1. 源数据的采集

以患者为受试者进行临床试验，医疗记录尽量载入门诊或者住院病历系统。系统应具有完善的权限管理和稽查轨迹，对源头资料的创建和修改要做到有迹可循，对源头资料的收集要做到有据可查。

2. 建立数据管理标准操作规程

对数据收集和管理的各个环节制订较为详尽的规定和方法，对各个管理人员的职责进行规定，保证数据管理的规范性。

3. 数据记录

研究人员必须在诊治受试者的同时进行病历的书写或电子记录，以保证时效性；对病历进行修改时，只能采取划线的方式，改后的数据不得擦涂或覆盖原始记录；受试者的化验结果，要详细填写至门诊或住院病历。

4. 数据报告

如采用电子病例报告表（electronic case report form，eCRF），应指定专人承担“eCRF 录入员”工作，并在研究医生完成每例受试者观察后，及时将病例报告表交给“eCRF 录入员”审查，之后填写双份 eCRF 并单份录入，有由专人负责审核；后续由监查员审核数据的一致性，提供修正报告。

（二）数据管理计划的制定

数据管理计划是统计分析来源的重要保证，在临床试验实施前应制订一份详细的数据管理计划作为整个数据管理过程的指导性文件，在试验过程中根据方案的修订情况及时更新以适应研究的需要。

（三）数据库创建与答疑

根据研究的类型选择合适的数据库，如多中心试验，可采用 EDC 系统进行数据报告。在创建数据库过程中应进行变量注释，数据库创建后应进行模拟验证，评估是否满足数据录入条件，是否录入方便，是否有逻辑审查功能等。定库后培训考核录入人员，一般双联录入，双联核对；上述过程亦可简化到先进的数据库软件平台上，如采用独立第三方校验结合的单份录入法。数据比对及录入存在的问题，可以由系统自动发出或人工发出疑问，由研究人员进行答疑并确认。

（四）数据编码

在试验过程中，有些文件是以文本形式呈现的，如不良事件、严重不良事件等，为了便于归纳总结，需要针对这些疾病或症状的不同表述方式进行归纳、分类、统一编码，以便于统计分析。

（五）数据质控

当数据库初步形成，存在的问题答疑已经结束，但仍需要进行数据质控，确保数据与源数据一致，对方案的关键环节，如纳排标准、主要疗效指标、安全性指标、严重违背方案情况、不良事件等仍需要进行第三方质控。

（六）数据审核与锁定

在数据库锁定前，研究医生、研究护士、数据管理员、统计分析师等召开数据审核会议，确认数据库的规范性、完整性等，各方均确认无误后进行锁库，一般情况下，数据库锁定后不能修改，如特殊情况需要修改，需要履行解库手续后进行修订。待数据库确定后，再明确统计分析方案，就可锁定数据，并将已锁定的数据交给统计分析员，由统计分析员进行编程分析。

八、统 计 分 析

统计分析是研究结果的主要呈现方式，需根据研究目的，按照提前设计的统计分析计划进行统计分析。

（一）统计数据集

全分析集（full analysis set）是指在排除没有任何有效性的数据或严重违背方案的受试者后，所有随机化的受试者数据都尽可能接近意向性分析（intention-to-treat analysis）原则的理想的受试者集合。

符合方案集（per protocol set）是充分依从于试验方案的受试者所产生的数据集，依从性需满足所接受的治疗、主要终点指标测量的完整性，以及未出现显著违背试验方案的情况等。

安全性分析集（safety analysis set）是指所有使用过至少一次试验药物的随机化受试者。

（二）统计软件的选择

根据研究目的明确采用哪种软件的哪种版本进行统计分析，包括特定软件里运用到的算法包等。

（三）统计分析分类

1. 描述统计

描述统计主要是指通过分组、有关图表、统计指标等对获得数据后的现象进行描述；对于计量资料，往往需要列出均值及标准差、极小极大值、中位数和P25和P75，以及95%的置信区间；对于计数资料，往往需列出其他类型的例数和百分比。

2. 推断统计

推断统计是指以概率论和数理统计为依据，在获得样本数据的基础上，通过抽样调查等非全面调查，对总体的情况进行科学推断；通过对现象的依存关系的模拟，建立回归模型，预测未来形势；统计推断往往需要列出检验比较的方法、统计量、P值及可信区间。

（四）统计分析内容

1. 病例分布、人口学资料及基线分析

采用描述统计方法，分别描述各组进入各统计分析集的受试者的人数和比例，完成试验与中途退出试验的人数和比例及中途退出试验的原因。通过统计分析方法，比较影响试验结果的各因素组间的均衡性。比较的内容是人口学特征，如年龄、性别、身高、体重；一般情况下包括病情、病程、病史及疗效指标的基线值（如中医证候积分）等。

2. 有效性分析

在中医临床研究的过程中，中药药物的研究是重要的一环，对于试验药物是否具有优于、等同于或不劣于对照药物的疗效，我们往往需要根据上述三种情况，分别采用优效性、等效性和非劣效性三种不同的试验类型来验证。

3. 安全性分析

安全性分析是任何一个临床研究必须包含的内容，是绝不可忽视的。即使中医药被认为是很安全的，也不应该忽略安全性的观察。安全性分析的内容包括用药情况（剂量、用药时长等）、依从性、合并用药情况、实验室检查及不良事件等，其中包括用药情况分析、使用方法分析等内容。安全性分析以描述性分析为主。在疗效性研究中，由于样本量较少，只能观察到常见的不良反应，因此，在有效性研究的基础上，可设计专门的研究来观察不良反应。

4. 统计一般原则

一般情况下计量数据需列出观察人数、均数、标准差、中位数、上下四分位数、最大值、最小值、95%置信区间，进行正态性检验及方差齐性检验，在满足正态分布且方差齐性的情况下，将两组组间进行成组 t 检验比较，否则，将采用 Wilcoxon 秩和检验对两组进行比较。计数数据列出频数、频率（构成比），两组比较按频数采用 χ^2 检验或 Fisher 精确检验或 Wilcoxon 秩和检验。除特殊说明外，均采用双侧检验，其中 P 值小于 0.05 的差异具有统计学意义，置信区间为 95%。

九、质 量 控 制

临床试验的质量取决于设计和管理，因此除了规范、科学、符合伦理的设计之外，在临床试验实施过程中的质量控制也非常重要，质量控制有很多环节，下面重点介绍几个关键环节。

（一）实验室指标的质控措施

各参研医院化验室要制订标准的操作规程和实验观测指标质控规程。在必要时开展中心实验室组建工作。例如，当临床试验的病原学指标及主要疗效指标主要在实验室检测时，各实验室的检验指标正常参考范围、使用的试剂、仪器型号、操作方法、人员都存在不统一的情况，容易造成误差。因此，可考虑设立中心实验室，将各实验室标本送至中心实验室统一操作，以确保实验质量。此时，需要在临床试验方案中设计出标本的预处理、保存方法和运输到中心实验室的途径，并制订相应的标准操作规程。对实验室检测结果应当通过电脑打印或以其他方式作出相应规定。

（二）主要观测指标标准操作规程

制订的方案附件包括实验室各主要观测指标的检测方法、标准操作程序（standard operation procedure，SOP），如送往中心实验室标本的预处理、保存、运输等和对检测指标评判的 SOP 等。

（三）临床试验前培训

培训是帮助研究人员理解方案、依从方案的重要环节。在临床试验实施前应加强对研究人员的培训，培训内容包括但不限于试验方案的纳排标准、给药方案、观测指标、不良事件判定、临床试验流程、相关法律法规等。课题负责人将根据不同的岗位对培训后通过考核的人员进行授权分工，授权后方可开展临床研究。

（四）提高受试者依从性的措施

提高受试者依从性需加强与受试者的沟通交流并进行人文关怀，如因特殊原因造成受试者脱落，应及时处理，处理手段包括尽可能评估安全性指标，并给予相应的临床建议，以充分保障受试者权益。

（五）质量控制和质量保证系统

为确保临床试验治疗保证体系的实施，所有研究人员都要各司其职，严格遵循临床试验方案，采用标准操作规程。

1. 监查

监查（inspect）是为了确保受试者在临床试验中的权益得到保障，确保遵循临床批准的方案和《药物临床试验质量管理规范》等相关法规，保证试验记录与报告的数据准确、完整、无差错。监查员是负责监查工作的人员，是申办者与研究者之间的主要联系人。监查员应具有医药学背景，访视的次数要能满足临床试验质量控制的需要。其主要工作包括试验前确认试验承担单位已具备适当的条件；确认与试验有关的各项检查的人员配备和培训；确认实验室设备完备和运行良好；确认监督研究人员执行试验方案；确认在试验前取得全部受试者的知情同意书；确认受试者的入选率及试验的进展状况；确认入选的受试者符合条件；确认各项资料记录、报告准确完整，全部病例报告表填写无误，与原始资料一致；确认在规定时间内所有不良事件均记录在案，对严重不良事件进行报告；对研究人员未能做到的随访、未进行的试验、未做的检查及对错漏是否改正等情况，都要清楚、如实地记录在案。

2. 稽查与检查

稽查（audit），指由不直接涉及试验的人员所进行的一种系统性检查，以评价试验的实施、数据的记录和分析是否与试验方案、标准操作规程及药物临床试验相关法规的要求相符。

检查（inspection），指药品监督管理部门对一项临床试验的有关文件、设施、记录和其他方面进行官方审阅，检查可以在试验单位、申办者所在地或合同研究组织所在地进行。

针对监查、稽查、检查发现的问题，督促研究者提出改进措施并进行整改，跟踪整改过程，评估改进效果，保证临床试验数据完整、准确，过程规范，结果真实、可靠，受试者权益得到充分保障。中医药工作者需不断开展临床研究，不断积累数据，挖掘中医药疗效优势，更好地发挥中医药在治未病中的主导地位、重大疾病中的协同作用和疾病康复中的核心作用。

十、临床研究方法的新进展

近年来，临床研究领域不断涌现出新的技术和方法，为中医药临床研究带来了巨大潜力。这些新方法不仅提高了研究的科学性和严谨性，还显著提升了临床实践的实际应用效果。以下介绍几种近年来备受关注的技术方法，包括估计目标、实效性临床试验、“以患者为中心”的研究模式及精准医学研究模式。

（一）估计目标

传统临床试验报告往往未能明确区分研究目标、分析方法和处理策略，导致研究结果的解释存在不确定性。为了精确定义、正确描述治疗效应，2021 年，人用药品技术要求国际协调理事会（International Conference on Harmonization，ICH）在正式发布的 E9（R1）指南中提出估计目标（estimand）的结构化框架，以加强参与制订临床试验目标、设计、实施、分析和解释的各方之间的对话，并就临床试验应解决问题与申办方和监管机构进行对话。国家药品监督管理局（*National Medical Products Administration*，NMPA）指出，ICH E9（R1）也适用于临床试验中的估计目标和敏感性分析的指导原则，并要求在 2022 年 1 月 25 日后开始的药物临床研究中实施。

新型研究框架强调了因果治疗效应的重要性，定义治疗效应为相同受试者在不同治疗条件下可能发生结果的比较。这里的治疗效应是由治疗引起的，而不是由潜在的混杂因素引起的。新的研究框架主要分为三个层次：一是明确试验目的，即感兴趣的临床问题，以此明确治疗效应的定义；二是针对试验目的，定义合适的估计目标，以指导试验的实施、分析和结果的解读；三是根据估计目标，选择合适的主估计方法和计算主估计值。主估计方法往往需要基于某些统计假设，如果有多个主要估计目标，应依次描述每个主要估计目标的主估计方法和敏感性估计方法。当主估计方法偏离假设时，建议进行一种或多种敏感性分析，以评估其稳健性。在主估计方法和敏感性估计方法之外的分析被定义为补充分析，它提供了更全面的治疗效应理解。

估计目标具有五大属性，包括目标人群、治疗（处理）、目标变量（或终点）、伴发事件及伴发事件的处理策略和群体层面汇总。通过对这些属性的描述来定义治疗效应的本质。在上述属性中，伴发事件的属性较为特殊，其存在可能会影响其他属性的定义。伴发事件是指治疗开始后发生的事件，可影响与临床问题相关的观测结果的解读或存在。其影响不是随机化后就能消除的。如“死亡”作为伴发事件发生时，可能导致用药一定时间后的测量指标无法观测。处理伴发事件的常用策略分别是疗法策略、假想策略、复合策略、在治策略和主层策略。具体选择何种策略，由试验目的决定。建议用单独的章节汇总所有的伴发事件及相应的处理策略，必要时将伴发事件总结表加入研究方案或统计分析计划中。

（二）实效性临床试验

实效性随机对照试验（pragmatic randomized controlled trials，pRCT）是在真实的临床医疗环境下，采用随机和对照的方法，对不同干预手段（包括实际效果、安全性、费用等）的治疗结果进行比较的研究。该研究类型于 1967 年由法国施瓦茨（Schwartz）和勒鲁什（Lellouch）两位统计学家最先提出。由国家药品监督管理局药品审评中心在 2023 年发布的《基于疾病登记的真实世界数据应用指导原则（征求意见稿）》中指出，真实世界研究的主要研究类型是观察性研究，包括实用临床试验等。换言之，pRCT 是真实世界研究的重要方法之一，其实质是试（实）验性研究。相对于申请新药审批的传统随机对照试验（randomized controlled trial，RCT），pRCT 的典型特征是：采用对利益相关者（如临床医生、患者、医疗决策者、医疗保险机构等）有重要意义的结局指标进行评价，在临床医疗实际环境条件下，对有代表性的患者群体使用相关的医疗干预措施。其研究结果紧密贴近临床医疗实际，能够在现有的不同干预措施中更好地为医疗决策提供科学依据，帮助利益相关方作出最佳选择。pRCT 的关键是随机化分组。相对于真实世界的观察性研究，pRCT 能使组间已知的预后因素和未知的预后因素通过随机的方法得到平衡，从而提高了组间可比性，同时也降低了选择偏倚。pRCT 既可以采用整群随机方式，也可以采取个体随机方式。在 pRCT 的范畴内，整群随机通常用于评价一个项目干预的预期结果，当这些项目的干预措施只能施加于群体（如医院、社区）时，应基于群体进行干预。此外，若干预措施针对个体时会对群体内的其他人产生影响，即出现“沾染”时，也应当采取整群随机方式。

随着新的临床研究方法的出现和不断进步，pRCT 也开始采用适应性设计，即对临床试验设计的某些方面进行动态修改，包括调整样本量、调整组间治疗分配比例、更改临床终点、提前终止试验等。依据临床试验开始后积累的信息，使更多的受试者受益，从而提高研究效率。需要注意的是，临床试验方案中一定要预先制订和写入适应性设计的内容，且尽量在试验初期就完成试验方案的修改。

（三）“以患者为中心”的研究模式

“以患者为中心”的药物研发是指以患者为视角，以高效研发更符合患者需求的具有临床价值的药物为目标，进行药物开发、设计、实施和决策的过程。“以患者为中心”已成为近年来生物医药创新领域的新趋势。全球多个国家的监管机构，如美国食品及药物管理局（Food and Drug Administration，FDA）和欧洲药品管理局（European Medicines Agency，EMA）均发布了相关指导原则，将其作为新药研发的核心理念。国家药品监督管理局于 2023 年相继发布多个“以患者为中心”的药物临床试验相关指导原则，强调在药物研发和决策的全过程中，将患者视为主动参与者，将其对疾病及其相关治疗的经验、观点、需求和偏好等患者体验数据作为药物研发设计、实施的关键考虑要素，并纳入获益-风险评估体系，为研发和上市符合患者需求的有价值的药物提供科学证据。“以患者为中心”的试验设计需要考虑以下内容：

1. “以患者为中心”的临床整体研发计划

此类研究模式重视在临床实践中挖掘特定疾病未满足的临床需求，根据已有信息，在充分调研的基础上评估是否需要开展收集患者体验数据的研究。在整体研发计划中，需要采取阶段性的研究决策和动态调整，例如，若在早期阶段发现特定人群的临床获益更显著，可及时调整后续研发计划，在关键研究中纳入相应的人群。

2. 收集患者体验数据的研究

患者体验数据是指患者对疾病及其相关治疗的经验、观点、需求和偏好等信息，可由患者、患者的家属、监护者、看护者提供。例如，患者对疾病的认识（患者最关注的症状体征、对生活质量的影响等）、患者对于现有治疗的观点（可及性、安全和有效方面的局限性、依从性、偏好信息等）、未满足的临床需求、患者对于潜在治疗的预期获益和可接受的风险、受试者参与药物临床试验的负担（包括心理、经济、社会方面）及参与药物研发的方式等。收集患者体验数据的研究方法包括定性、定量和半定量方法。

3. “以患者为中心”的临床试验设计要素

此类设计应以患者需求为研究目的，选择合适的目标人群，选择对于受试者最佳且可及的对照，以及进行基于临床结局评估的有效性评价。这里的临床结局评估指的是来自患者及其看护者、医生或其他评估人员的，用于评价患者个体感受、功能和生存状态的评估工具或手段，通常需要主观评估而非直接的事实呈现。对患者的功能、生存状态影响较大的疾病，需选择临床结局评估终点作为主要终点（单一、复合或共同主要终点）；在评价药物对于患者生存时长等客观指标的改善时，可以将客观指标与同样重要的临床结局评估终点同时作为共同主要终点或复合终点；对于已建立实验室检查或其他客观指标作为替代终点来评价临床疗效的疾病，可通过临床结局评估数据来提供其他背景信息或支持性数据。

（四）精准医学研究模式

精准医学是指随着基因组测序技术的突飞猛进，以及生物信息和大数据科学交叉应用在个体化医疗的基础上发展起来的一种新的医学概念和医疗模式。其实质是将生物标志物与特定病种通过基因组、蛋白质组等组学技术和医学前沿技术进行分析、鉴定、验证与应用，从而精确寻找疾病的致病原因和治疗靶点，最终实现对疾病和特定患者的个性化精准治疗。靶向药物研发的关键是如何对“精准医学”的临床试验机制进行合理设计和评估。贝叶斯理论的广泛应用加速了新颖设计在靶向药物研发中的推进，以了解精准医学研究所涉及的问题；多种新型设计方法的提出，如富集设计、适应性设计、主方案设计，旨在根据患者的特定生物标志物或分子特征，为个体提供定制化的治疗方案。

1. 篮式试验

将具有相同生物标志物或遗传变异的患者纳入同一试验组的设计。这种试验设计允许针对特定生物标志物的患者进行治疗，而不受传统疾病分类的限制。篮式试验在精准医疗领域广泛用于评估分子靶向治疗对不同肿瘤组织学亚型的疗效。

2. 伞式试验

根据不同分子亚组的患者的分子特征对传统疾病类型进行重新分类，提供相应的治疗方案。这种试验设计需根据患者的个体特征进行个性化治疗，以提高治疗效果和预后。

3. 平台试验

不断评估某一疾病的各种干预疗效，并根据累积数据调整试验设计的方法。平台试验具有灵活性，可以及时终止无效干预措施并添加新的干预措施，从而加速临床试验的进展，为患者提供更多治疗选择。

十一、中医临床研究与人工智能

随着人工智能、区块链及大数据等现代科学技术的迅猛发展，中医药领域正迎来新的发展机遇。目前人工智能技术在中医药临床研究领域发展迅速，已经可以帮助分析挖掘临床数据，如舌诊仪，脉诊仪等仪器已经可以捕捉与患者证候密切相关的图像、声音、文字等多种类型的数据，替代传统望闻问切方法，揭示疾病的复杂因果关系。人工智能技术可以通过计算机对庞大的表象数据进行分析，从而辅助临床诊断。未来人工智能或可与高通量的实验设备结合，根据指令自动设计实验方案并操作实验设备，自行研发相关药物，达成试验目标。在科技的迅猛发展下，中医药领域的现代化成果将会源源不断地涌现，为人类健康事业作出更突出的贡献。

第二节 中医临床研究

中医临床研究是指在中医学的理论指导下，运用科学的研究方法对中医病证的诊断、治疗、预后及预防进行研究。其目的在于基于临床实践中积累的经验，通过系统性的观察和试验，验证中医理论对临床实践的指导作用，评价中医治疗的疗效和安全性，同时借助科学研究的手段，进一步明确中医理论的指导作用，探索中医理论的科学内涵，深入探讨中医药在治疗疾病方面的特色与优势，从而提高临床疗效，改善预后，促进健康。同时，中医临床研究还可为中医学在现代医学体系中的地位和作用提供科学依据，推动中医药学的进一步发展和应用。

过去几十年间，中医临床研究取得了显著的进展，临床随机对照试验的广泛应用、多中心临床试验的开展、分子生物学技术的应用、新诊疗技术与方法的运用、国际性中医临床研究的兴起及个体化医学的发展等，使中医临床研究在方法学、技术手段和研究范式上取得了许多进展，为奠定中医学在现代医学领域的地位提供了更多科学研究的支持，也为中医的传承和发展打下了坚实的基础。以下将从证候标准化研究、中医治则治法研究、中医疗效评价研究、名老中医学术经验研究、新技术方法在中医临床研究中的应用、中医临床研究应注意的问题等方面阐述中医临床研究的思路、方法和研究进展。

一、证候标准化研究

证候学（symptomatology）是中医理论体系的核心内容，也是中医诊断和治疗的核心环节。作为中医学领域中的重要研究方向，证候研究旨在深入探究不同疾病的证候特点、发病机制和治疗原则等。辨证论治是通过分析判断证候来实行的，“辨证”是论治的前提，建立证候的辨识规范及判定标准，不仅是深化证候研究不可或缺的组成部分，更是开展证候领域内其他相关研究工作的先决条件，因此证候的标准化研究必不可少。证候标准化研究是基于中医辨证论治的临床研究获得更广泛认可的基础，不仅有助于提升中医药临床诊疗的规范性，还能为中医药的应用和临床实践提供科学依据，对深化中医理论和中医诊疗方法认知具有重要意义。

（一）研究思路与方法

1. 文献研究

中医文献资料是中医药理论和临床经验的重要载体，承载着中医药学的丰富智慧与独特的理论体系，也是中医药伟大宝库的重要组成部分。中医文献是指包含中医传统知识、理论、经验和医学文化等诸多方面内容的古今文献资料，包括各类书籍、文章等。中医文献研究范畴极为广泛，涵盖了中医药文献的整理研究与学术研究两大方面。一方面，涉及中医药古籍的细致整理工作，包括古籍的影印与校勘注释、类书丛书的编纂汇总、检索工具的编制、古籍散佚内容的辑复及文献数据库的构建与完善等；另一方面，则是对中医药文献的学术探索，如中医药历史文献的深度剖析、中医临床医案文献的系统研究、中医各家学说与学术流派的文献梳理及中医基础理论专题文献的专题化研究等。中医文献是必不可少的重要资料，是研究中医学、挖掘中医传统知识、提炼临证经验、建立证候诊断标准等的重要依据。

文献研究是一种系统性的研究方法，通过查阅和分析相关的文献资料，以了解特定主题或领域的研究进展、理论观点和方法。随着中医现代化与客观化的推进，中医证候标准化研究已经成为热点、难点问题。在此背景下，文献研究在中医证候标准化研究中展现出重要的应用价值。中医文献研究的过程，实质上是对中医学知识进行系统性承袭与创造性发展的过程。它既是对前人经验的归纳总结，又能给后人的运用提供启示；既是对古代文献的整理，又可在前人研究的基础上加以提高。在文献编纂与整理的过程中，研究者需明确研究宗旨，界定所需文献的搜集范畴，选择适宜的文献源与采集方式，通过查阅目录学资料中的相关线索，系统挖掘并整理出相关联的文献信息，确保过程严谨无遗漏，从而为研究目标的实现提供全面支撑，同时，需要将相互关联的事物作为一个完整的、有机的体系进行系统的分析。通过对中医文献的梳理和归纳，系统总结各类疾病在历代医家著作中的证候表现和辨证要点，为建立现代证候诊断标准提供理论和临床依据。基于文献研究的成果，研究者能够提炼出针对不同证候的治疗方案和药物配伍，制订各类疾病的证候诊断标准，明确各种证候的范畴、特征和辨证要点，有助于推进证候研究的现代化和标准化，使临床诊断更为规范。

在中医证候标准化研究中，需要以能够客观反映患者的病因、病机、病情发展趋势的真实状况为准绳，在结合专业知识对中医证候的相关文献进行研究的基础上，利用多学科技术挖掘中医药学文献，通过文本挖掘技术从药方、病证关系分析证候及治疗规律，进行证候标准化研究，并在此基础上进行量化，从而实现证候诊断与评价结果的可比性和可重复性，使中医临床科研成果、疗效评价、预后判断具有可比性，并使其具有与其他学科交流融合的能力，最终使中医证候标准化成果能够更加科学、有效地服务于临床。

2. 调查研究

临床流行病学以群体为研究主体，旨在通过全面化、精确化且系统化的方法，有效搜集临床科研领域中的关键信息，从而确保研究结果的普适性与可靠性，并应用概率论和严谨的逻辑推断等科学思维，以定量与定性相结合的方法来推导研究结论。采用临床流行病学的方法，如横断面调查，研究某种疾病的证候分布，旨在通过一次性的调查收集人群的数据，了解特定时间点上患者的症状表现、体征信息和相关特征等。相对于其他研究设计，横断面调查可以在较短的时间内收集大量信息，且成本相对较低。通过分析收集到的数据，可以初步探索证候之间的关联关系，总结与疾病最相关的核心症状与鉴别症状，结合现代化体征信息、检验检查结果采集，使证候诊断过程更加客观化、标准化，同时，结合其他研究设计和方法，可以深入探讨证候与疾病之间的关系和机制，以及证候的变化和发展趋势。

3. 实验研究

实验研究离不开动物模型，中医动物模型学是一门在中医药领域中使用动物模型进行实验研究的学科。中医动物模型学的研究在一定程度上可以验证中医理论的科学性和临床应用的有效性。通过在动物体上复制中医证候并进行实验研究，可以观察和分析疾病的证候特点、本质及其治疗原则等多方面的信息，有助于从动物实验角度验证中医理论，探索中医证候形成的内在规律和中医药治疗证候的作用机制。同时也可以为中医证候标准的制订提供模型依据和数据支持，以进一步提高中医药理论和临床应用的科学性和规范性。

证候病理生理学基础研究旨在通过对中医证候的病理生理特征和机制进行深入研究，从病理生理学角度来解释和理解中医证候的形成和发展过程。在进行证候病理生理基础研究时，常见的方法和方向包括：病理生理指标监测与测量、神经调节机制研究、免疫与炎症反应研究、基因蛋白质与代谢研究、环境因素研究等。通过以上的研究方法和方向，可以更深入地理解和阐释中医证候的病理生理基础，实现证候理论的现代科学诠释，为中医与现代医学的结合和应用提供科学的依据，推动中西医结合领域的发展。

4. 临床研究

临床研究在医学领域的重要性不言而喻，其能够为医疗实践和决策提供科学证据。通过临床研究，可评估疾病临床证候特点、新的治疗方法、药物及医疗技术的有效性和安全性，探究疾病的自然历史和发展过程，提高患者的生存率并改善其生活质量，同时协助制订科学的临床共识意见或临床诊疗指南。中医药临床研究可以分为观察性研究和干预性研究两种类型。临床试验是其中一种最科学的研究方法，用于评估新的医疗干预措施（如药物、治疗方法、设备等）的有效性、安全性和可接受性。它是将实验室研究应用到临床中的关键步骤，以观察干预措施对治疗中疾病、相关证候的临床效果，对中医药学的发展至关重要，在推动中医药诊疗进步的过程中扮演着重要角色。

5. 多学科研究

中医证候的研究涉及多个学科领域，包括中医学、中药学、病理生理学、系统生物学及代谢组学等，这些学科的交叉融合为深入研究证候提供了丰富的理论与方法支持。因此，开展中医证候标准化研究，必须结合多个学科，从不同角度探索其理论、特点及临床思维方法，揭示其科学内涵。

中医学是中国传统医学的重要组成部分，历史悠久，起源于中国古代的医学理论和实践，受中国传统文化和哲学的影响，它的理论基础主要包括阴阳五行、气血津液、经络脏腑等。中药学是研究中草药及其制剂的学科，它的研究内容包括对中草药的资源调查、采集、鉴定、加工、储藏等工艺技术，以及中药药理学、药效学、毒理学、药物代谢学等基础理论的研究。病理生理学是生理学和病理学的交叉学科，主要研究患病时人体病理生理功能的变化，探讨疾病是如何改变人体正常生理过程，以及这些变化如何导致疾病的发生和进展的问题。通过研究病理生理学，人们可以更深入地理解疾病的发生机制和发展过程，为疾病的预防、诊断和治疗提供理论基础。系统生物学用系统性、整体性和动态性的方法研究生物系统的结构、功能和行为，是一门跨学科的研究领域。其旨在理解生物系统整体的性质和机制，揭示生物系统内部各个组成部分之间的相互作用，从而为生命科学、医学和生物技术等领域提供依据。与中医重视整体的观点相契合，因此其常用来阐释中医学。代谢组学是系统生物学的一个分支，通过对生物体内代谢产物进行定性和定量分析，研究生物体内代谢水平的变化，以揭示代谢物与生物状态、生理功能及疾病之间的关联。为了解生物体的代谢状态、揭示代谢与疾病之间的联系提供了新的途径。与中医学整体观念、动态观和辨证论治思想相吻合，为阐释中医证候的本质提供了技术与方法支撑。

多学科研究的发展为中医证候学发展和临床实践提供了重要支撑，有助于深入地理解中医证候学的原理和方法，促进中医学与现代医学之间的交流与合作，还可以更加全面地理解和阐述证候的形成机制、表现特点及相应的治疗方法，推进中医证候标准化研究，为人类健康作出贡献。

（二）研究进展

证候是四诊信息中对人体病理生理反应状态的高度概括，是中医临床诊断和治疗疾病的重要依据。辨证论治是中医诊断疾病的特有模式，科学规范地探索证候标准化诊断方法是客观、系统地评价中医药临床疗效的重要环节，也是中医药推广应用取得国际认可的前提条件。

证候标准化研究既是一个科学研究的过程，又是对证候标准进行推广和实践应用的过程，它的发展过程大致可以概括为：①开始阶段，主要是对辨证论治中的“证”字含义进行阐述，通过对证、症、病的研究探讨，明晰三者的内涵和外延，为证候标准化研究奠定了基础；②发展阶段，主要的研究工作是确立一个跨越科研探索、教学实践与临床应用的统一标准框架，致力于深入剖析证候的核心理念、细化其分类体系、规范命名方式，并构建科学的证候诊断流程；③现阶段，随着临床流行病学原理、循证医学理念及数理统计技术之间的深入融合与应用，中医证候的标准化研究迈入了一个创新发展的崭新阶段，运用多样化的方法体系，中医得以在宏观的证候学视角下重新评估证候标准化的研究路径，进而根据其独特理论体系所蕴含的科学范式，推进其现代化研究进程，实现传统与现代的有机融合。目前关于证候标准化诊断主要有以下两种研究方法：基于症状群建立证候诊断标准和基于证候要素建立证候诊断标准。

1. 基于症状群建立证候诊断标准

基于症状群建立证候诊断标准指针对患者的临床表现进行证候诊断，其核心在于通过分析症状间的关联性和贡献度，确定一组能够反映特定证候的特征性症状群，并以此作为诊断依据。主要包括三个关键步骤。

1）选取证候相关因素建立条目池：通过广泛收集相关中医文献和开展大规模临床调查，收集患者的临床症状数据；使用邀请中医领域专家进行咨询和评审等方法，收集某一疾病所对应的某种具体证候可能涉及的相关因素，初步形成该病证结合下的症状条目池。通过德尔菲法对研究领域内具有代表性的专家的意见进行共识，从而完成证候诊断指标条目池的建立。

2）确立证候诊断条目及赋权：采用 Logistic 回归分析、因子分析、Fisher 赋权法、决策树模型等统计学方法对临床所采集的具有临床诊断意义的客观性症状数据进行分析，根据统计分析的结果来确定条目对诊断的贡献度并赋予其权重。

3）确立证候诊断阈值：目前主要应用的方法有最大似然法、判别分析、ROC 等，以提高诊断量表的客观性与特异性。

2. 基于证候要素建立证候诊断标准

构建证候诊断标准需依托于证候要素分析，这些要素作为证候构成的基础单元，细致划分为病位要素与病性要素两大类，能够简明扼要地概括出疾病的病位定位及病性上的特点。其构建流程的核心步骤如下。

1）辨识并明确西医疾病所常见的中医证候要素。

2）明确疾病与特定证候要素紧密关联的症状或症状群组。

3）确定不同症状及其组合对于中医证候要素辨识中的权重与影响力。

4）初步构建证候要素的诊断标准。

5）对证候要素诊断标准进行临床验证和评价。

迄今为止，中医辨证仍然存在着一定的主观性，临床实践中，由于证候的辨证是以症状、舌象、脉象等一系列定性指标为依据，在很大程度上有赖于研究者的个人经验，因此中医证候诊断的主观性和复杂性往往会导致辨证结果的不一致性。而在科研领域内，由于遵循的辨证标准不一，研究成果难以直接对比，这在很大程度上制约了中医药科研的发展。因此，构建一套统一、客观且病证相融的基于证候要素的辨证标准化体系显得尤为迫切。明确并辨识证候要素，通过科学的方法对中医证候进行规范化和标准化研究，有助于提高中医临床诊断和治疗的准确性和客观性，对推动中医药研究的规范化发展和国际化进程有着深远意义。

二、中医治则治法研究

中医治则治法是中医理论的重要组成部分，是在临床治疗经验基础上总结的理论化产物，其形成和发展与方药和病机理论的发展有着密切的关系。治则治法不仅属于中医基础理论的领域，因其直接将临床辨证与治疗相互链接，还是中医学辨证论治过程中的重要环节和枢纽，具有承前启后的作用。近年来，中医治则治法一直在不断的创新发展中完善，尤其在通络法、活血化瘀法、通里攻下法、醒脑开窍针刺法、清肺排毒法、扶阳抑阴法、扶正祛积法、益气活血法等研究中取得较为突出的成绩。

（一）研究思路与方法

虽然治则治法在理论文献、动物实验和临床研究中取得了显著成效，但也存在一些值得商榷的问题，如同种疾病治法各异、功效雷同，理法方药联系不够，探索证实而不证伪等。因此，如何建立中医治则治法研究的科学范式是值得思考的问题。

1. 治则治法理论文献与内涵研究

应依据学术性、系统性、科学性、全面性及针对性的原则，对治则治法理论文献进行收集，并保证其连贯性和完整性。应充分利用学术期刊、电子数据库、常用的中医古籍书目、中医图书馆藏、专题性电脑检索系统及中医古文献的其他检索途径等文献资源。研究一般包括提出课题或假设、研究设计、搜集文献、整理文献和进行文献综述五个环节和过程。多采取综合归纳分析法、文献研究法、现代情报学研究等方法进行，主要集中在：①中医古籍、名著；②中医名家医案；③中医治则治法近现代文献；④民间藏书或书稿、珍籍等。治则治法内涵研究包括探讨治则治法特性，挖掘特色治法，提炼学术观点，凝练学术思想，编写系列专著，建立其数据文献资源库和数据化平台，完善治则治法理论与临床应用体系。

2. 治则治法理论创新性研究

随着对疾病的多变性与不确定性的认识的加深，辨证论治更加重视个体差异和三因制宜，以个体化治疗为临床治疗的最高层次，以灵活运用治法和创新治法为最高境界。中医在辨证论治时，除运用模式思维外，还有赖于悟性思维，即“医者意也”。近年来中医汲取了现代生物医学知识，又采用辨病与辨证相结合的治疗原则，创制了众多新法，如以补气与温通之法治疗冠心病心绞痛。此外，针灸方面头针、耳针、全息疗法的出现，更是中医治法可创性的具体体现。有学者提出治法药理学概念，认为中医药学的根本困境在于对治法所代表的方剂的药效物质认识不清楚，认为其突破口在于进行方剂体内成分谱、靶成分及其治疗药物监测研究。总之，创新性治法来源于临床，验证于临床，发展于临床。

3. 治则治法与方证关系

治法作为病证和方药的中介，将中医辨证论治的药物治疗学内容构成联系的整体。方遵法立，法从证出，方剂作为中医辨证论治最终的实施工具、病证的具体影射物和联系医和药的载体，蕴涵着中医生命调控的丰富信息，在一定程度又能验证与其一致的治法和病证判断的正确与否。因此，开展治则治法与方证关系研究尤为重要，需进行“证—法—方—病”对应性研究设计。

4. 治则治法临床调查研究

以某种或某类疾病为对象，进行治则治法调查研究。临床调查要求与程序如下：①制订合理调查表，调查表应包括患者一般情况、既往健康状况、西医及中医病名诊断、中医辨证、治法、方药、症状及必要的实验室指标等信息；②计算合适样本量，一般为变量的5～10倍，可根据实际情况适当调整；③明确调查方式，常采用横断面调查，在不同区域进行多中心调查；④界定调查人群，明确西医诊断标准及中医辨证参考标准，明确病例纳入与排除标准，明确病例的脱落与处理；⑤保证质量控制，对研究人员进行统一培训，研究人员应履行各自职责，并严格遵循临床试验方案，采用标准操作规程，以保证临床试验的质量控制和质量保证系统的实施及数据质控；⑥规范统计分析，应用统计分析方法及必要的数据挖掘技术，对试验数据进行整理和分析，探究疾病治则治法分布与应用规律具有重要意义。

5. 中医治则治法实验研究

主要开展了中医治则治法的疗效及其作用机制研究，对不同治法进行比较研究。

1）治则治法疗效及其作用机制：在动物实验方面，采用现代生物医学技术，多层次使用治则治法对证的动物模型、病证结合的动物模型与疾病的动物模型进行疗效及其作用机制研究。同时开展治则治法所代表方剂的物质基础、药效学及药学等研究，为新药开发与临床应用提供依据。

2）治则治法临床疗效及其作用机制：应用中医病证诊疗评价体系，并借助于西医疾病诊疗评价体系与现代诊疗技术和手段，开展对中医药优势病种、疑难杂病的临床疗效及其作用机制研究。从宏观临床症状，到常规的临床指标的检查，再到分子生物学检测，从物理学、化学等自然科学领域，到行为医学、环境医学、心理医学等领域，直到近年来利用循证医学和大数据挖掘技术与方法，多领域、多学科、多层次、多中心研究治则治法的临床疗效，为治则治法临床疗效研究评价提供新方法与途径，推动治则治法研究与临床合理运用，丰富与完善了中医病证疗效评价体系。

3）不同治法的比较研究：运用临床疗效评价体系，将宏观指标与微观指标结合，开展同种或不同种疾病的不同治法比较研究，在观察指标范围内揭示用何种治法治疗疾病最有效，何种治法在疾病何阶段治疗最有效等问题，并一定程度上佐证治法与证候的相关性，进一步明确中医治则治法理论的临床价值。

6. 治则治法研究成果应用与转化

加速治则治法研究成果的应用与转化，成为促进中医药创新发展的一个新亮点。因此开展中医治则治法研究时，应选取重大疾病、难治性疾病或优势病种及确有疗效的中医治则治法代表名方、验方开展相关基础、应用基础和临床研究，努力开拓中医药海内外市场，使研究成果能尽快推向社会，为经济建设和人类健康服务。另外，通过拓宽转化渠道，发挥产学研相结合的优势，积极研发相关疾病新的方药并制订防治策略，使中医治则治法理论的研究成果能够很好地应用到疾病的防治、“治未病”和养生等领域。因此，治则治法研究成果需要一个推广应用的转化过程，才能实现其本身的价值，从而推动中医药事业和产业的不断发展。

（二）研究进展

治则治法作为中医学的重要理论之一，历来备受医家和研究者们关注。近年来通过应用传统和现代技术，围绕治则治法的文献挖掘与整理、特色治则治法理论探讨、新治则治法创立、治则治法内涵阐释、临床应用及治则治法临床与动物实验等方面开展了系列研究与探索，取得一系列成果，出版《历代中医治则精华》《中医治法与方剂》《中医治法20讲》《抗肿瘤中医治法与方药现代研究》等专著，使中医治则治法理论更加系统化，并进一步揭示其科学内涵。

1. 治则与治法内涵与关系研究

治则是治疗疾病的基本原则，治法是针对疾病与证候的具体治疗方法，治则与治法两者既有联系，又有区别。

1）治则与治法的内涵：①治则是治疗疾病时必须遵循的基本原则，是在整体观念和辨证论治思想指导下制订的治疗疾病的准绳，对临床立法、处方、用药、针灸等具有普遍的指导意义，其本身有两类：一类是概括治病的总原则或治疗一类病证的总原则，另一类便是专论各不同病证的治疗原则，但此类治则有时又与治法相重；②治法是指在一定治则指导下制订的针对疾病与证候的具体治疗大法及治疗方法，其中治疗大法是较高层次的，治疗方法是指具体治疗办法，也可以是治疗措施。治法具有法则、一般治法、具体治法及制方配伍法等不同层次意义上的内涵。

2）治则与治法的区别与联系：治则与治法两者既有联系，又有区别。①治则是治疗疾病时指导治法的总原则，具有原则性和普遍性意义，层次较高，规范性强，因治则层次高于治法，故又称治则为大法或治之大则，治法则从属于一定治则的具体治疗方法及治疗措施，其针对性及可操作性较强，较为具体而灵活，是具体的途径；②从思维方式而论，治则为决定论，取决于病机，因此一种病证只有一个治则，而治法是选择论，取决于治病的实际条件、医生的用药用方习惯及主观能动性，以致一个病证可有几种不同治法，体现在法随证立、方从法出的丰富性；③治则以其原则性、规范性表述的是治病决策中的战略，而治法以其艺术性、灵活性表述的是决策中的战术。治则与治法的运用，体现了原则性与灵活性的结合。

2. 治则治法与方证关系

治法的形成和发展与方药和病机理论的发展有密切关系。病因病机是对疾病本质的抽象认识，因其涵盖了病因、病性、病位、邪正关系、体质及机体反应性等，因而是疾病本质的概括。在中医辨证论治体系中，治法作为病证和方药的中介，使在中医辨证论治理论指导下的药物治疗学内容构成联系的整体。治法一方面蕴含病证、病因、病机和组方配伍规律的内容，包含着方-证相关的内在逻辑性，同时治法对证、方、药具有提纲挈领和逻辑分类等重要作用。方遵法立，法从证出，方剂作为中医辨证论治最终的实施工具、病证的具体影射物及联系医和药的载体，蕴涵着中医生命调控的丰富信息，因此在一定程度上又能验证与其一致的治法和病证判断的正确与否。

3. 中医治则治法理论与文献研究

采取综合归纳分析法、文献研究法、现代情报学研究等方法，围绕中医经典、名著，中医名家医案，中医治则治法近现代文献，民间藏书或书稿、珍籍等开展治则治法理论探讨，建立部分疾病治法数据文献资源库和数据化平台，探讨治则治法六种特性（层次性、广泛性、特定性、兼容性、可创性和抽象性），挖掘总结一些特色治法，创立一些新治法，提炼一些名医名著治则治法的学术观点及学术思想，编写一些研究专著，如陈可翼院士提出活血化瘀法、石学敏院士提出醒脑开窍法、王永炎院士提出化痰通腑法、李士懋提出汗法体系、杨志一提出治湿十三法等。《历代中医治则精华》《中医治法与方剂》《中医治法20讲》《中国百科全书—基础理论卷》《中国大百科全书—基础理论卷》等著作的出版，构建了中医治则治法的概念体系，总结分析了治则治法理论的源流及其发生、发展规律，规范了中医治则治法术语及其英译原则，有利于治则治法的标准化和国际传播。

4. 中医治则治法实验研究

中医治则治法实验研究主要开展治则治法作用机制、临床疗效观察及不同治法的比较研究。

1）治则治法作用机制：近数十年来随着现代生物医学技术的发展，在西方医学的影响下，中医治则治法的现代作用机制研究逐步开展起来，并取得可喜进步。①在动物实验方面，开展了治则治法对证的动物模型、病证结合的动物模型与疾病的动物模型的作用机制研究。从宏观症状观察，到微观病理形态学、生物化学、分子生物学、生物信息学等多学科、多层次的应用，甚至应用蛋白质组学、基因组学、代谢组学及干细胞分化、类器官等方法来研究与阐述治则治法疗效及其作用机制，取得了一些有价值的成果，如活血化瘀法、益气养阴祛瘀法、益气活血法、疏肝健脾法、清热解毒法、扶正祛积法、通里攻下法、醒脑开窍法、清肺排毒法、补肾生髓法等；②在临床实验方面，开展治则治法对多种疾病作用机制研究，从临床疾病的局部症状与体征到诊疗评价体系。从细胞水平到基因水平，开展较为全面的研究，经典治则治法印证性研究取得较大进展，尤其提出了一些疾病的新的治则治法，并对其作用机制进行较为深入的研究，如活血化瘀法治疗多种疾病作用机制研究等；③同时开展对治则治法的代表方剂效用的物质基础、药效学和药学研究与开发。赋予治则治法新的内涵，具有重要的理论与实践意义。

2）临床疗效观察研究：近年来随着中医病证诊疗评价体系的逐步建立与完善，借助现代医学疾病诊疗评价体系与现代化检测手段，治则治法临床疗效观察研究也逐步得以开展，并取得了积极进展。治法对某种现代疾病临床疗效观察研究集中在与病机相一致的治法临床疗效观察，如治法代表方剂与西药结合对某种现代疾病临床疗效观察研究，且出现针对同一疾病不同时期不同病机的不同治法的连续性临床疗效动态观察研究。从宏观临床症状，到常规的临床指标的检查，再到分子生物学检测，从物理学、化学等自然科学领域，到行为医学、环境医学、心理医学等领域，到近年来利用循证医学、大数据挖掘技术与方法，多领域、多学科、多层次、多中心观察研究治则治法的临床疗效，为治则治法临床疗效研究评价提供新方法与途径，推动治则治法研究与临床的合理运用，丰富与完善了中医病证治疗疗效评价体系。

3）不同治法的比较研究：由于疾病病机的复杂性与可变性，出现同病异治、异病同治现象，这种现象既受医务工作者用药用方习惯及主观能动性的影响，又受西医强调病而忽视证的影响，尽管西医也重视个体化治疗，但有时也会发现临床同一病证采用不同治法往往都有效的情况，使同一病证或同一疾病采取何种疗法最为有效成为有争议的焦点，因而出现了不同治法的比较研究。其原因一方面是存在疾病病机复杂性与可变性，另一方面是治法的具体体现者的代表方剂不同，且具有多成分、多靶点的特点及心理环境等影响因素的存在。因此，需要开展不同治法的比较研究，在观察指标范围内揭示用何种治法治疗疾病最有效，何种治法在疾病何阶段治疗最有效，并一定程度上佐证治法与证候相关性。近年来开展不同治法抗脑缺血损伤，不同治法对肝癌、脂肪肝、心肌缺血、肝纤维化、慢性阻塞性肺疾病等疾病的影响研究，取得一些初步成效，这对中医治则治法理论内涵研究与临床应用具有一定的指导意义。

虽然治则治法在理论文献、动物实验和临床研究中取得了显著成效，但在深入挖掘和应用中也面临着一些挑战和问题，比如，尽管中医强调同病异治和异病同治的原则，但在实际研究中，不同治法针对同种疾病的应用及其效果的差异化并不总是清晰明确，需要进一步细化和明确不同治法的适应证和作用机制。此外，一些治法虽然在表面上看似功效雷同，但在实际应用中可能存在细微差别。研究者需要深入探讨这些治法的内在作用机制，以揭示其独特性和优势。在某些研究中，治则治法与理、方、药的相互联系尚显不足。需要加强这四者之间的系统整合，形成一个相互支撑、相互验证的完整体系。在中医治则治法的研究中，证伪同样重要。研究者应采用严格的科学方法，包括对照实验、随机分配、盲法评估等，以增强研究的客观性和准确性。如何建立一个符合中医治则治法特点的科学范式，是当前研究中亟待解决的问题。

三、中医疗效评价研究

临床疗效是中医药的生命力，临床疗效评价是中医药科研的重要领域。中国科学技术协会于2019年，经近万名科学家的推荐与投票后，发布了当年度的重大科学问题和工程技术难题共20项，中医药领域唯有中医药临床疗效评价入选。近年来随着中医药在临床试验研究中的不断发展，中医药临床疗效评价及其方法的选择已经成为中医药发展中备受关注的重点与难点。尽管当前中医药疗效评价方法的使用越来越普及，但被学术界所认可的高质量临床疗效评价方法仍不多，而阻碍其被西方医学所接受的根本性问题是缺乏强有力的评价证据。目前中医临床研究中仍存在着疗效评价方法或指标不公认、不规范、不统一等问题，因此探索一种或多种公认、规范的中医药的疗效评价方法或指标体系是当前中医药发展所关注的重点。

（一）研究思路与方法

1. 临床疗效研究的定义

临床疗效（clinical efficacy）是指由各种医学措施和治疗手段作用于人体所产生的独立或综合效应，常涉及生物、心理、社会等多种属性。疗效研究是指在人体上进行的、用来评价药物或治疗方法等医学措施是否安全有效的医学研究。目前，国内实行的临床疗效四级评定标准包括痊愈、显效、进步、无效，一般来说，凡是有必要进行疗效评价的病例均按上述的四级标准进行评价，不能评价的案例或病例应阐述原因和情况，包括疗效的好坏和不良反应的有无。

中医临床疗效评价是指科研人员遵循一定标准的科学原则，应用恰当的科学方法在中医药防治疾病，维持研究对象健康等方面进行探索的研究过程，常涉及中医相关的各类临床疗效评价方法、指标，其重点是寻求统一认定标准的应用。

2. 疗效评价的原则

疗效评价，作为一种贯穿在中医诊疗过程中的思维评判方法，能够验证干预研究对象的方式和方法是否具有有效性，且能保障试验对象的安全与稳定。随着时代的发展，中医临床疗效评价除借鉴现代客观指标外，同时需结合自身特点，探索构建证候量化评分、生活质量量表、终点指标等指标判断疗效。中医疗效评价设计的原则一般有以下几点。

1）遵循中医药理论指导，体现中医药特色：自“十五”规划以来，中医药管理部门从中医药发展战略出发，围绕突出中医治疗优势，开展了优势病种筛选工作，在其基础上研究中医临床疗效评价问题是顺应国家政策导向的必然趋势。遴选能够体现中医诊疗优势的疾病作为示范性病种，以此为基础开展研究，从而构建中医临床疗效评价指标数据库，将中医的诊疗优势放大，有助于临床研究者找到高质量临床研究的方向。

中医疗效评价要遵循中医药理论指导，体现中医药特色，疗效评价指标的选择不仅与疾病类型、分型、分期等有直接相关性，还要能反映中医证候特色的主要病机和特征表现的关联指标，同时需要反映不同临床组方治疗证候的表现的侧重点是否具有代表性和特异性，如相应的主症情况、次症情况、舌象变化、脉象变化等。

2）选择符合治疗特色的中医疗效评价指标，准确地评价治疗效果：自古以来，源远流长的中医药疗法多种多样，一般而言中药汤剂、中成药和中药注射剂等最为临床医师和患者所接受，且治疗范围较广。因此在选择合适的中医疗效评价指标时，需要根据干预方法进行选择，如作用相对温和且不良反应少的中药汤剂和中成药，因其可对治疗对象长期使用，比较适合选择终点指标来评价这种干预方式。以起效快见长，但不良反应较多发的中药注射剂，由于自身局限性，一般在应用期间需要密切观察，只能在患者住院期间使用，因而建议研究人员选择短期内即可获得相关研究结果，且可以避免造成严重医疗事故的生活质量指标或相关的替代指标。

3）中医疗效评价设计要符合相关法律法规和医学伦理：医学法律法规和医学伦理审查的核心是保护受试者的权益。研究如何确保在对受试者伤害最小的情况下进行科学实验，是中医疗效评价设计必须遵循的重要法则。中医疗效评价设计不仅要体现中医药特色，还要符合相关法律法规和医学伦理，如细辛的使用一般不能超过 3g，这既是受传统的“细辛不过钱”的观点影响，也是因《中华人民共和国药典》有相关规定要求细辛的使用不超过 3g。

3. 中医疗效评价方法和指标

在数千年的中医学医疗实践中，中医疗效评价方法主要是医生通过望、闻、问、切四诊所收集到的患者信息，经过辨证论治诊疗处理后，根据个人经验判断治疗效果。传统中医疗效评价方法主要侧重于将中医证候前后变化及患者某些症状的消失、改善、加重等变化作为疗效的评价标准。此方法对患者疾病进程的变化和整个医疗过程的记载较为模糊，大多只停留在患者诊疗过程的简单记述和诊疗判断，较为局限。

近些年来，围绕如何统一中医疗效评价的方法等问题，诸多科研人员和临床工作者做了大量的研究工作，如借鉴西医指标与方法用于评价中医临床疗效。西医学常采用痊愈、显效、有效、无效及病死率、致残率等主观或客观指标作为疾病疗效判断的依据，因此在中医的疗效评价中也会出现使用这些不同等级的主观或客观概念来判断疾病的转变和进展情况。由于上述指标和方法常较为模糊，因此越来越多的中医疗效指标和内容涉及终点指标、替代指标、生活质量指标等相对客观的指标，并且具有中医药特色的中医证候指标，也越来越多地被应用于临床。

终点指标是指对患者影响最大且患者最不愿发生的结局指标，包括再住院率、病残率、全因死亡率等。替代指标是指具有客观、可定量、可重复特征的指标，是能够代替、预估疾病结局的相关指标，包括功能实验检查、血清学检测、影像学检查等。生活质量指标更加强调患者近期的症状和感受，一般以量表形式进行评估，旨在帮助医务工作人员设计更合理的治疗方案，对疾病进行治疗干预。生活质量指标一般覆盖了患者生活、娱乐、精神、教育等方面的评价情况，具有一定的主观色彩。

中医证候指标主要是指中医证候的变化与转归，是具有中医特色也是最能体现中医药优势的相关指标。该指标既包含了中医证候疗效评价，也包含了中医证候诊断，突出了中医“证”的特点，目前中医证候指标常采用中医证候量表或中医证候积分表的形式对患者信息进行收集，能够较好地将中医证候疗效评价与中医证候诊断联系为一个整体，更好地体现在疾病诊疗全程中具有中医特色的临床疗效评价。

4. 中医疗效评价设计的注意要点

1）研究对象是否有明确的限定：为保证研究的一致性并避免研究结果的偏差，需要对研究对象设计严格且规范的诊断标准、纳入标准和排除标准，尤其是诊断标准必须统一协调，如果诊断标准不一，疗效评定就无从谈起。研究对象的纳入标准和排除标准也需要严格规范。一般情况下，为避免老人、儿童、妊娠期妇女等特殊人群的特殊生理情况和病理因素对疗效判断产生影响，需要将其剔除在外，此外有肝肾功能损伤或其他基础疾病的，为避免其对试验造成影响也应当剔除在外。

2）研究方法的选择是否合理：目前，中医临床疗效评价最常用的研究方法是队列研究和随机对照试验。队列研究包括回顾性队列研究和前瞻性队列研究。回顾性队列研究的一般资料数量和研究周期都相对充足，但资料信息通常不完整，将替代指标作为疗效指标时可能会产生选择偏倚，故更适合以终点指标作为中医疗效指标的研究。前瞻性队列研究具有可以人为设计、多数评价指标可灵活选择和组合等优势，故前瞻性队列研究尤其适合用在以中医证候指标为疗效指标的研究中。但是本法需要提前对研究人员进行统一培训，从而规范诊疗标准以减少误差。随机对照试验能真正实现实验组与对照组间已知和未知的影响因素均衡分布，确保两组的可比性，因其拥有高强度的论证和具有重复性和合理性的研究结果，被广泛应用于中医临床疗效评价。当选择替代指标进行短期且客观的评价时，更适合选择随机对照试验。

3）疗效判定指标是否客观、真实：只有客观、真实的指标，才能有效避免主观心理因素造成的偏倚。在当时的历史条件下，中医医家主要通过患者的主观症状和体征来判定疾病的痊愈与否，故医家在长期的医疗活动中所积攒的经验往往被视为疗效判定的重要组成部分。在现代的中医临床研究过程中，越来越多的中医医家借助中医证候量表，对一些证型的主要症状和相关次症或兼症进行半定量化分级，进行加权综合分析。这种方法降低了因医生主观因素造成的影响和部分不规范病例的随意性，对中医药疗效评价有积极的促进作用。

4）样本含量是否足够：由于各个生物个体间存在各种差异，因此来自不同研究对象的样本的研究结果总是存在各种各样的误差。若单纯以某单一观察对象的观察结果或试验结果来说明问题、阐释原因，则带有极大的偶然性、随机性和不稳定性。因此，在研究开展前必须采用合适的方法估计足量的样本数量，这样得出的结论才有价值。

5）是否采用了盲法：中医临床科研领域逐渐意识到盲法的重要性，对于从事中医临床疗效的工作人员而言，为确保研究过程中盲法的顺利实施，研究者、试验参与人员、受试者和评价者等均无法获知受试者所接受的干预措施（或所在的试验组别）。这种方法可以极大减少中医临床疗效研究过程中，由于各种主观性因素造成的偏倚。盲法根据设盲对象的差异，可以大致分为单盲法、双盲法和三盲法。

单盲法是指单纯针对受试者（或疗效评价者）设盲，使其不知道所接受的干预措施，比如在比较两种针灸手法有效性的研究中，因为针灸医生（施术者）需要亲自进行这两种针灸手法的治疗操作，所以只能对接受这两种针灸手法的不同组患者（受试者）设盲，无法对施术的针灸医生（施术者）设盲。双盲法是指对受试者和干预者同时设盲，使受试者不知道其所接受的干预为何，干预者也不知道其所分配的措施和治疗对象的组别为何。三盲法是指在双盲的研究方案基础上，再对研究资料的收集者和分析者进一步设盲，使之不了解其收集和分析的研究结果的差异性，以最大程度上控制信息偏倚，从而保证研究结果的真实可靠。

在中医临床疗效评价实施过程中，是否采用盲法开展研究，以排除潜在的信息偏倚，对保证中医临床疗效评价研究结果的客观性、可靠性和真实性具有重要意义。在实际的评价中医疗效的临床实践中，双盲法是最常用的设盲方法，其优势在于既可以最大程度地减少原始数据的失真，又在实际中医临床研究中应用相对方便。

6）下结论时是否包括全部研究对象：要考察研究的结论是否纳入了符合诊断标准及纳入标准的全部病例，而且全部病例是否均按设计要求接受了全程的试验治疗。如若患者中途失访，则难以取得真实可靠的研究结果。一般临床疗效研究要求失访率要小于10%，如若失访人数或不依从的人数过多，超过观察总人数的20%，则将直接影响到研究结果的真实性。另外，对于失访的患者应有所说明。在数据统计分析时，应当适当处理缺乏依从性者、被剔除者、自动退出者或治疗中发生组间交叉者。

7）防治措施的实用性：对开展的中医临床疗效评价的试验治疗方法要有详细且明确的说明，包括需要详细介绍药物的剂型、剂量、服药时间和方法、适应证、禁忌证，在哪些情况下应增减剂量或终止治疗等，只有交代清楚试验治疗方法和措施，才能给患者良好的参考和借鉴。

5. 中医疗效评价的特色与意义

中医学作为中国人民与疾病作斗争的长期过程中所取得的独特而丰富的经验总结，其生命力之所在是临床实践，可靠且确切的临床疗效为中医药生存和发展提供了基础并壮大了其生命力。自古以来中医都展现了其对临床疗效评价的重视，然而古代的中医疗效评价多局限于对个案的研究，缺乏群体性研究，未能形成统一的量化标准，且多采用回顾性总结的方式，注重患者整体症状情况是否改善或患者治疗前后证候情况是否改善等问题，将患者脉、舌、面色等作为治疗前后病机转归的评价指标。虽然这种方式主观色彩较重，但我们不得不认清的是中医辨证论治的诊疗模式与现代医学模式不同，经验式、个案式的临床疗效评价方法曾经确实极大地促进了中医学的发生发展。随着中医与世界接轨，传统且带有明显主观色彩的中医疗效评价方法正在阻碍中医学走向世界的脚步。因此，中医药工作者应当与时俱进，优化中医临床疗效评价方法，使中医药能更好地服务于全人类。

（二）研究进展

随着中医学的发展，中医学越来越被国际社会所关注，采用国际公认的评价方法来衡量中医临床疗效是中医被国际社会接受的关键。近年来，部分研究者多习惯于沿袭某些西医的指标体系，也有研究人员选择简单地套用现代医学的疗效评价标准来评价中医药疗法是否具有科学性和有效性。目前，中医临床研究常运用群体性试验开展科研评价。群体性试验的优势在于能够反映治疗干预的平均疗效，表现出较强的同质性，但其缺点在于忽略了个体差异所诱发的信息差异。虽然单病例随机对照试验，可一定程度上弥补群体性试验的不足，但单一研究对象会造成偶然性和假阳性结果，因此其结论的推导须严谨细致。由于单一研究对象的试验在单病例随机对照试验中被高度关注，其表现为个体直接治疗效果更佳，且符合中医的个体化辨证论治优势，被一定程度上运用和推广。

健康状态调整效果评价的构建需总结并运用现代医学研究方法学如循证医学、流行病学等手段，应用中医学的思想方法建立中医学的知识系统，建立综合评估制度。中医证候疗效评价的核心问题是如何完善中医辨证的水平，因此需要确立合理的诊断与证候效果评价指标，建立“症”和“证”的诊断标准并对正常状态的要素进行提取，从而形成中医最有效的四诊数据采集与证候量表。合理运用中医证候疗效评价量表技术建立一级指标、二级指标有机结合的健康状态调整疗效评估制度尤为重要，这也将成为今后中医药诊断证候量化、规范化工作的重要目标。如何对采用中医疗法的诊疗项目的疗效进行客观、合理的评价成为目前中医学界亟待解决的难题之一。

中医工作者需要综合分析、客观看待现代中医疗效评价的优势与不足，在往后的中医研究中，努力克服存在于现行中医疗效评价体系中的不足，怀着兼容并蓄、发展创新的态度学习和吸收新理论、新方法、新技术的优点，进一步优化中医药疗效评价，逐步建立具有中医理论特色的疗效评价体系，挖掘中医药宝库内的更多精华，以促进中医药事业的进一步发展，为打开中华文化的宝库奠定基础、为中华民族的伟大复兴贡献一份中医药力量。

四、名老中医学术经验研究

作为中医药传承与发展的核心驱动力，“名老中医”不仅是维系这一古老医学智慧薪火不灭的关键纽带，更是激发中医药创新活力的不竭源泉。他们是在中医药界享有崇高声誉并累积了深厚资历的老一辈杰出医师，在中医学术的探索与临床治疗的实践中作出过贡献，同时对中医药事业的传承与发展起到了重要的作用。名老中医的学术见解与临床心得，是中医药宝库中的瑰宝，亟须得到妥善的传承与广泛的应用，所以深入总结名老中医的学术思想精髓，既是对中医药独特理论体系与临床诊疗技术的继承与弘扬，也是培育未来中医药人才、提升中医临床服务能力的重要途径，具有十分重要的学术价值和临床实践价值。

（一）研究思路和方法

1. 研究思路

应着力于学术渊源与传承发展、理论体系与临床实践、经典医案与著作研究及现代科学技术验证研究。

1）学术渊源与传承发展：在探究名老中医的学术经验时，首要的任务是全面而细致地剖析其生平轨迹、深厚的学术根基及崇高的医德医风，在此基础上，追溯并剖析其学术思想源流。在这一过程中，不仅需关注其个人成长经历是如何塑造其医学视角的，还需深入挖掘其学术背景中蕴含的传统文化精髓与现代医学理念的交融，进而理解其学术思想形成的多重因素。通过系统梳理其在学术思想演变和长期临床实践中所积累的经验，能够清晰地勾勒出一位名老中医医术精进和理论观点创新的轨迹，这一过程不仅是对其个人成就的回顾，更是对其学术特色、诊疗理念、临床经验及在中医学界传承影响力的深刻剖析。

2）理论体系与临床实践：深入剖析名老中医的中医学理论观点，探究其对中医经典书籍的理解和应用。名老中医往往能够将古老智慧与现代医疗实践相结合，精准把握中医经典的核心要义及疾病病因、病机和疾病治疗方法的异同，并在此基础上形成自己的学术见解。此外也要重点关注名老中医在临床实践中的宝贵经验，这些经验不仅涵盖了其诊断思路，如四诊合参、八纲辨证等方法的灵活运用，还涵盖了多样化的治疗方法，如针灸、推拿、中药内服外用等的综合运用。在药物应用方面，名老中医往往精研药性，善于根据病情轻重缓急和患者体质差异，灵活配伍，精准施药，以达到最佳的治疗效果。通过总结这些特点和规律，可以为后学者提供借鉴，推动中医临床实践的进一步发展。

3）经典医案与著作研究：致力于广泛搜集并细致研读名老中医的医论、医案与学术著作，特别是要聚焦于具有代表性的病案并剖析其治疗经验，这一过程不仅是对过往文献的回顾，更是对名老中医临床智慧与现代价值的再一次深刻挖掘与再认识。通过对典型病案的详尽解读，旨在揭示名老中医在面对复杂多变的临床情况时，如何灵活运用中医理论进行辨证分析，运用了哪些治疗策略与手段，如何进行方剂的选择、药物的配伍、治疗时机的把握等，展现其中医临床思维方式，全面呈现名老中医在遣方用药上的独到见解，从而提炼出名老中医在临床辨证思维与治疗方法上的核心要素与规律，为丰富与发展中医理论提供实证依据。

4）现代科学技术验证研究：在探索与验证名老中医治疗方法的科学性与有效性时，可以积极应用现代科学技术手段，构建一个多维度的综合性评估体系。例如，设计实施一系列临床试验，以严格的科学标准检验名老中医的治疗方法在临床实践中的有效性，利用医学影像技术（CT、MRI 等），展示治疗过程中的病理生理变化，此外，生物信息学等前沿学科的应用能够深入挖掘治疗过程中的生物标志物和基因表达等微观层面的信息，进一步揭示名老中医治疗方法有效性的现代医学依据。通过这一系列科学严谨的方法与手段，旨在全面、客观地验证名老中医治疗方法的科学价值，为中医的现代化、国际化进程提供有力的支撑。

2. 研究方法

应坚持传统与现代研究方法相结合的研究方法。

1）基础方法：①文献调研。要对于名老中医的相关文献进行广泛的调研，包括其学术著作、医案、医话、传记等多类型文献资料，力求全面而立体地展现名老中医的学术风貌。系统化地梳理相关文献，再进行细致的筛选、分类与整理，为厘清名老中医学术思想的发展脉络，剖析其临床实践中积累的宝贵经验提供依据，在此基础上，进一步运用科学的归纳总结手段，将纷繁复杂的文献资料精练为条理清晰、内容丰富的文献资料库，为后续的深入研究提供坚实的数据支撑与理论基础，有利于名老中医学术成果的传承与发扬。②名老中医传承调查。为了全面而深入地把握名老中医的医术精华、医德医风及治学之道，可以对名老中医的传承人进行调查和访谈，旨在通过直接对话与交流的方式，挖掘并整理出他们内化并践行名老中医的学术思想的方法及在医德与治学方面所受到的深刻影响，探究其对于名老中医学术思想的理解。同时，要高度重视对名老中医人格品行、医德医风及治学方法的研究，这不仅是名老中医医术传承的重要组成部分，更是其作为名老中医所展现出的独特魅力，通过这一系列的调查与访谈，可以构建一个多维度、多层次的认知框架，有助于更加全面、准确地研究名老中医的医术传承及诊疗经验。③临床观察与案例分析。通过观察名老中医的临床实践，收集大量的第一手真实详尽的病例资料，不仅展示了患者从初诊到康复的完整病情演变过程，还可以通过资料深入剖析名老中医在诊断过程中的临床思路，如辨证论治的灵活运用、药物配伍的巧思，以及治疗过程中的适时调整等。同时，也要严谨分析临床疗效，通过将量化指标与主观感受相结合的方式，客观评价名老中医治疗方法的实际效果，这些资料不仅体现了名老中医深厚的中医功底，更有助于提炼出名老中医的临证经验与诊治规律，造福于临床。④临床试验验证。通过开展一系列规范化的临床试验，全面评估并验证名老中医所使用的独特治疗方法与处方用药的科学价值与临床应用潜力，在过程中严格遵循国际通行的伦理规范与科学原则，确保试验设计的合理性、数据收集的准确性及结果分析的客观性，通过实践验证由名老中医学术思想指导的治疗手段在现代医学体系下的疗效性与安全性，通过临床试验，不仅将名老中医的疗效性以数字化的形式具体呈现出来，还通过科学的数据分析，进一步研究其具体的作用机制与科学原理，为传统医学的现代化转型提供了有力支持，也为名老中医经验的总结、传承与应用奠定了坚实的科学基础。⑤专家评审与达成共识。为确保对名老中医宝贵经验评价的全面性和客观性，并促进其学术价值的最大化，可以通过邀请相关领域的专家组成评审团，依据其深厚的中医理论基础与丰富的临床经验，对名老中医的治疗方法、用药特色、辨证思路等方面进行细致的考察与评估，通过多轮次的评审与讨论，推动逐步形成专家共识，不仅是对名老中医个人学术成就的肯定，更是有效提升其在学术界与临床实践中认可度与传播度的方法，最重要的是其传播的学术思想可以进一步指导临床治疗，服务于更多患者。

2）数据挖掘方法：在名老中医学术思想研究中，数据挖掘（date mining）技术的使用已经成为一种重要且有效的手段。这一技术的应用，不仅有助于全面、系统地总结名老中医的学术思想，还能够提升中医药传承的高效性和准确性。

数据挖掘的定义与特点：数据挖掘又称“数据库知识发现”，是指从大量的数据中提取隐含的、未知的并有潜在价值的信息的过程，这一技术具有系统性、多角度、客观化的特点。

数据挖掘技术在名老中医学术思想研究中的应用：首先，通过广泛收集名老中医的临床资料，包括著作、医案、处方、医话、传记等，确保数据的全面性和真实性，再对数据进行预处理（清洗、去噪、标准化处理），达到数据挖掘的要求。运用多种数据挖掘手段标准化、结构化地处理数据，对名老中医的学术思想和临床经验进行总结归纳，从而客观分析证、病、症、方、药之间的复杂关系，探索出更多通过口传心授、手工统计、人脑总结等方式无法探及的新规律。

3）数据挖掘方法的选择与应用：①频数分析（frequency analysis）是指对一组数据中不同数值或数据落入指定区域内的频数进行统计的方法，从而了解数据的分布状况，常用于统计病名、症状、证型、治法、方剂、药物的出现次数和比例，从名老中医的用药习惯中统计出常用药物或药组与高频症状的对应关系，总结名老中医辨治疾病的一般规律；②关联规则分析（association rule analysis）是指在数据中，找出存在于项目集合之间的关联模式，即如果两个或多个事物之间存在一定的关联性，则其中一个事物就能通过其他事物进行预测，用于分析处方中的药物组合、药物与症状之间的关联关系，揭示名老中医的用药特点和规律，例如，关联规则分析可以发现在治疗特定疾病时高频出现的某些药物组合，从而总结名老中医的用药经验；③聚类分析（cluster analysis）是将相似的病例或药物组合归为一类，有助于发现名老中医的诊疗模式和用药规律，聚类分析可以不受人为预设类别的限制，自动从数据中发现潜在的模式和类别；④复杂网络分析（complex network analysis）是将药物、症状、证型等要素构建成网络图，通过分析网络中的节点和边来揭示它们之间的复杂关系，这种方法可以直观地展示名老中医的诊疗思路和用药规律；⑤贝叶斯网络（bayesian network）是将概率统计与图论相结合形成图像化网络模型，在不确定性因素和推理因素方面具有独特的优势。贝叶斯网络是基于概率分析和图论的方法，用于研究症状、证型、药物之间的因果关系，可以从数据中自动学习并构建因果关系模型，从而帮助理解名老中医的辨证施治过程；⑥决策树分析（decision tree）是一种无序无规则的推测出决策树的分类规则的方法，该方法形成的树形结构能直观地显示名老中医的诊疗思路、用药习惯、组方特点等数据，阶段明显，层次清楚。

4）数据挖掘的现状与发展：名老中医经验研究是一项复杂性、系统性的工作，通过数据挖掘技术，可以快速、系统地总结名老中医的学术思想和临床经验，提高传承的高效性和准确性。同时，与基于数据挖掘的名老中医理论相比，挖掘中药复方的配伍规律能够更好地反映中药配伍的科学内涵，其结果的可信度可与中医专家的水平相匹配，并且所获得的模型和规则可直接充实到中医专家系统的知识库中，为进一步完善和充实现有的知识体系提供技术支撑。然而，数据挖掘还存在着一定的缺陷，为了进一步地深化与完善，需要对其所包含的辨证规律、证候学规律、用药规律等进行分析。由于现今名老中医经验研究方式不同，数据分析技术应用过于分散，使数据挖掘技术在名老中医经验研究中的应用模式化是大数据时代的机遇和挑战。

（二）研究进展

名老中医学术经验研究得到国家层面的政策支持，2017 年，国家正式颁布了《中华人民共和国中医药法》，确立了选拔中医药领域内卓越人才的必要性，并强调需为这些名老中医的学术经验传承与研究工作提供全方位的支持。随后，2021 年颁布的《“十四五”全民医疗保障规划》中，明确提出了支持中医药在传承中不断创新发展的战略导向，这不仅是对中医药研究工作的高度重视，也是国家推动中医药现代化、国际化进程的重要体现。现阶段名老中医学术思想的研究表现为系统化收集梳理其医案、医话、传记、著作等多类型文献资料，建立条理清晰、内容丰富的文献资料库；通过直接与名老中医的传承人进行交流，多维度多层次地挖掘名老中医的学术思想、医德医风及治学风格；通过收集翔实的病例资料，了解病情演变过程，深入剖析名老中医在诊断过程中的临床思路；通过开展临床试验评估验证在名老中医学术思想指导下的治疗手段的有效性与安全性；通过运用现代化信息的方式，总结归纳名老中医的学术思想和临床经验，探索出更多新观点、新规律，形成数据驱动下的智能化研究模式。

做好名老中医学术经验研究不仅为后人对其经验的传承奠定基础，也为中医药的创新发展提供了重要的指导价值。但在研究过程中也难免有一些不足之处，如收集资料时耗费人力物力和时间，所涉及医案著作数量多而杂，医案质量难以把控等。在目前的研究中大量地应用到了现代信息技术，但忽略了人在研究过程中的主体地位，因为在数据挖掘过程中获取的信息化数据往往难以直接反映中医辨证论治的核心理念，必须依赖研究者的深入剖析与反复验证才能得出与中医诊疗思想相契合的结论。因此，名老中医学术思想研究需要跨学科的合作，包括医学、信息学、统计学等多个领域，随着信息技术的发展，名老中医学术经验研究应进一步加强信息化建设，在基础研究方法的基础上，建立更加完善的中医医案数据库和分析系统，提高数据分析和数据挖掘的效率和准确性。在科学的数据支撑下，归纳名老中医的学术思想，探寻其深层次的诊疗规律，开发更多信息化研究方法，推动传统研究方法向现代信息化发展转型，使中医药事业得以传承和发展，为人类健康作出贡献。

五、新技术方法在中医临床研究中的应用

随着科学技术与人工智能日新月异的发展，中医药行业逐步迈向信息化、智能化新阶段，中医药临床研究的创新发展更是迎来了新的机遇，促进了中医药事业的现代化进程。在中医临床研究中，可以借助大数据、云计算、互联网、人工智能等新技术，通过梳理、提炼、剖析中医药临床诊疗经验、学术观点，中药方剂-成分-疾病-靶点网络模型等技术，促进中医药理论和临床经验现代化阐释，助力中医药知识更好地服务于临床实践。

（一）研究思路与方法

1. 智能诊疗

随着人工智能（artificial intelligence，AI）与大数据技术（big data technology）的飞速发展，AI 技术为包括中医药领域在内的多种行业带来了巨大变革，中医诊疗模式迎来了升级创新。中医诊疗

过程涉及多个环节，过程中产生的信息涵盖了图文影音等多种形式。现代化医疗系统中，电子病历应用广泛，医院积累了大量的临床数据。通过对这些信息数据不断地训练学习，人工智能模拟中医专家的临证思路，逐步产生患者的病情画像，协助医生尽快理解和掌握病情，可用于辅助医生进行症状的识别与划分，提高疾病诊疗效率。在患者就医过程中，人工智能通过高效复杂的算法技术将海量、多样的数据标准化，辅助确立的疾病与证型为相应治疗方法的选择提供了技术参考，在患者依从治疗的阶段，人工智能在临床疗效评价与分析中的应用前景也非常广阔。利用 AI 技术对患者的健康状况进行监测，分析中医临床数据，可预测疾病发展趋势及预后转归。人工智能联合中医药研发出的知识库和专家系统，依赖于语音识别、图像识别、传感器等技术的应用软件、终端设备等系列成果的出现，提高的诊疗质量使中医药健康管理与临床研究取得了长足进步。借助智能诊疗仪器，可对患者体征进行数字化辨识，有效弥补不同医生间的思维差异，最大程度实现诊疗客观化，促进中医药临床的信息化与标准化。

2. 大数据分析

大数据分析主要包括数据挖掘、知识图谱及深度学习。

1）数据挖掘：近年来，随着中医院信息化能力的不断提升，中医临床数据资源已形成具有大数据特征的体系，成为传承中医创新研究的重要资源。数据挖掘技术（data mining technology）是一种从大量结构化或非结构化数据中获取有用信息的手段。数据挖掘由数据变换、数据库、数据清洗、模式评估及知识表示等方面组成，具备一定的智能性和自主性。作为数据库知识发现中不可或缺的一个重要步骤，数据挖掘可通过处理模糊、随机、有噪声的巨大数据，作出归纳性的推理，从海量信息中挖掘出潜在的具有意义的关系、模式或趋势，包括描述型和预测型两大类，可从不同侧面反映事物的本质，已经应用于包括疾病风险预测、疾病用药规律、推荐服务系统、数据分类统计等在内的数据分析中。目前中医药的信息数据挖掘大致可分为关联、分类、聚类、预测四大类，在证候、诊断、中药、方剂、针灸、名医经验、经典古籍与疾病预防等多方面均有应用，对临床实践的发展有着重要参考意义。

2）知识图谱：作为知识工程领域的研究热点，知识图谱（knowledge mapping）本质上是一种通过图模型来描述知识、建模事物间关联关系的技术，它以信息科学技术为基础，综合了机器学习、科学计量学、应用数学等多个学科。知识图谱具有可视化、结构化、自带推理规则等优点，通过对琐碎的知识进行汇集梳理，实现知识资源的关联与整合，现已广泛应用于社会诸多行业。构建应用知识图谱的关键技术有概念模式设计、数据获取、知识抽取、知识融合、知识推理与挖掘等，采用可视化技术描述绘制客观世界中的实体、概念及其之间的关联关系，使用实体的多关系网络图表示知识。当前知识图谱在中医药领域的应用有两种形式，一种形式是以文献计量学为代表的科学知识图谱，主要用于实现当前学科的前沿预测；另一种是包含大规模语义网络的语义知识图谱。知识图谱从文献书籍、中医医案、电子病历及相关论文中获取知识图谱信息资源，完成知识的规范清洗与融合，提取其中的组织关联与发展态势，可用于中医药临床与科研的信息理解、智能搜索、深度问答、知识推荐、辅助决策等方面。知识图谱将医学中琐碎的、零散的医疗信息相互连接，建立展现其中的潜在关联；作为一系列的图形组合，知识图谱通过形式化地表现中医药领域知识的发展规律，存储展示中医药复杂广阔的知识体系，尽可能减少信息损失、保留知识原意，对中医药临床的传承与创新发展有着不可估量的积极作用。

3）深度学习（deep learning）：是人工智能中一种具有学习和分析能力的算法技术，通过对样本数据内在规律与层次的特征进行感知学习，通过复杂关系建模，进一步提取出数据间的相关规律和表示层次，发现数据的分布属性或类别属性，最终实现模拟人脑对图像、文字和声音的识别与分析。不同于以往神经网络的浅层结构算法，作为机器学习的一种特殊形式，深度学习采用的算法模型由多个神经元构成。相比浅层网络，深度学习具有更为强大的自主学习与表达能力，善于在庞杂的数据中提取有效特征，以一种仿人类神经运行模式的人工神经网络算法，强调了模型结构的深度，突出内在逻辑与学习特征。借助深层非线性网络结构，深度学习可以构建多种隐层的机器学习模型，在少数样本集中学习数据集的本质特征，通过较少的参数也能实现复杂函数逼近，提升分类或预测的准确性。常见的深度学习网络包括深度全连接神经网络、卷积神经网络、循环神经网络和对抗生成网络等。将深度学习算法应用到中医药临床数据研究中，其在处理图像、识别语义等非线性数据、获取模糊化知识，在发掘特征性关联，辅助临床诊疗、模拟症状与用药效果之间复杂关系等多个方面都发挥了巨大作用，加快了中医药临床研究的现代化、客观化进程。

3. 生物信息学

生物信息学（bioinformatics）在人类基因组计划的蓬勃发展中应运而生，作为一门在生命科学的研究中以计算机为工具对海量生物信息进行储存、检索和分析的新兴学科，主要用于研究生物大分子的构成和功能组成。随着生命科学领域研究的不断深入，数据组变得更加庞大、数据类型也越来越复杂。

1）网络药理：网络药理学（network pharmacology）是一种以网络分析技术为基础的生物信息学工具，在计算机技术高速发展与大数据的背景下，融合了系统生物学与生物信息学，用以研究“药物-基因-靶点-疾病”之间复杂关系的交叉学科，有着系统性、整体性、动态性的特点。网络药理学主要研究信号通路的多靶点调控，在分子水平上更好地诠释中药多成分与机体的网络作用关系，能够综合性地观察药物对疾病网络的干预和影响。长久以来，“单药物-单基因-单疾病”的药物研究模式难以体现中药及复方的整体性。网络药理学的核心是解析疾病与药物相关的生物网络，利用药物、化合物、基因和疾病的数据库信息，构建药物-疾病-靶点-信号通路相互作用网络，发掘疾病复杂生物系统、中药复杂化学体系的内在网络关联。主要研究过程包括：整合收集中药化学成分，构建中药-成分-疾病-靶点网络模型，实现网络可视化与网络分析。网络药理学可从系统层面展现中药的活性成分和作用机制，诠释中医学的整体观念，揭示中医药通过多成分、多靶点的复杂机制对人体生物网络产生作用的过程，从而获得对临床实践、药物研发有价值的发现，也为中医药从经验医学向循证医学过渡提供了依据。

2）组学研究：生物信息学的研究范围从基因组、蛋白质组扩展到了代谢组和转录组，从基因的表型、结构延伸到了其功能和作用机制，甚至整个组学分析。

基因组学（genomics）：是对基因组的表达和功能、基因的多样性等进行研究和阐释的技术，其主要研究内容是基因的组成、结构与功能，包括了基因碱基序列的组成及改变，还涵盖了 DNA 甲基化、染色质修饰等非序列改变所导致的基因表达水平的变化。基因组学将生物体内所有基因进行量化与表征，同时着眼于研究基因功能及基因互作关系，通过揭示疾病存在的基因组变化，为疾病的发病机制及靶向治疗提供方向。目前常用的基因组学技术包括定量分析技术、高通量技术、单细胞测序技术、基因修饰技术等，可以对上万的基因同时进行检测，具有高通量、整体性、精准性、微观化的优势，是实现精准医疗的重要手段。

蛋白质组学（proteomics）：致力于对样品细胞生命过程中所有动态变化的蛋白质进行定性与定量研究，涵盖了蛋白质的表达和组成、翻译后的修饰、蛋白质之间及与其他生物分子之间的相互作用等，揭示其在生命活动过程中的功能。质谱技术作为蛋白质组学的核心工具，几十年来高效更新，在精度、准度、速度和灵敏度等方面都有了很大的提升。在此基础上加快发展的蛋白质组学，通过处理目标样品，提取、采集蛋白质进行研究，具有整体性和系统性的特点。其最主要的分支是定量蛋白质组学，广泛地应用于现代生物学和医学等的研究中。目前双向电泳技术和基于质谱的蛋白质定量技术在实际应用中比较成熟。

代谢组学（metabonomics）：是通过对生物体内受刺激或扰动前后所有小分子代谢物进行定量分析，研究代谢产物图谱及其动态变化，可用于预测体内代谢物水平，及时诊断机体生理状态，以此指导相应的刺激或药物干预。代谢组学可分为靶向代谢组学和非靶向代谢组学等，磁共振波谱、液相色谱-质谱联用、气相色谱-质谱联用、毛细管电泳-质谱联用等高通量分析是当前研究中最常用的技术，通过对生物体液、细胞、组织进行分析，检测不同生理、病理条件下生物体内源性代谢产物的变化，研究大、小分子化合物及其相互作用，实现对代谢产物及其相关代谢途径的分离、检测、表征和定量，从而筛选生物标志物、分析疾病发病机制与机体特异性反应。

转录组学（transcriptomics）：转录组是生物个体或细胞群中所有核糖核酸（RNA）转录本的集合，包括编码和非编码的RNA，转录组学是在RNA水平对生物体内基因转录产物进行全面研究，从整体水平探究特定条件下RNA的数量、种类、时空分布与表达调控等情况，是研究细胞表型和功能的重要方法。与基本静态的基因组学不同，高度动态的转录组学具有时空性，同一细胞或组织在不同生长阶段或环境下会有不同的转录组，因此可以用来认识疾病发生发展过程，实时反映药物干预疾病的相应细胞类型和信号通路的状态。转录组学的发展经历了三次测序技术变革，第一代测序技术有表达序列标签、基因表达系列分析、微阵列/基因芯片（DNA microarray）、大规模平行测序；下一代测序技术为基于高通量的RNA测序（RNA-seq），较基因芯片等技术具有高灵敏度、高精确度、高效率等特点，能够进行数字化信号、任意物种全基因组分析等优势，也是现阶段最常用的测序技术；第三代测序技术在上一代的基础上增加了读长，降低了成本，同时也提升了运行速度。

3）分子对接与分子动力学模拟：分子对接（molecular docking）是一种基于“锁-钥原理”的计算生物学方法，借助计算机软件在分子水平上预测配体-靶标之间的结合模式、描绘靶标-活性成分之间的构效关系，依据其之间的亲和力、稳定性、结合位点等信息，寻找受体小分子化合物与靶标大分子相互作用的最佳构象，得出最优结果的理论模拟，现已广泛应用于中西医药物研发之中。其主要对接方法可分为三类：刚性对接，即分子结构不变仅移动位置；半柔性对接，一般只使小分子的构象改变；柔性对接，分子构象可以随意改变。Dock与AutoDock为实际应用中最为普遍的软件，用于模拟活性小分子与蛋白质的相互作用，均采用半柔性对接的工作方式。

4）分子动力学模拟（molecular dynamics simulation）通常和分子对接配合使用，用来研究配体与靶蛋白结合后的动态行为与微观细节，了解两者相互作用与变化的过程。在模拟生理条件下，分子动力学模拟通过计算机数值求解分子体系的运动方程，预测分子系统中每个原子在不同时间尺度里的位置变化，解释靶标的灵活性，为阐述药物作用过程中的分子动力学行为提供更全面的视角。

（二）研究进展

1. 智能诊疗

AI技术在中医药诊疗研究中的运用成果主要包括以“诊”为主要方面的智能诊断系统和以“治”为主要方面的临床决策支持系统两大类，即中医辅助诊断与中医辅助治疗两个方面。

1）智能诊断：目前，中医智能诊断（intelligent diagnosis）主要集中在四诊信息采集和处理设备的研发与应用上。这些设备通过集成计算机、数字图像分析、智能语音识别、知识库、传感器或仿生学等多种相应算法和新技术，评估患者综合情况，实现对中医“望闻问切”四诊信息的智能化采集和处理。智能面诊的核心技术是AI面部识别，运用图像分析患者面部照片并进行特征提取，再分类纳入对应数据库，经过数据比对得出相应诊断结果；智能舌诊以标准化的舌象图片为基础，目前采集设备多依赖于成像清晰的数码相机，重视光源自然性与色彩保真性，运用多种算法将舌象图片进行图像分割和其他可视化定量处理，最终完成对患者舌象的定性分析；随着仿生嗅觉技术及相应算法的出现，以电子鼻为代表的科技设备通过采集口腔气体，借由数字化分析比对不同气味特征以实现对单一或复杂气体的识别，气味传感器的研发加速了AI与“嗅诊”的融合；语图仪、频谱仪等多功能声音检测仪器的出现，可将声音转化为数字化、可视化数据并进一步处理，加速了“声诊”的发展，然而实际医患的诊疗环境比较嘈杂，存在多余无效的噪声，智能闻诊在声音采集过程中受环境影响较大，因而目前研究的重点多偏向排除噪声干扰等方面，临床诊断应用有待发展；语音识别技术是电子问诊系统的核心，借助语言识别模型对日常语言进行转化，结合语音转录与算法进行分析，在智能终端与患者间开展有针对性的语音交互，以人机问答的形式来实现智能问诊；中医脉诊的智能化研究延续了半个世纪，基于脉搏压力传感器与机器算法的脉诊仪将收集到的脉搏信号转换为计算机数字波，现在这种脉诊仪正逐渐向小体积、便携式、可穿戴的方向发展。

2）决策支持：目前中医临床决策支持系统的研究以基于中医基础理论和适宜技术开发的智能治疗设备研发为主，以患者疾病特征与诊断信息为本，通过算法得到对应的治疗方案，包括方药、针灸等多种中医疗法。基于功能维度，中医临床决策支持系统可分为中医临床医学专家系统、专病系统、中医临床治疗方案推荐系统、合理用药系统四个类别。其中，中医临床医学专家系统的应用最为成熟，其内部拥有大量高水平的中医药学知识与经验，是一种能学习中医专家诊病经验和辨证逻辑的计算机程序。中医临床医学专家系统综合了语言分析、知识获取等技术，借助大模型将患者就医过程中的多态信息进行交互分析与比对决策，通过模拟专家临证思维，生成相应诊疗结论，其应用领域涵盖了证候判定、方药推荐、针灸处方、健康管理等多个方面，可为患者提供精准诊断与个体化诊疗方案。AI通过与工程学联合，研发出的智能穴位刺激治疗仪、智能推拿治疗仪与智能艾灸仪，这些仪器在实际治疗中也有应用。治疗机器人借助建模训练，可通过自动检测穴位、调整针刺深浅完成针灸治疗；借助机器臂控制技术，测量特定肌肉或软组织的精准硬度实现精准感控从而完成推拿治疗；依据穴位检测与热度感应，变换艾炷位置来进行艾灸治疗。此外，借鉴国外已有的自动化实验室，未来 AI 技术或许可通过结合高通量实验设备，依据指令自动设计并完成中医药领域的相关实验操作，助力中医药形成高效、精确、自动化与智能化的研究体系。

2. 大数据分析

大数据技术在充足的计算能力和高效的数据分析方法的加持下，对中医临床数据进行深度分析，将有可能理解和发现现实复杂系统的运行行为、状态和规律，为中医药传承创新发展提供了一种新的思维和手段。

1）数据挖掘：目前，数据挖掘在中医药临床研究中的应用已趋于成熟。①在中药、方剂研究领域，数据挖掘技术可减少中药实验损耗，在发现药性与功效之间关联的同时提高用药的准确性和研究价值，基于数据挖掘技术的中药图谱不仅可以多角度展示中药材特征，还能够发掘其中的潜在信息，通过挖掘临床处方中的常用药物及高频药对，分析其配伍特点、总结配伍规律，进而归纳得出核心处方，指导临床实践的同时也为新药开发奠定了基础；②在中医诊治研究领域，除了可以识别不同的证候规律，得出证候的核心与预测因子，总结疾病与证候要素之间的分布特点与规律，研究证、病、症之间的关系之外，数据挖掘还能克服传统诊断方法的不足，提高中医舌象、脉象的准确率，同时构建症状-舌象-脉象之间的因果关系网络，发现相应疾病的主要症状和伴随症状；③在针灸治疗方面，数据挖掘技术可以分析临床腧穴选择并总结其配伍选择，也可以分析各种针灸方法的适应证及临床优势，得出对应的适应科属与优势病种，使之更好地指导临床应用；④在经验规律研究领域，数据挖掘能够发现中医古籍、数据库、文献中的隐性知识，在药与药、药与方、方与证、证与针之间进行多维度的关联分析和深层次的开发利用；⑤此外，名老中医处方分析中数据挖掘的应用较为普遍，借助多种数据处理技术将名老中医的经验进行数据化存储、分析和利用，可以大致归纳各位名老中医的诊疗思路与方药规律，继承发扬名医学术经验，指导临床实践。

2）知识图谱：将中医古籍、医案、名医经验等半结构化或非结构化数据架构中的关联信息，应用于中医药领域的专业信息检索与可视化分析中，并且其在智能问答、辅助诊疗等方面也有应用。目前，中医药专业信息检索在中医基础理论、方药、方法学等方面的应用越来越广泛，补充了传统情况下基于关键词检索的不足，但其在中医临床应用领域的研究较为滞后。知识图谱的可视化分析研究主要以期刊文献为数据来源，借助软件平台用于分析学科动态、展示方药关联、研究中医药和疾病治疗、规范证候诊断标准等。在临床决策支持方面，医学知识图谱最主要的应用是进行药物靶点的关系预测与辅助诊疗，借助知识图谱设计智能问答辅助诊疗系统（包括为普通群众提供健康咨询、为患者提供基本自诊及为医学专业人士设立知识检索等服务），由于具有一定的推理功能，其提供的决策支持更为全面完善。此外，中医药的多个子领域——证候、医案、方剂、中药、养生、中医综合等都构建了相关知识图谱并开展了实际应用。

3）深度学习：作为数据挖掘、机器学习的重要分支，能够处理更大的数据集和更复杂的结构，进一步学习更高级的特征。近年来，深度学习方法开始越来越多地被运用到中医药领域。①在诊疗方面，深度学习主要涉及对图像的检测、增强、分类与重建等，基于语义的图像分割技术为以舌象为代表的望诊图片的分区、分类和特征识别提供了全新的解决方案，促进了中医诊疗的客观化和标准化；②在中药方面，借助深度学习算法预测中草药药性具有较好的泛化能力和准确性，可用于中药性能客观化，对中草药玻片的检测和中药材的分类鉴别能够规范中药炮制与评价，促进中药材现代化；③在体质辨别方面，利用深度学习可以构建以九型体质学说为分类依据的中医智能体质辨识模型，依据面部、舌象、三焦红外等图像，对中医体质进行检测和分类判断；④此外，深度学习还可以对中医经典古籍中的中医知识进行整理，将其与中医电子病历中的大样本临床数据一起训练，通过抽取实体与关系，进行知识和数据的交互，实现归一化的语义表示和多尺度知识融合，构建更为精准和智能的中医诊疗系统。

3. 生物信息学

生物信息学的发展与人类基因组计划的启动密不可分，作为一门交叉学科，涵盖生物学、数学和计算机科学等多学科，提供了收集、分类和处理生物大分子数据的理论与方法。借助软件和数据库，生物信息学已广泛应用于生物、医学、农学、微生物学等多领域，通过整合、分析和预测数据集，协助理解生物学现象、探究疾病机制，为自然科学的发展提供信息支持的同时，也为中医药创新发展提供了技术支持。

1）网络药理：传统药理学、药代动力学的研究对象主要是药物的某些化学成分和药物代谢入血成分，可以部分揭示药物中某些成分的物质基础及作用机制。网络药理学基于系统生物学和药理学的先进技术，在许多方面应用广泛。

在中药及复方作用研究中的应用：基于多种数据库平台，收集并构建中药的成分-靶点关系网络，以阐述中药多成分、多靶点的治疗优势；凭借高通量生物芯片与组合药靶网络技术，深入筛选中药活性成分；从基因分子水平出发，阐述及预测中药靶标和作用机制、发现潜在适应证；对中药复方的配伍进行解释说明，探讨经方或者自拟方的作用机制，同时应用于组合药物的开发；在中药毒理作用的研究中，网络药理学亦有其应用。

在中医证候治疗方面，网络药理学也有应用：通过建立宏观病证表型与微观生物分子之间的网络关联关系，为揭示证候本质提供新的解决方案；从生物网络调节角度体现中医辨证施治的特色，揭示中医“同病异治”“异病同治”的原理等。

2）组学技术：日趋成熟的组学技术，以其快速、高效、精准的优势，用于微观层面上认识中医药作用于人体的机制，为疾病的预防、诊断及治疗提供了规范、科学、有效的技术和方法，为中医证候、中药、方剂、针灸等领域的研究提供了新的发展空间，为中医药事业发展现代化、国际化带来了前所未有的机遇。

基因组学：在中医证候研究中可通过对比分析不同证候下的基因表达情况，逐步筛选决定证候本质的关键基因，在一定程度上明确中医证候的物质基础，准确、客观地阐明疾病的发生发展规律；在中药研究中能从基因层面上阐述基因多态性、中药性味归经与药物效应之间的关联机制，基于大数据和高通量测序的元基因组学可用于中药制剂的质量评价；在针灸经络研究中，通过对比针灸治疗前后机体基因差异表达谱，可以推测针灸治疗的作用机制，为针灸精准治疗机制及应用奠定理论基础。

蛋白质组学：在应用于研究中医证候时，能够基于不同病与证之间蛋白质组的表达与功能差异，结合生物信息学和统计学的比较分析，建立疾病证型相关的蛋白质表达图谱和数据库，以此筛选与病证相关的蛋白基因。在中药的研究应用中包含了方剂、单味中药及中药单体，采用差异蛋白和生物质谱鉴定技术，可用于识别中药材或药物组合的作用靶点和过程；通过研究中药材植物的相关反应蛋白，可用于指导药用植物的栽培，预见中药材中化学成分的发现和分离；利用与药物毒理及疾病诊断研究相关的标志物可以预测药物的不良反应。另外，在中医体质的鉴别分析、方剂作用机制等方面，蛋白质组学同样发挥了重要作用。

代谢组学：由于代谢组学研究过程中机体的所有代谢产物都可以被检测出来，因此其在中医证候的研究中能够较全面地描述疾病发展的整个过程，通过对比不同病证之间内源性物质的差异，寻找潜在的生物标志物，对中医病证的病理生理机制进行现代化阐明起到帮助作用。与其他组学不同，代谢组学与疾病表型直接相关，能够鉴定代谢表型、代谢紊乱和疾病之间的相关性，因此其在中医相关性疾病诊治中的运用越来越广泛。在中药研究中，代谢组学作为一种全面分析生物样品中所有代谢物的研究方法，在评价中药毒性等安全性评价方面显示出了巨大潜力，在减少药物不良反应等方面也有其独特的优势，也为中药研究开发提供了技术手段；另外，凭借着高通量、高灵敏的优点，代谢组学可以客观无差别地反映出机体的生理状态，是分析中药复方中量效、组效关系最有效的方法，进而阐明中药及复方的作用机制。在体质研究方面，体质变化时体内的代谢物也会随之改变。代谢组学通过对机体代谢产物进行实时监测与系统分析，量化、标准化代谢物水平，能够较准确地得到中医不同体质的物质基础，从而实现中医体质的判定。

转录组学：在中药研究方面，通过差异表达基因分析、GO 功能富集分析及京都基因与基因组百科全书（Kyoto Encyclopedia of Genes and Genomes Pathway）富集分析等方法探究中医方药对疾病相关基因表达的影响，了解基因调控过程，为寻找新的药物靶点提供线索；通过分析鉴定中草药的特定基因表达谱，为药材质量控制与品种鉴别提供依据，用来评估中药品质与药效；通过研究中药有效成分和道地优质药材的生物合成机制，进一步运用基因克隆等手段规模化、高纯度地生产中药；在针灸治疗方面，RNA-seq 技术可用于研究中医针灸干预后机体内部出现的本质变化，进而探究疾病治疗的作用机制与靶点；能够探究穴位特异性、针灸及电针刺激量改变对临床疗效的不同影响；此外，转录组学可以通过基因芯片研究中医证候，从整体上研究疾病发生的经过与中药作用的分子机制，从而揭示中医证候的微观实质，为中医证候的标准化和现代化提供依据。

3）分子对接与分子动力学模拟：作为计算机辅助模拟技术的主要内容、计算机辅助药物设计的分支，分子对接与分子动力学模拟已在化学、材料科学、生物医药等领域广泛应用，同时也为中医药研究提供了新的思路与工具。分子对接与分子动力学模拟能够弥补药理实验的缺陷，帮助研究者选择最优化合物进行实验验证，有效提高了中药研发领域筛选过程的效率和针对性，现已成功应用于建立中药有效成分的虚拟筛选和作用靶点的确定；从中药多作用、多靶点的复杂成分中筛选出具有治疗作用的化合物，提高中药疗效的同时增强安全性，以新的先导化合物的发现，为临床新药研发提供新的思路与方法；借助数学模型解读生物学数据，从微观角度说明中药成分与生物靶点之间的作用机制，促进了中医药国际化进程与方剂配伍机制的现代化阐释；中药复方的作用机制并非各药材的简单叠加，而传统方法难以鉴别归纳多个成分间的相互作用及不同成分与疾病靶点间的结合情况，分子对接与分子动力学模拟技术，为多组分识别提供了便利，通过筛选关键药效成分，优化中药复方组成，提高临床治疗效果；此外，分子对接与分子动力学模拟技术可以分析中药成分与生物分子复合物的稳定性，预测其在体内的行为，为下一步诊疗计划做准备。随着计算生物学等系列技术的不断发展，分子对接与分子动力学模拟在中医药领域的研究将更加广泛，有助于推动中医药研究的创新发展与现代化进程。

六、中医临床研究应注意的问题

近年来，中医学领域在临床研究方面取得了显著成就，为中医的现代化进程注入了新的活力。在开展中医临床研究的过程中，必须高度重视中医学科的独特性，并致力于探索与中医学本质相适应的研究方法。这对保障中医临床研究的顺利进行，以及促进整个中医学的发展，具有极其重要的意义。总体而言，中医临床研究应当着重关注以下五个主要方面的问题。

（一）注重以中医学理论为指导

在中医临床研究领域，坚持“以中医学理论为指导”的原则，是确保研究深度、广度及特色的根本。这不仅是对中医悠久历史和智慧的尊重与传承，更是推动中医现代化发展、促进中西医结合互鉴的关键。研究的出发点与目标定位，应牢固建立在阴阳五行、脏腑经络、气血津液等中医学传统理论基础上，这些理论构成了中医解析生命本质、剖析疾病机制、指导治疗实践的哲学框架与逻辑体系。因此，研究者务必深入学习并领悟这些经典理论的精髓，将其作为临床科研的理论支撑。在具体科研实践过程中，应充分发挥辨证论治的特色，注重个体化诊疗与精准医疗的实现，依据患者的体质差异、病因病机等因素，灵活运用望闻问切等中医传统诊断方法，制订个性化治疗策略。此外，理论与实践的深度融合尤为关键。一方面，要从古典医籍中汲取灵感与智慧；另一方面，要紧密结合现代临床的实际情况，借助高水准的临床试验，验证传统理论的实际效用与科学内涵。在此过程中，引入生物信息学、分子生物学等现代科学技术，为中医学理论提供强有力的技术支撑，以促进理论的创新与发展。推动中医临床研究成果的国际化，在遵循国际科研规范的同时，保持中医特色，以确保在研究设计、数据表达、疗效评价等方面既能体现中医的特色，又能获得国际学术界的广泛认可。值得注意的是，在这一进程中，仍需审慎对待西医理论对中医研究的潜在影响，避免生硬套用西医概念与模式，以确保中医临床研究的内在独立性与科学性。总之，在中医临床研究中，坚持中医学理论的指导，是对传统的继承与延续，也是面向未来的探索与创新。通过严谨的科学研究、深入的理论解析来验证与丰富中医学的内涵，也为中医临床研究成果推广应用提供了理论与试验依据。

（二）注重病证结合原则

在中医临床研究的实践中，“病证结合”原则拥有着举足轻重的地位，它构筑了一座沟通现代医学疾病命名系统与传统中医证候概念体系的桥梁，用以探索疾病的发展规律，并阐释中医学基础理论的科学内涵，进而对疾病的预防和治疗进行指导。在中医临床研究中，通过病证结合的研究途径，即“从证候出发诊断疾病，依据疾病特点辨别证候”能够显著提升中医临床研究的整体质量。由于同一证候可能在不同疾病或疾病的不同阶段出现，这些情况下的病理特征和治疗原则往往相似，因此对一个特定证候的治疗可适用于多个相关疾病。在研究设计的层面上，实行“病证结合”意味着在确定研究目标群体时，需借助中医辨证分类的理论体系，精准细分其病证特性。例如，在研究慢性胃炎时，将其分为肝气犯胃、脾胃湿热和胃阴亏损等不同的病机类型，从而设计出具有差异性和针对性的治疗方案，增强研究的科学性和实用性等。为了提高中医临床研究的水平，研究者需要精通现代医学中疾病的前沿诊断和治疗方法，并在辨证过程中识别疾病的特殊性质。在评估临床效果时，应综合考量病证的结合，避免仅以证候的变化来判断疾病疗效。与此同时，对辨病论治的重视有助于更精确地掌握疾病的特异性，实现病证结合，从而增强中医临床治疗的针对性。采用“病证结合”的研究方法，不仅能显著提升中医临床治疗的效果，还能为深化中医基础理论研究与创新发展开辟新的视角。此外，通过整合基因测序技术、生物标志物分析等当代前沿科技，可揭示疾病的本质，以加速中西医结合的科学研究进展，增强中医临床研究成果在国际上的认可度，加快中医的全球化传播步伐。

（三）注重中医现代化要求

中医临床研究在追求现代化的过程中，不仅承载着验证中医学疗效的重任，还肩负着促进中医学理论发展与实践创新的历史使命。为了达成这一目标，研究设计必须与现代科技深度融合，特别是在观察指标的选择上，强调科学性、先进性、严谨性和合理性，以这些特性为基准，确保所观察的指标能精确反映治疗效果，同时彰显现代科学技术对中医临床研究的赋能作用。在这一背景下，对中医临床研究的现代化要求体现在以下几个方面：①诊断智能化与精准化是现代化转型的先锋，通过集成人工智能、机器学习等技术，创建智能辅助辨证系统，不仅能大幅提升辨证的速度与准确性，还能深入揭示证候之间的复杂关系，为个性化治疗提供数据支持，同时，借力基因组学、蛋白组学等生物信息学技术，探索中医证候的生物标志物，为诠释中医理论和评价临床疗效提供科学实证，以增强其时代适应性；②循证医学与精准医疗的结合，为中医治疗效果评估和药物研发开辟了新途径，可采用现代循证方法，严格评价中医干预的有效性与安全性，提升中医科研的证据级别，通过分子靶点筛选、网络药理学等精准医疗方法，推动中药新药的创新和传统方剂的科学升级，确保治疗效果的最优化；③中医研究的国际化与信息化亦是其现代化进程中不可或缺的一环，运用由云计算、大数据等信息技术构建的研究数据库与共享平台，不仅促进了全球中医资源的共享与合作，还加速了科研成果的转化，通过这种方式，可以保证中医临床研究符合现代研究标准，从而推动中医学的全面发展。

（四）注重解决中医临床问题

中医临床研究的核心价值在于通过科学方法提升其治疗效果，并确保其安全性和可靠性。中医临床问题是中医临床实践中的关键，涉及疾病的预防、诊断、治疗和康复等环节。解决这些问题的重要性不言而喻，既直接关系到患者的健康，同时也是推动中医学术理论创新和临床实践改进的重要途径。在中医临床研究中，注重考虑解决中医临床问题，意味着研究者需要将理论与实践紧密结合，深入挖掘临床数据背后的含义，揭示疾病的本质与规律，同时评估和优化中医治疗方案。这要求研究者不仅要深入理解中医经典理论，掌握辨证施治的技巧，还要具备现代科学研究的素养，以确保研究的规范性和结果的客观性。针对临床上的复杂病症，中医临床研究应当开展系统的观察和科学的试验研究，以期找到更有效的治疗方法。这种研究不仅需要严格的科研设计，还要利用现代科学技术，如分子生物学、药理学等，确立科学的疗效评价标准，以探讨中医药的疗效及其作用机制。中医临床研究还应当关注患者的个体差异，尊重其主观感受，将患者的整体健康和生活品质作为治疗效果的重要指标。总之，中医临床研究应当以解决中医临床问题为导向，通过科学的研究和实践，不断提升中医临床的疗效，这不仅能够促进其治疗方法的科学化和标准化，还能够为中医学的现代化与国际化铺平道路。通过整合规范的研究方法和现代科学技术，中医临床研究能够为中医学的传承与创新提供坚实的支撑，进而在提高人类健康水平的同时，增强中医学在全球范围内的影响力。

（五）符合伦理学原则

医学伦理学是医学临床研究不可或缺的部分，其主要目的是保护受试者的权益。在芬兰赫尔辛基召开的世界医学会上通过的《赫尔辛基宣言》（1964）、联合国教科文组织的《世界人类基因组与人权宣言》（1997）和《世界生命伦理与人权宣言》（2005）都是生命伦理方面的国际规范性文件。按照文件的要求，医学研究的所有干预措施必须经过验证确保安全有效，以避免对受试者造成不必要的伤害。在医学人体试验中，应保护受试者的生命权、健康权、尊严、自主决定权、隐私权、个人信息保密权及治疗权与损害补偿权。医学研究的每一步，从设计到实施，都必须考虑到受试者的权益。在进行任何临床研究之前，必须得到所在医疗机构伦理委员会的审查和批准。无论是现代医学还是中医学的临床研究，都应确保受试者在充分了解研究信息的基础上自愿参与，并签署知情同意书。知情同意是关键的法律和道德原则，它要求研究者向受试者提供所有相关信息，以确保受试者能够理解信息，并在完全自愿的基础上作出决定。受试者有权随时退出研究，并且他们的决定不应受到任何形式的歧视或报复。特别是当受试者是患者时，他们退出后应继续接受常规医疗，不受任何影响。总之，医学研究必须遵循医学伦理学的原则，通过透明的沟通和尊重受试者的自主性来保护受试者的权益。这些原则不仅是研究的道德指南，也是保障研究科学性和合法性的基础。

思考题

1. 受试者在何种情况下会退出试验？
2. 样本量大小的影响因素有哪些？
3. 多中心临床试验应注意哪些问题？
4. 如何开展中医治则治法研究？
5. 如何看待现代中医疗效评价的优势与不足？
6. 名老中医学术经验研究中还可以运用哪些现代信息技术？
7. 中医临床研究应注意哪些问题？

（李学军　邹　冲　胡建鹏　金月萍　王晓骁）

第九章　中药研究

第一节　中药研究概述

中药（Chinese medicines）是指以中医学理论为指导、具有独特的理论体系和应用形式，用于诊断、治疗、预防疾病并具有康复与保健作用的天然药物及其加工代用品，主要来源于天然的植物、动物、矿物及其加工品。中药学是以中药为研究对象，研究中药基本理论和中药的来源、采集、炮制、性能、功效、制备及临床应用规律等知识的一门学科，是传统中医学的重要组成部分。

一、中药研究的范畴

随着中药学科的不断分化，中药研究新方法和技术的不断涌现，中药研究呈现出多学科协作发展的新局面。其研究内容主要包括中药药性理论研究、中药种质资源评价研究、中药生产和炮制工艺研究、中药化学成分研究、中药药理和毒理研究、中药制剂工艺研究、中药质量标准研究、中药临床疗效研究、中药新药研究、药事管理法规和新药申报研究等。

二、中药研究的作用与意义

中药对于维护人类健康、促进中华民族的繁衍昌盛作出了巨大贡献。中药研究有助于制订中药材生产质量管理规范，以规范中药材的生产环节，保证中药材的质量；有助于研究中药复方配伍原理，探索不同成分间的相互作用和协同效应；有助于优化配方，提高治疗效果；有助于阐明药效物质基础，制订相关的质量标准，合理有效地控制中药质量，保证临床疗效和用药安全；有助于探索中药在体内的吸收、代谢和作用规律，阐明其作用靶点和分子机制，为其临床应用提供科学依据；有助于在继承经典的基础上，结合现代的科学技术和研究方法，进一步开辟药源，研发新药，满足临床治疗需求，特别是对于一些慢性病、难治性疾病提供新的治疗选择；有助于评估中药及其成分的安全性，识别潜在的毒副作用，为安全合理用药提供指导，减少不良反应；有助于提升中药的临床用药水平，指导临床合理用药；有助于带动相关产业的发展，并推动建立健全的中药管理体系和法律法规框架；有助于促进中药现代化，推动中医药产业和事业的发展。

第二节　中药研究方法

一、中药药性理论研究

中药药性理论是研究中药的性质、性能及其运用规律的理论，是中药理论的核心内容之一，主要包括四气、五味、升降浮沉、归经、有毒无毒、配伍、禁忌等。中药药性理论研究是指导临床用药的重要依据，是衔接中医理论与临床的桥梁，也是中药区别于植物药和天然药物的突出标志。但长期以来，中药药性理论的本质一直缺乏现代科学的阐述，使得在中医理论体系指导下使用的中药始终无法正确合理地被纳入现代药品生产管理体系。因此，积极利用现代科学技术，坚持开拓创新，揭示中药药性的科学本质，是在现代医疗体系下保障中药临床用药安全性和有效性的关键科学问题。主要研究方法如下。

1. 四气的研究

四气（四性）是指中药寒、热、温、凉四种不同的药性，反映中药在影响人体阴阳盛衰、寒热变化方面的作用趋势。中药四气理论研究主要从药物所含成分和药物对机体的影响两方面进行，与中医证候研究有机结合，对四气理论进行深入发掘、整理，选择定性或定量的客观指标，探究物质基础与作用的相关性。此外，还应加强病证寒热与药性寒热的研究，并采用现代科学方法如生物热动力学、系统生物学方法、化学元素分析法对四气进行深入研究。

2. 五味的研究

五味是指中药具有辛、酸、甘、苦、咸五种不同的味道。五味不同因而具有不同的治疗作用，五味理论揭示了中药组分不同、药效不同的客观规律，是阐明中药作用机制，指导临床用药的理论依据之一。中药五味理论是在长期的临床实践中总结出来的用药理论，重在指导临床用药，后续研究应以功能为核心，着眼于药物与机体间的相互作用，以化学成分与药理作用相结合或以无机元素含量为基础，将“五味-化学成分-药理作用”三者结合进行研究以阐明中药五味的现代科学内涵。

3. 升降沉浮的研究

升降沉浮反映药物作用的趋向性，是说明药物作用的一种性能。中药产生功效的原因与药物的升降浮沉和人体气机的升降出入存在一定的对应性，药物的升降浮沉主要由药物本身决定，并受炮制、配伍等的影响，因此药物升降浮沉的研究必须考虑炮制和配伍的因素。研究升降浮沉对药物和体内功效的影响，明确升降沉浮理论的规律和内涵是中药研究的重要内容。

4. 归经的研究

归经是中药作用的定位概念，即某中药对某些脏腑经络有特殊的亲和作用，因而对这些部位的病变起着主要或特殊的治疗作用，归经是中药药性理论的重要组成部分。中药归经理论的现代研究主要从形态学、药理学、化学成分、受体学说、载体学说及靶向递送等方面进行，全面探讨归经的物质基础，并从分子水平阐明这一理论所涉及的现代生理、生化、药理、病理等问题，从而揭示归经理论的实质。

5. 配伍的研究

配伍理论是中药理论的重要组成部分，对中药的临床应用具有重要的指导意义，同时也为更有效地指导临床和中药新药研制提供依据。中药配伍研究应当遵从病证结合、方证对应、理法方药统一的指导思想，对复方进行整方或拆方，采用现代技术对中药配伍化学、方剂配伍机制进行研究，运用中药化学、药物分析学和计算机科学等多学科交叉综合研究途径，以中药活性组分为先导，围绕中药有效组分配伍优化和揭示其组效关系的关键科学问题和核心技术环节，揭示中药配伍理论的科学内涵。

二、中药资源与鉴定研究

中药资源与鉴定是研究中药资源的种类分布、群居演化、鉴别特征、药材质量和开发利用的一门学科，其在中药资源调查和传统经验鉴别的基础上，运用现代科学技术研究中药的基源、形态、性状、鉴别特征和成分含量变化，制订和建立中药材的规范化质量标准，指导中药资源的合理开发和利用，寻找并扩大新药源，其研究对象包括药用动物、植物、矿物资源及中药饮片和中成药等。

主要研究方法如下。

1. 来源和品种鉴定

通过观察中药形态、核对文献、核对标本等步骤对中药的来源进行鉴定。这是中药鉴定的根本，也是中药后续生产、资源开发及新药研究工作的基础。

2. 性状鉴定

用眼观、手摸、鼻闻、口尝、水试、火试等简便鉴定方法，来鉴别药材的外观性状。其鉴定的内容主要包括性状、大小、颜色、表面特征、质地、折断面、气味等。

3. 显微鉴定

主要是利用植物形态组织学和解剖学的知识及制片技术，使用显微镜对药材的切片（横切面、纵切面）、表面片、解离组织或粉末进行观察、比较、分析。选择药材的合适部位或粉末，制成显微标本片（或进行显微化学反应），在显微镜下进行观察，根据标本的组织构造和细胞内含物的特征，进行中药材真伪的鉴别和纯度的鉴定。近年来随着现代技术的不断发展，透射电镜、扫描电镜、X 射线能谱分析等技术手段均被应用到中药鉴定的研究领域中。

4. 理化鉴定

利用物理、化学或仪器分析法，鉴定中药的真实性、纯度和品质优劣程度，统称为理化鉴定。通过理化鉴定分析中药中所含的主要化学成分或有效成分的含量多少，以及有害物质的有无等。中药理化鉴定的实验方法，一般使用少量的药材干粉、切片、浸出液经初步提取分离后进行分析。常用的理化鉴定方法包括物理常数的测定、膨胀度的测定、色度检查、泡沫和溶血指数的测定、微量升华、荧光分析、显微化学反应、水分测定、灰分测定、浸出物测定、挥发油测定、有害物质的检查等。

5. 分子生物学鉴定

采用 DNA 条形码技术，通过比较标准数据库中的序列信息来鉴定物种，这种方法特别适用于外观相似、难以通过形态学区分的物种。

6. 传统资源调查

传统中药资源调查方法大致分为踏查、详查及样地调查等，同时进行访问调查及历史资料的查询。踏查是对调查地区或区域进行全面概括了解的过程。详查又称全面调查，是在踏查的基础上，详细记录调查区内药用植物的种类、数量、高度、频度、盖度、利用部位的单株重量等情况的过程。样地调查即在调查范围内按不同方向选择几条具有代表性的线路，沿着线路在有代表性的区域内选择调查样地，按一定方式设置样方，在样方内利用样株法或投影盖度法估算出单位面积药材的蕴藏量。

7. 现代资源调查

现代中药资源调查法是运用现代的科学技术，对中药的自然资源进行调查和信息管理，其中以“3S”技术最为突出。“3S”技术是遥感（remote sensing，RS）、地理信息系统（geographical information system，GIS）和全球定位系统（global positioning system，GPS）技术的简称，RS 技术是基础，GIS 起辅助信息处理作用，GPS 用于辅助空间定位。在“3S”中 GPS 和 RS 分别用于获取点、面空间信息并监测其变化，GIS 用于空间数据的存储、分析和处理。三者在功能上存在明显的互补性，在实践中，将三者集成在一个统一的平台上，其各自的优势得到充分发挥，“3S”技术以其快速、经济、方便等特点，在资源调查方面显示出极大的优势，为中药资源的调查和动态监测提供了新的技术方法。

三、中药炮制学研究

中药炮制学（pharmaceutical science of traditional Chinese medicine）是研究中药炮制理论、工艺、规格、质量标准、历史沿革及其发展方向的学科，是在中医学理论的指导下，依据中医辨证施治的需要，将药材净制、切制、炮制处理，加工成一定规格饮片的一项制药技术。炮制的主要目的为增效、减毒和调性，保证用药安全，中药炮制后质量的优劣直接影响临床治病的效果。中药炮制的基本工序包括净制、切制、炮制。其中炮制又包括炒、炙、煅、蒸、煮及其他制法等。主要研究方法如下。

1. 文献学研究

通过查阅古典医籍、炮制专著和现代研究成果，梳理炮制历史、炮制方法的演变和历代医家的炮制理论，为现代炮制研究提供理论基础和研究方向。

2. 实验药理学方法

应用现代药理学技术，对比炮制前后中药的生物活性变化，评估其对特定药理作用的影响，如药效增强、毒性降低等，为炮制工艺的技术优化提供科学依据。

3. 化学成分分析

利用高效液相色谱、气相色谱-质谱联用、紫外-可见光谱等现代分析技术，检测炮制过程中化学成分的变化，包括成分的增减、转化及新成分的生成，科学解释炮制的物质基础。

4. 临床疗效观察

在确保炮制品质量的前提下，通过设计严谨的临床试验，对比炮制前后中药的临床疗效，验证炮制对提高治疗效果的实际价值。

5. 多学科交叉研究

结合药理学、药剂学、生物化学、分子生物学等多学科知识，综合研究炮制机制，如酶学变化、药代动力学特性改变等，推动炮制理论与技术的创新发展。充分利用各个学科的优势资源和技术手段，推动中药炮制学的深入发展。

四、中药药效物质基础研究

中药药效物质基础是指中药及其复方中发挥作用的化学成分，即产生某种药效的活性物质总和。中药药效物质基础研究是中药现代研究的关键点之一，是阐释中药整体功效及其作用本质的核心环节，是中药安全、有效和质量控制的重要基础。由于中药成分和药效作用的复杂性，以及中药各有效成分的协同作用，中药药效物质基础研究必须在中医学理论指导下，以临床疗效为中心，选择可靠、可信的中医证候动物模型，借助化学和生命科学领域的现代研究方法和分析技术，从不同层次、不同方面着力探索中药整体性、系统性作用的本质，为中药质量控制提供切实可行的依据。主要研究方法如下。

1. 化学成分富集并筛选活性成分

采用溶剂提取、柱层析、高效液相色谱、气相色谱等技术，从中药中分离纯化化学成分，并进行结构鉴定。对其进行药效筛选与活性评价，通过体外细胞实验、酶抑制活性测试、受体结合实验等生物活性测定方法，筛选具有特定药理活性的化合物。同时，运用动物模型进行药效验证，评估化合物的体内活性及安全性，筛选活性成分。

2. 血清药物化学

血清药物化学是指从给药实验动物的血清样本中分离鉴定中药成分及其代谢物，研究这些可进入血液循环的成分（也称移行成分）与药效的相关性。此方法可以排除难以吸收入血的成分，简化了研究范围，并纳入了代谢产物。血清药物化学研究包括含药血清制备、成分分离、结构鉴定，药效评价或药效相关性研究、作用机制研究等。

3. 谱-效关系

谱-效关系是指对不同批次或不同组方的中药分别进行指纹图谱分析和药效评价，之后对指纹图谱与药效的差异进行相关性分析，从而阐明中药的药效物质。此方法的优势是可以体现中药复杂体系的整体药效，以及成分变化对药效的影响。

4. 药物代谢动力学

中药药效成分的体内浓度，尤其是靶部位的浓度，对于中药发挥药效至关重要。以前对于中药的药物代谢动力学研究大多局限于少数主要成分，随着中药体内代谢产物鉴定技术的提升，以及高灵敏度仪器设备的出现，同时监测数十种中药体内活性成分的药代动力学已经成为可能。

5. 活性组分敲除

活性组分敲除是指特异性地去掉中药提取物的目标成分（或成分群），获得不含目标成分的阴性样品，通过比较总提取物、目标成分、阴性样品的药效，阐明目标成分的贡献及与其他组分的相互作用。

6. 代谢组学研究

代谢组学属于系统生物学的一个分支，主要用于探索机体内部由于新陈代谢作用所造成的产物变化。代谢组学主要通过检测机体受外部因素作用所发生的代谢产物变化，它的研究对象是与机体新陈代谢及维持机体生理功能正常运转紧密相关的内源性小分子物质。中药复方治病特点是多路径、多靶点，而代谢组学探索具有系统性、非特异性、友好性、实时动态特征明显等特点，代谢组学的整体思维模式与中药的“多成分、多靶点、整体调节”特点一致，因而适用于中药复方物质基础研究。

7. 基于数据库的计算机技术

此模式借鉴了现代药物化学的计算机虚拟筛选的理念和方式，是一门以应用计算机作为工具进行的活性化合物发现与化合物药理活性预测的新技术，也是一种前瞻性的中药有效组分辨识模式。由于计算机虚拟筛选本身处于探索阶段，且中药本身是一个异常复杂的体系，其成分复杂，活性多样，而化学成分数据库还需要相当长时间的更新和完善，因此，中药药效物质成分的计算机虚拟筛选既有前景同时又充满挑战。

五、中药药理学和毒理学研究

中药药理学（pharmacology of Chinese materia medica）是以中医学理论为指导，运用现代科学方法，研究中药与机体相互作用及其作用规律的学科；中药毒理学主要研究中药毒性物质基础、作用及其机制。主要研究方法如下。

（一）中药药理学

1. 动物实验研究

动物实验研究是以动物为实验对象，研究药物与动物相互作用的规律，实验可以选择健康正常动物为对象，或类似于人类疾病的病理模型进行药效学或者药动学研究。动物实验分为整体和离体两类，整体实验可以用健康清醒动物或用麻醉动物进行研究，观察药物对某个系统或器官的影响。离体实验以动物的器官、组织、细胞、亚细胞或受体分子为实验对象，在体外进行药效学研究。

2. 现代色谱、波谱技术应用

现代色谱、波谱技术应用结合了中药化学、化学分析及中药药理研究。高效液相色谱-质谱法、高效液相色谱-电喷雾离子化质谱法、高效液相色谱-磁共振法、高效毛细管电泳-质谱法及分子生物色谱技术的应用，提高了中药复方活性物质的筛选率。可以帮助确定中药的组成和纯度，并揭示中药成分之间的相互作用及其对生物体内药效的贡献。综合运用这些先进技术可以更全面地理解中药的药理特性和作用机制，促进其在临床和基础研究中的应用。

3. 基因组学、转录组学和蛋白质组学研究

基因组学、转录组学和蛋白质组学研究主要运用基因组学、转录组学和蛋白质组学等多组学技术，探索中药对基因表达和蛋白质水平的影响及其作用机制，对中药的药效与机体响应进行跨层次的全面分析。这些研究方法包括使用PCR、基因组测序、转录组学分析、蛋白质质谱分析等技术，帮助识别中药对特定基因的调控效应，以及中药中可能存在的活性成分与蛋白质之间的相互作用。

4. 血清药理学研究

血清药理学研究是指将中药或中药复方经口给动物灌服一定时间后采集动物血清，分离血液，用含药血清进行体外实验的一种方法。与使用中药粗制剂直接进行体外实验相比，既保持了体外实验条件可控性强、药物效应易于检测、可深入揭示药物作用机制的优点，又能防止中药粗制剂本身的理化性质对实验的干扰，反映中药在胃肠道消化吸收—生物转化—产生药理效应的真实过程，并代表了药物在体内产生作用的真正有效成分。

5. 中药复方药理研究

中药复方药理研究主要涉及符合中医“证”的动物模型的建立和方剂配伍关系的研究，以整方研究和拆方研究为主。整方研究在遵守原方配伍、剂量配比的基础上，将复方作为一个整体用于研究，适用于阐明复方药物的作用及其机制，验证新方药效及新药的临床前药理研究等。拆方研究可以根据中医学理论将处方中的中药逐步减去一味或几味中药，也可利用优选法、正交试验法、星点设计法等方法筛选有效的单味药，观察方剂配伍与药理效应变化之间的关系，探讨方剂的配伍规律。拆方研究在一定程度上验证了方剂组成的合理性及中药配伍应用的优越性。

（二）中药毒理学研究

1. 一般毒性实验

一般毒性实验包括急性毒性实验、长期毒性实验等。急性毒性实验是预测中药安全性的重要手段，通过急性毒性实验可了解中药毒性反应、毒性程度。通常以致死量表示，研究方法主要有两种：测定动物半数致死量（50% lethal dose，LD_{50}）和最大耐受量（maximum tolerable dose，MTD）。

动物LD_{50}的测定方法：首先，通过预实验找出动物全死和全不死的剂量，正式实验时在全死和全不死的剂量中再插入 2～4 个剂量组。给药后观察各组的死亡数并计算 LD_{50} 及其 95%可信限。LD_{50}可作为衡量药物毒性程度的主要指标，药物LD_{50}越小，反映药物的毒性越大。

MTD 测定法：采用拟推荐临床试验的给药途径，以动物能耐受的最大给药剂量，单次或 24h 内多次（2～3 次）给药，并详细记录动物反应情况，所得结果应列表进行统计分析。实验应设空白对照组，与给药组进行对比分析，计算总给药量，并推算出相当于临床日用量的倍数，综合评价受试药物毒性大小。

如果受试药通过LD_{50}测定和药效学实验后，表明有实用价值，则可以进行长期毒性实验。长期毒性实验是指重复连续给药的毒性实验，一般持续给药时间为 14 日、28 日、90 日和 180 日，观察药物在机体组织中的积蓄或其他机制而产生毒副反应及其严重程度、发生率等。提供毒性反应的靶器官及其损害是否可逆，同时确定无毒性反应的最高剂量。

2. 特殊毒性实验

特殊毒性实验主要包括遗传毒性实验、生殖毒性实验和致癌实验等。遗传毒性实验是指用于检测通过不同机制直接或间接诱导遭受遗传学损伤的化合物的体外和体内实验，能检出 DNA 损伤及其损伤的原因。生殖毒性实验是通过动物实验反映受试物对哺乳动物生殖功能和发育过程的影响，预测其可能产生的对生殖细胞、受孕、妊娠、分娩、哺乳等亲代生殖功能的不良影响，以及对子代胚胎、胎儿发育、出生后发育的不良影响。在长期毒性实验中发现有细胞毒性作用，或者对某些脏器组织生长有异常促进作用，以及致突变实验结果为阳性的新药，必须进行致癌实验。

六、中药制剂研究

中药制剂研究是在中医药理论指导下，运用现代科学方法，研究中药制剂的配制理论、生产技术、质量控制与合理应用等内容的综合性应用技术研究。其内容包括新品种、新剂型、新工艺、新标准、新理论、新疗效、新设备等，中药传统制剂的工艺改革和质量提高工作也囊括其中。主要研究方法如下。

1. 整体药物研究法

中药制剂复方应用，既不是简单的药物作用的相加，也不是简单的毒副作用的抵消，而是通过药物配伍产生的整体综合效用。如《伤寒论》中白虎汤治疗“发热无汗、渴欲饮水”的阳明经证有效。现代研究表明，钙离子具有多种生理活性，其中包括解热的活性，白虎汤原方煎液中含钙总量比白虎汤减粳米煎液所含钙总量超出十几倍或更多，充分说明白虎汤组方严谨，粳米为佐使药发挥了积极作用。因此，中药制剂研究可采用整体药物研究法。整体药物研究法又分为综合法和分析法。

综合法是指以整个中药及复方制剂作为研究对象，以药效为中心，运用现代科学方法，系统研究复方制剂组方原则的方法。在综合法的基础上，拆方分析各药味活性，阐明疗效机制，为精选方药、修改方剂、改革剂型提供科学依据的方法称为分析法。综合法是中药复方制剂整体研究的基础，分析法又是整体研究的深化与发展。综合法有利于促进分析法研究的开展，而分析法则有利于综合法研究的深化，两者结合运用则是整体药物研究的基本方法。

2. 分子药物研究法

分子药物研究法是指在中医药理论指导下，应用现代科学方法，对中药及其复方制剂的化学成分进行研究，其目的如下。

1）将药物组成成分的结构、物理和化学性质、量效关系和疗效机制等研究清楚，在分子水平阐明中药的性能、功效和使用规律的物质基础，明确药物有效成分或有效部位，明确组方规律。

2）从分子水平制订中药制剂的质量标准，指导生产，在研究药物理化性质、化学结构与疗效关系的同时，研制新药或新的剂型。如从中药及其复方制剂中分离得到具有新医疗效用的化合物（如青蒿素、淫羊藿苷等），在研究药物理化性质、化学结构与疗效关系的基础上，研制新型药物。

分子药物研究法可分为以下两种。

1）中药单味药的化学成分研究：借助现代化学成分提取分离技术，对单味药各组成成分系统分离并研究清楚。

2）中药复方的化学成分研究：①配合药效学实验，以确定复方疗效的化合物基础；②将各单味药已知活性成分或活性部位，代替原药或从原药中分离出去，观察全方的生物活性变化；③对全方或方中单味药化学成分初步提取分离，按化合物类型、溶解度等做分类，进行深入研究，保证原方制剂的疗效。

七、中药质量标准研究

中药质量标准是由国家药品监督管理部门颁布的，对中药的质量指标、生产工艺、检验方法等所作出的技术性规定的规范性文件，是国内中药生产、流通、使用、监督及检验活动共同遵循的法定依据。质量标准的研究应在《药品注册管理办法》及相关技术指导原则的基础上进行，质量标准拟定的各项内容应参照《中国药典》（现行版）、部（局）颁药品标准。中药质量标准的制订，其目的在于保证药品的可控性、重现性和稳定性。所制订的各项内容要能充分地反映出该制剂所含成分作用与药品功效主治的一致性、剂型的合理性、工艺的可行性、质量标准的针对性、临床用药的安全有效性等。其主要研究方法如下。

1. 物理学方法

物理学方法主要以检测中药外观特征、性质和成分的物理指标为基础。如外观、密度、污染、水分、灰分、挥发油、黏度、折射率等指标。物理学方法能够提供中药的实物参数，为中药质量评价提供了准确的数据。

2. 化学方法

化学方法是采用化学分析方法，如色谱分析法、电化学分析法、光学分析法等，分离、鉴定和测定中药的化学成分和活性成分，对中药进行质量检测的方法。化学方法具有高灵敏度、高分辨率、定量性好和准确性高等优点，但存在测量过程对物质样品有一定的破坏性，且样品的预处理和分析需要耗费一定的时间和工作量等缺点。

3. 生物效应检测法

生物效应检测法是利用药物对整体动物、离体组织、器官、细胞、微生物、受体、离子通道和酶等实验系统所产生的生物效应，以生物统计为工具，运用特定的实验设计，测定药物有效性、安全性的一种方法，从而达到评价药品质量的作用。中药具有多成分、多靶点、整体发挥作用等特点，目前以指标性成分检测为主的质量控制方法与药品的有效性和安全性关联性不强，难以充分反映药品的整体质量，生物效应检测法能够弥补指标性成分检测的不足，与现有方法互为补充。中药生物效应检测法一般可分为定性检测、定量及半定量检测，也可分为特异性检测、非特异性检测，还可分为安全性相关的检测、有效性相关的检测和质量一致性相关的检测。在用于中药质量评价时，应尽可能选择与临床安全有效有较强关联（存在一定量效关系）的、研究较成熟的生物效应检测法。根据评价的目的，可选择多种生物效应检测方法进行综合评价。

4. 计算机模拟技术

计算机模拟技术可以对中药成分的结构、性质和功能进行全面的理论研究。该技术可以模拟中药成分在不同条件下的变化规律，提供新的解释和预测中药成分的结构、活性。同时，还能够预测中药成分的亲水性、脂溶性、毒性等性质，为中药评价和筛选提供新的方法和途径。

第三节　中药研究新思路及新技术

一、中药研究新思路

中医药因其天然性和毒副作用低的特点，以及其在治疗现代医学（西医）认为的一些难治性、疑难性疾病（包括一些常见病和慢性病）中显示出的较大治疗优势，逐渐被国际医药学界所重视。中药要适应新的社会发展要求，在继承中医药传统理论、技术及应用经验的基础上，将传统中药的特色和优势与现代科学技术相结合，建立和完善中药标准规范体系，研究开发具有自主知识产权的创新中药，其研究思路也应该不断创新，目前中药研究的新思路主要如下。

（一）整体观思维下的中药研究

中药的性味、功效主治是通过中医临床的长期实践、以人体为对象、从整体出发所得到的理论。中药的现代化研究宜在整体观念指导下，系统评价中药的多组分、多靶点，以及整体调节的功效和特点，以整体药效作为最终评判标准，促进中药的科学研究与临床应用的进一步结合。

（二）配伍理论指导下的中药研究

配伍是中药应用的主要形式，也是在中医体系指导下中药应用的基本理论之一，是中医遣药组方、辨证施治的主要形式和应用特点。现代化的中药研究要在中药配伍规律的指导下，将传统中医学理论与现代科学相结合、化学成分分析与药理研究相结合、动物研究与临床药理研究相结合，利用计算机模式识别技术、生物信息学技术等对不同方面的研究结果加以相关性分析，阐明中药发挥作用的科学内涵。

（三）转化医学驱动下的中药研究

中药作为中医诊疗的有形手段之一，其理论依据来源于临床诊疗经验，回归并加强中药转化医学研究，已是现代中药学科发展的内在要求与必然趋势。转化医学强调基础研究向临床的转化应用，重视个体化诊断和治疗，与中医辨证施治的精髓不谋而合。中药的转化医学研究应该是“临床—基础—临床”的“三部曲”模式，从临床应用中药出发，多快好省地开发特色的中药新药，同时加强中药的标准化研究，加速中药的现代化成果尽快进入临床。

（四）二次开发视角下的中药研究

中药的二次开发是针对已上市的疗效可靠、作用明确的中成药产品，围绕药品质量与临床用药存在的问题或影响因素进行深入研究，获得新临床证据，寻找新临床定位或新适用人群，并在生产过程中进行严格管控，培育质优高效的中药大品种。中药二次开发以临床需求为导向，以中医临床优势病种为目标病证，以临床疗效明确的中药品种为基础，以提高药材资源利用率、中成药科技内涵、临床疗效及安全性为主要研究任务，通过深入研究和成果转化，破除制约药品推广应用的瓶颈，以提升药物科技创新含量。

（五）多学科交叉促进中药研究

中药的研究不能靠单一学科的研究便取得重大突破，要加强学科的相互交叉协作。通过将众多学科包括分析化学、中药化学、药理学、细胞生物学、系统生物学、生物信息学、人工智能不断引入中药研究，实现多学科的有序交叉整合和良性互动，建立以中药临床为核心，中药化学和中药药理学为基础，分子生物学为前沿的中药研发平台，加速中药现代化的进程。

（六）依托大健康产业加速中药创新发展

随着社会和科技的发展，医学模式已由单纯的疾病治疗模式转变为预防、保健、治疗、康复等相结合的模式，中医学因其“治未病”的特色，在预防保健、医疗康复、慢性疾病、疑难杂症等方面具有独到的优势，中药大健康产业发展前景广阔。在“大健康”理念下，天然植物是一种潮流，而中草药同时具备这两个潮流元素，依托中医保健理论在防治疾病、延缓衰老等方面具有完善的理论基础和方法指导，加强中医整体观理念与辨证论治方法的研究，吸取现代营养学思想，加强中药保健品的研发。

二、中药研究新技术

随着现代科学的不断发展，新的研究技术不断运用到中药研究中，目前已建立和攻克了多种符合国际要求的中药研发技术平台和关键共性技术，极大提高了中药现代化研究的深度和广度，以下列举几种快速发展的新技术。

（一）中药资源鉴定新技术

1. DNA 条形码技术

DNA 条形码技术是以物种的基因组为基础，利用一个或几个标准的 DNA 序列作为标记，对现有的生物物种进行快速、准确、自动化识别和鉴定的一种技术。通过综合利用电子学和遗传学的原理和技术，快捷方便地鉴别物种及重新获得生物的一些未知信息，是近几年来迅速发展起来的一项全新的物种鉴定技术。近年来，DNA 条形码技术在中药基源植物及中药材鉴定等方面得到快速发展，加速中药鉴定标准化的进程，为中药材质量的全面控制和评价提供了有力的技术保障。与传统鉴定方法相比，DNA 条形码技术鉴定中药材直接利用 DNA 序列进行物种的鉴定，不受药材形态变化和加工方法的影响，不受鉴定人员主观意愿的影响，具有准确性高、鉴别速度快等优势。

2. 超级条形码技术

随着测序技术的不断发展，二代测序技术（next generation sequencing，NGS）（又称新一代测序或高通量测序技术）问世。相比一代测序技术，新一代测序技术在保证测序准确性的同时，测序通量大幅提高，从而广泛应用于相关研究。新一代测序技术促进大量基因组数据快速生成，拓展了一代 DNA 条形码概念。超级条形码（ultra-barcoding or super-barcoding），或称二代 DNA 条形码（next-generation DNA barcode）是通过新一代测序技术（高通量测序技术）获得叶绿体全基因组及核糖体 DNA 序列，与传统 DNA 条形码相比，超级 DNA 条形码因序列更长，既有比较保守的基因，也有变异较大的间隔区，因此拥有更多的信息和变异位点，物种辨别能力和系统发生解析能力提升，有助于解决分类困难类群的物种鉴定问题，从而克服传统 DNA 条形码的局限性。

3. 端粒酶技术

端粒是一组在染色体上起着维护基因组稳定作用的串联重复 DNA 序列。端粒末端限制性片段（telomeric end restriction fragment，TRF）长度作为端粒长度的黄金标准。端粒酶技术通过 Southern 印迹杂交技术，分析中药材植物 TRF 长度与生长年限的关系并建立相应的数学模型，用于中药年限鉴别。

（二）中药粉碎提取新技术

1. 超微粉碎技术

粉碎是中药前处理过程中的必要环节。经过粉碎，可以增加药物的表面积，促进药物的溶解，加速药材中有效成分的浸出。超微粉碎是近年来飞速发展起来的高新技术，能把原材料加工成微米甚至纳米级的微粉，可提高药物提取效率及生物利用度。超微粉碎主要应用于一些珍贵药材及稀有药材的粉碎，如人参、三七、天麻、全蝎、羚羊角等。含淀粉、黏液质较多的药材不适合采用超微粉碎，这些无效成分会因超微粉碎大量暴露而被释放出来，影响有效成分的释放与提取。

2. 超临界流体萃取技术

超临界流体萃取技术是以超临界流体为溶剂，利用其高渗透性和高溶解能力来提取分离混合物的方法，具有有效率高、提取完全等优点。超临界流体萃取技术在提取中药有效成分方面具有速度快、得率高等优点，尤其适合萃取脂溶性、相对分子量小的化合物。利用此技术萃取的天然产物具有纯净、安全、生物活性保留度高、稳定性强及色味纯正等优势，因此，此技术被称为一种潜力巨大的用来提取天然保健产品的高新技术。另外，此技术还用于药品提纯、干燥、制粒和制造缓释药丸等领域。

3. 半仿生提取技术

半仿生提取技术即在中药提取中，利用控制论的“灰思维方式”，将整体药物研究法与分子药物研究法相结合，从生物药剂学的角度为经消化道给药的中药制剂创立的一种新的提取技术。此方法是模仿口服给药在胃肠道的转运过程，采用选定 pH 的酸性水和碱性水依次进行提取，既体现了中医临床用药的综合作用特点，又符合口服药物经胃肠道转运吸收的原理。同时不经乙醇处理，可以提取和保留更多的有效成分，缩短生产周期，降低成本，是中药成分提取工艺的一项重大革新。

4. 蒸汽爆破技术

蒸汽爆破技术是采用空气、水蒸气等介质对植物进行爆破。由于植物细胞壁由纤维素等物质组成，易受高压空气膨胀时的冲击而破裂，同时水蒸气易浸入植物细胞中，使成分软化，产生一系列的化学变化。蒸汽爆破技术的机制分析：具有细胞结构的植物原料在一定压力、温度的介质下气相蒸煮，半纤维素和木质素产生一些酸性物质，使半纤维素降解成可溶性糖，同时复合胞间层的木质素软化和部分降解，从而削弱了纤维间的黏结。然后突然减压，介质和物料共同作用完成物理的能量释放过程。物料内的气相介质喷出瞬间急速膨胀，同时物料内的介质迅速暴沸形成闪蒸，对外做功，产生的爆破力使得细胞的组织结构破坏，细胞壁被撕裂成小的片段，木质素重新分布，纤维素充分暴露，变成结构疏松、柔软的立体状组织。膨胀的气体以冲击波的形式作用于物料，使物料在软化条件下产生剪切力变形运动。由于物料变形速度较冲击波速度小得多，使之多次产生剪切，使纤维有目的地分离。

5. 酶工程技术

中药制剂的杂质大多为淀粉、果胶、蛋白质等，针对杂质选用适当的酶，可以经过酶反应温和地将植物组织分解，加速有效成分的释放提取。选用相应的酶可将影响液体制剂澄清度的杂质如淀粉、蛋白质、果胶等分解去除，也可促进某些极性低的脂溶性成分转化成糖苷类易溶于水的成分而有利于提取。酶提取法在药物提取中有较大的应用潜力，但此技术也存在一定的局限性，如酶提取法对实验条件要求比较高，为使酶发挥最大作用，需先经过试验把握最适合的温度、pH 及作用时间等。

（三）中药分离纯化新技术

1. 膜分离技术

膜分离技术是指利用天然或人工制备的无机膜或有机膜，借助外界能量或化学位差的推动，对双组分或多组分溶质和溶液进行分离、分级、提纯和富集的方法。当前的膜分离技术，可分为微滤、超滤、纳滤、反渗透、透析和蒸发透析。膜分离技术具有操作简单、效率高、能耗低、投资少、污染小等特点，其驱动力可为压力、浓度、电等能量形式中的一种。近年来，膜分离技术在中药有效成分的提取和分离方面显示出巨大的应用前景，常用于常规杂质的去除，有效成分的提纯，中药提取物的浓缩，中药口服液、注射剂和浸膏的制备。

2. 分子蒸馏技术

分子蒸馏又称短程蒸馏，是一种非平衡蒸馏，是依据不同物质分子运动平均自由程的差别，在高真空下实现物质间的分离精制的连续蒸馏过程。其原理为：在极高的真空度下（一般小于 5Pa），液体分子只需很小的能量就能克服液体内部引力，离开液面而蒸发。当蒸馏物料分子从蒸发液面挥发至冷凝面冷凝所经过的行程小于其分子运动平均自由程，由于不同物质分子运动平均自由程的差别从而在液-液状态下得到分离。分子蒸馏的特点有蒸馏温度和蒸馏压强低、物料受热时间短、分离程度高、不可逆、无沸腾鼓泡现象、清洁环保等。在中药研究领域，目前多数是将超临界（supercritical fluid extraction，SFE）萃取技术与分子蒸馏技术联用，即先将药材粉碎→SFE 萃取→萃取物→分子蒸馏→馏出物，此法常用以分离植物挥发油部分或进一步提高挥发油中的某些待测标准成分的含量。例如，白术挥发油、干姜油及大蒜化学成分的提取分离，都可应用分子蒸馏技术。

3. 高速逆流色谱分离技术

高速逆流色谱分离技术是一种不用任何载体或支撑体的液-液分配色谱技术。由于此技术分离效率高，产品纯度高，不存在载体对样品的吸附和浑浊，具有制备量大和溶剂消耗少等特点而尤其适用于制备性提取，可广泛应用于生物工程、医学、药学、化工、食品等领域，应用此技术讨论生物碱、黄酮、醌、香豆素等成分的分离都取得了较好的效果。高速逆流色谱分离法不仅适用于非极性化合物的分离，也适用于极性化合物的分离，还可以应用于进行中药粗提物中各组分的分离或进一步的纯化精制。此技术有望成为中药有效成分质量标准研究、分析的一种新方法，也会成为中药制剂生产的一种新型分离技术。

4. 分子印迹分离技术

分子印迹分离技术是以待分离的化合物为印迹分子（也称模板、底物），制备对此类分子有选择性识别功能的高分子聚合物-分子印迹聚合物，然后以这种分子印迹聚合物为固定相来进行色谱分离的技术。其最大的特点是分子识别性强，选择性高，而且制得的分子印迹聚合物有高度的交联性，固定相不易变形，有良好的机械性能和较长的使用寿命。分子印迹分离技术是一种高效的中药有效成分分离技术。

除上述新技术外，分子精馏和短程精馏、中药絮凝分离技术、双水相萃取技术等，都已在中药有效成分分离纯化技术中得到了应用。

（四）中药药理研究新技术

1. 组学技术

组学技术包括基因组学、转录组学、蛋白质组学和代谢组学等。这些技术可以全面地研究中药对生物体的影响，并揭示其作用机制。例如，通过基因组学技术，研究人员可以分析中药对基因表达的调控作用，了解中药对特定疾病的治疗机制。转录组学技术可以研究中药对 RNA 的调控作用，揭示中药对细胞信号传导途径的影响。蛋白质组学技术可以研究中药对蛋白质的调控作用，揭示中药对组织细胞功能的影响。代谢组学技术可以研究中药对代谢产物的调控作用，揭示中药对生物体代谢过程的影响。通过组学技术，中药药理学研究可以更加全面地了解中药的药效和作用机制。

2. 计算机模拟技术

计算机模拟技术可以通过建立数学模型，模拟中药对生物体的作用过程，预测中药的药效和副作用。通过计算机模拟技术，研究人员可以快速地筛选和评估中药的活性成分，提高中药研发的效率和成功率。同时，计算机模拟技术还可以帮助研究人员优化中药的配方和剂量，提高中药的疗效和安全性。计算机模拟技术的引入，使得中药药理学研究更加高效和精确。

3. 高通量筛选技术

高通量筛选技术（high throughput screening，HTS）利用一些有特定靶点的微量生物筛选方法、自动化技术和数据处理技术，真实、直接地认识化学成分、有效部位的药理作用，通过药理学研究和生物活性筛选相关药物，将中药化学成分开发成新药，有效促进中药临床研究及应用。HTS 综合了应用药理学技术、分子生物学技术、细胞生物学技术、计算机技术、管理技术及自动化控制技术等，实现了药物筛选的快速、高效、微量化、自动化和规模化。HTS 使用的检测方法很多，常用的方法主要有分光光度检测法、荧光检测法、化学发光检测法、同位素检测法、磁共振检测法、表面等离子体共振技术和形态学方法等。与传统的研究方法相比，高通量筛选技术可以在同样条件下，对数以千万计的物质进行药理作用的研究和观察，极大地节省了人力、物力和财力的投入，这一特点对中药复方研究具有优势。

4. 生物芯片技术

生物芯片技术是通过微加工和微电子等微缩技术，依靠生物分子间的特异性相互作用，将生化分析集成于同一张芯片表面，建立一个微型的生化分析系统，从而实现对基因、蛋白质等生物分子准确、快速、高通量的检测。根据芯片固定探针的不同，生物芯片可分为基因芯片、蛋白质芯片、细胞芯片、组织芯片及糖芯片。基因芯片可在同一时间检测出多个基因表达的信息，可用于耐药菌检测，并为耐药菌相关疾病的诊断提供依据。蛋白质芯片则可用于确定抗原决定簇、鉴定蛋白功能、研究蛋白之间相互作用、蛋白磷酸化、药物分析、疾病诊断和体液检测等。作为对基因芯片、蛋白质芯片的一种补充，细胞芯片是以活细胞作为研究对象，主要用于活细胞的培养及活细胞中基因、蛋白质等生物组分的检测等。从单纯地将生物组分集成以降低成本、提高效率，到实验步骤的集成，再到对组织、器官自然状态的模拟，生物芯片技术发展迅猛，且在中药研究领域中展现出了巨大的应用前景，此技术可以同时检测和分析中药对多个生物分子的作用，揭示中药的多靶点作用机制。

（五）中药制剂研究新技术

1. 脂质体技术

脂质体（liposome）系指将药物包封于类脂质（如磷脂、胆固醇等）双分子层中形成的超微囊泡载体，亦称为类脂小球或液晶微囊。磷脂在水中自然分散形成直径约 4nm 的多层脂质双分子层囊泡，囊中央和各脂质膜层之间被水相隔形成球形、洋葱形、椭圆形或管形等封闭结构。脂质体与生物相似，具有类细胞膜功能，最初作为人工细胞膜的研究模型。作为药物传递载体，脂质体具有靶向性、细胞亲和性与组织相容性，并具有缓释、降低药物毒性，保护药物，提高药物稳定性等特点。1971年格雷戈里阿迪斯（Gregoriadis）和瑞门（Rymen）等首次将脂质体作为肿瘤药物载体，多柔比星脂质体（Doxil）是世界上第一个抗癌药物脂质体。利用人体免疫系统的生理防御反应，脂质体微粒进入人体循环后被单核/巨噬细胞系统（mononuclear phagocytic system，MPS）视作异物吞噬，使脂质体载药微粒在网状内皮系统丰富的肝、脾、淋巴系统、肺和骨髓等组织器官积蓄而在病灶具有较高浓度，脂质体膜被溶酶体分解后药物被浓集释放。这对于提高肿瘤药物的治疗指数，减少剂量和降低对正常细胞的毒性有特殊意义。普通脂质体在血液中极易被吞噬清除，近年研究将脂质体表面连接分子识别配体、基因抗体及单克隆抗体等制成免疫脂质体，使其具备了专一靶向的归巢（homing）功能，避免MPS的清除到达特异的肿瘤结合点。

2. 纳米粒技术

纳米粒技术（nanotechnology）是指用单个原子、分子制造物质的技术，研究材料的结构尺度在1～100nm。2000年，有学者首次提出“纳米中药”概念，将纳米技术引入中药研发领域。中药纳米颗粒是将某味中药进行纳米级加工处理所获得的药物纳米粒。随着纳米技术在医疗领域的迅速发展，纳米中药不仅仅局限于对药物本身的纳米化，还出现了纳米药物载体技术，进一步深入了纳米技术在中医药领域的应用。虽然纳米中药制剂的研究报道逐年增多，但上市的制剂品种数量尚不多，且多为单一的药物有效成分。同时，各种制剂均有其不足之处，如固体脂质纳米粒载药量偏低、体系水分含量较高和储存期间药物容易析出等，一定程度上限制了纳米中药制剂的临床应用。因此，纳米中药的研制，首先应着力于提高载药量和载药种类。其次，进行纳米中药新药的研究时，应充分考虑中药组方的多样性、复杂性，将中药制成高效、长效、剂量小、不良反应小且便于储存、携带、服用的现代化制剂。

3. 微型包囊技术与微球化技术

微型包囊技术（microencapsulation），简称微囊化，系利用天然的或合成的高分子材料（囊材）将固体、液体或气体药物（囊心物）包裹形成囊壳型微囊（microcapsule）的技术，而将药物分散在高分子材料骨架中制成微球（microsphere）的技术称为微球化技术。通常可根据临床需要将微囊（球）制成散剂、胶囊剂、片剂及注射剂等各种剂型。

药物微囊（球）化后具有以下特点：①掩盖药物不良气味，如黄连解毒汤、大蒜素、沙棘油等药物；②提高药物稳定性，药物包封于囊材中，避免了外界氧气、水分等的影响，也可以防止挥发性成分的挥发损失，如中药挥发油、易氧化的β胡萝卜素、易吸潮降解的阿司匹林等药物经微囊化可以增加稳定性；③防止药物在胃内失活或减少对胃的刺激性，如酶、多肽类等易被胃内消化酶破坏的药物，吲哚美辛等对胃具有强烈刺激性的药物制成肠溶微囊，可以避免或减少上述现象的发生；④使液态药物固态化，便于储存或再制成各种剂型，如可将油类药物制成微囊，改善制剂过程中的流动性与可压性；⑤能控制药物释放速率，如选择可生物降解材料、亲水性凝胶材料或其他合适的囊材制备微囊，可延缓药物释放；⑥减少药物复方的配伍变化，如阿司匹林与氯苯那敏配伍后可加速阿司匹林水解，将两者分别包囊，再制成同一制剂可避免这种变化；⑦可将活细胞或生物活性物质包囊，使其在体内发挥生物活性作用，且具有良好的生物相容性和稳定性。此外，有些治疗指数低的药物或毒性大的药物制成微囊，可使药物浓集于靶区，从而提高药物的疗效，降低毒副作用。

4. 固体分散体技术

固体分散体技术是将药物特别是难溶性药物高度分散在载体中，形成固体分散体的新技术。难溶性药物通常以分子、胶态、微晶或无定形状态分散于另一种水溶性、难溶性或肠溶性载体材料中形成固体分散体（solid dispersion）。近年来，固体分散体技术已由提高难溶性药物的溶解性发展到缓释、控释、靶向释药的研究。固体制剂口服后经崩解、溶出、吸收而显效。对于一般药物而言，崩解是吸收的限速过程。多数固体剂型均要进行崩解时限检查。但对于难溶性药物，由于其溶解度小，溶出是其吸收的限速过程，通过改变剂型、处方、生产工艺、给药途径等，改善药物的分散状态，提高难溶性药物的溶出度是药剂学研究的重要内容。固体分散体具有以下特点：①药物高度分散于不同载体中，可以达到不同的释药目的，固体分散体的释药特征取决于载体材料的类型；②固体分散体可以作为中间体，用以制备药物的速释、缓释、肠溶制剂；③固体分散体可以延缓药物的水解与氧化，提高药物稳定性；④固体分散体可掩盖药物的不良气味，将液体药物固体化。

5. 微乳技术

微乳（microemulsion）系由表面活性剂、助表面活性剂、油相和水相在适当比例条件下自发形成的粒径为 10～100nm 的透明或半透明、低黏度、各向同性且热力学稳定的溶液体系。制备时一般不需能量，灭菌或离心也不容易发生分层。微乳可作为脂溶性和水溶性药物的载体，具有以下独特的优点：①热力学稳定，可热压灭菌，也可微膜滤过；②可同时增溶不同的难溶性药物，制成复方制剂；③黏度低，注射时不会引起疼痛；④药物分散程度高，利于吸收，可提高药物生物利用度；⑤O/W 型微乳可作为疏水性药物的载体，增加脂溶性药物和水难溶性药物的溶解度，W/O 型微乳可保护易水解的药物，可使水溶性药物持续释放；⑥可改善药物对黏膜、皮肤的渗透性并减少对组织的刺激性；⑦具有淋巴亲和性，一般认为在甘油三酯中有较好溶解度的药物更易通过淋巴途径吸收。正是这些优点，近年来微乳制剂在国内外的研究应用日益广泛。

6. 3D 打印技术

3D 打印技术作为一种新兴的制造技术，也在药物制剂领域展现出了巨大的潜力。与传统制造技术相比，3D 打印能够减少复杂的工艺流程，以较高的生产效率制造出具有特殊外形或复杂内部结构的物体。在技术分类上，按照美国材料与试验协会 F42 增材制造技术委员会的分类标准，3D 打印技术可分为七类：材料挤出成型技术、黏合剂喷射成型技术、粉末床熔融成型技术、光聚合固化技术、材料喷射成型技术、直接能量沉积技术和薄膜层积技术。其中，材料挤出成型技术、黏合剂喷射成型技术、粉末床熔融成型技术和光聚合固化技术这四大类 3D 打印技术已被应用于制药领域。

（六）中药质量评价新技术

1. 液相色谱-质谱联用技术

液相色谱-质谱联用技术是以液相色谱为分离系统，质谱为检测系统，充分发挥液相色谱的分离功能和质谱的高灵敏定性分析功能，以获取复杂混合物所含化学成分的轮廓和混合物中单一化合物成分结构信息的技术。传统中药成分研究主要是从复杂中药中提取分离单一化合物，而后采用光谱、色谱等分析技术进行鉴定。相比较而言，液相色谱-质谱联用技术可快速准确地对化学成分进行鉴定。该技术在中药质量控制方面可根据中药多组分、多靶点的特点，从单一指标性成分向多项指标的多信息质量模式发展。通过多维指纹图谱色谱峰的保留时间、紫外光谱图、相对分子质量和特征碎片四种信息的相互佐证，得到更加精确的成分信息，从而更有效地控制中药的质量。

2. 指纹图谱技术

中药指纹图谱通常是指中药化学（成分）指纹图谱，即中药（包括中药原料、中药提取物和中药制剂等）经适当处理后，采用一定的分析手段得到的能够标示该中药特性的共有峰图谱。中药指纹图谱是一种综合的、可量化的鉴别手段，它是建立在中药化学成分系统研究的基础上，通过比较图谱的共性与差异，用于评价中药材、饮片、中间体、中药成方制剂质量的真实性、稳定性和一致性。中药指纹图谱的基本属性是“整体性”和“模糊性”。整体性强调的是可以全面地反映中药所含化学成分的种类与数量，进而反映中药的质量和中医用药所体现的整体疗效；模糊性强调的是待测样品的指纹图谱与对照指纹图谱之间的相似性，而不是相同性。指纹图谱在中药质量控制中具有优势与局限性，但相比于单一成分的定性定量方法，它仍然是中药质量控制研究中的一大进步，在中药研究和质量控制中发挥重要作用。

3. 中药质量生物评价

中药质量生物评价是以生物评价为核心的中药质量综合评价方法，其主体思想是不唯成分论质量，关联功效，以中药功效（生物活性检测）替代指标性化学成分，建立中药品质-功效-用法用量一体化的质量综合评价体系。此外，将传统性状评价、主流化学评价及生物评价三者相结合开展中药质量综合评价研究也是目前前沿的评价模式之一。有研究提出了“经验-成分-活性-电子感官”的评价方式，即以传统性状评价为核心，找寻反映传统性状鉴别特征的化学成分，同时结合现代生物效应评价方法综合评价中药饮片质量优劣；有研究提出了“性状-质量标志物-生物效应”的评价方式，建立数字化的质量评价方法，解析中药质量识别的要素，从而解决中药饮片质量评价缺乏整体性与专属性的关键问题。这些中药质量综合评价新方法和新思路，一部分从生物效应角度出发，找寻与药效相关性强的生物活性成分指标评价中药质量；另一部分基于传统经验鉴别，找寻与外观性状相关性强的化学成分指标评价中药质量。

第四节　中药新药的研究

一、中药新药的定义和分类

新药是指未曾在中国境内外上市销售的药品。中药新药是在中医药理论指导下，以中药材、中药饮片、中药提取物等为原料研制生产的未曾在中国境内外上市销售的中成药。中药新药必须按照国家有关规定，经过严谨的研究、制备，并经过国家药品监督管理局药品审评中心审评认可，由国家药品监督管理局批准发给新药证书及生产批准文号，才可以投放市场销售使用。根据《中药注册分类及申报资料要求》，将中药新药注册按照中药创新药、中药改良型新药、古代经典名方中药复方制剂、同名同方药等进行分类。

1. 中药创新药

中药创新药指处方未在国家药品标准、药品注册标准及国家中医药主管部门发布的《古代经典名方目录》中收载，具有临床价值，且未在境外上市的中药新处方制剂。一般包含以下情形。

1）中药复方制剂，系指由多味饮片、提取物等在中医药理论指导下组方而成的制剂。

2）从单一植物、动物、矿物等物质中提取得到的提取物及其制剂。

3）新药材及其制剂，即未被国家药品标准，药品注册标准，省、自治区、直辖市药材标准收载的药材及其制剂，以及具有上述标准药材的原动、植物新的药用部位及其制剂。

2. 中药改良型新药

中药改良型新药指改变已上市中药的给药途径、剂型，且具有临床应用优势和特点，或增加功能主治等的制剂。一般包含以下情形。

1）改变已上市中药给药途径的制剂，即不同给药途径或不同吸收部位之间相互改变的制剂。

2）改变已上市中药剂型的制剂，即在给药途径不变的情况下改变剂型的制剂。

3）中药增加功能主治。

4）已上市中药生产工艺或辅料等改变引起药用物质基础或药物吸收、利用明显改变的。

3. 古代经典名方中药复方制剂

古代经典名方是指符合《中华人民共和国中医药法》规定的，至今仍广泛应用、疗效确切、具有明显特色与优势的古代中医典籍所记载的方剂。古代经典名方中药复方制剂是指来源于古代经典名方的中药复方制剂。包含以下情形。

1）按《古代经典名方目录》管理的中药复方制剂。

2）其他来源于古代经典名方的中药复方制剂，包括未按《古代经典名方目录》管理的古代经典名方中药复方制剂和基于古代经典名方加减化裁的中药复方制剂。

4. 同名同方药

同名同方药指通用名称、处方、剂型、功能主治、用法及日用饮片量与已上市中药相同，且在安全性、有效性、质量可控性方面不低于该已上市中药的制剂。

二、中药新药的临床前研究

按照《中药新药注册分类及申报资料要求》，中药新药的临床前研究包括药学研究资料和药理毒理研究资料。

（一）药学研究资料内容

1. 处方药味及药材资源评估

主要内容与要求如下。

1）处方药味：中药处方药味包括饮片、提取物等。①处方药味的相关信息，提供处方中各药味的来源（包括生产商/供货商等）、执行标准及相关证明信息；②处方药味的质量研究，提供处方药味的检验报告，自拟质量标准或在原质量标准基础上进行完善的，应提供相关研究资料（相关要求参照本节“4. 制剂质量与质量标准研究”），提供质量标准草案及起草说明、药品标准物质及有关资料等，按《古代经典名方目录》管理的中药复方制剂还应提供多批药材/饮片的质量研究资料；③药材生态环境、形态描述、生长特征、种植养殖（人工生产）技术等，申报新药材的需提供；④植物、动物、矿物标本，植物标本应当包括全部器官，如花、果实、种子等，申报新药材的需提供。

2）药材资源评估：药材资源评估内容及其评估结论的有关要求见相关技术指导原则。

2. 饮片炮制

饮片炮制需明确饮片炮制方法，提供饮片炮制加工依据及详细工艺参数。按《古代经典名方目录》管理的中药复方制剂所用饮片的炮制方法应与国家发布的古代经典名方关键信息一致。申请上市许可时，应说明药物研发各阶段饮片炮制方法的一致性，必要时提供相关研究资料。

3. 制备工艺

主要内容与要求如下。

（1）处方 提供1000个制剂单位的处方组成。

（2）制法 ①制备工艺流程图，按照制备工艺步骤提供完整、直观、简洁的工艺流程图，应涵盖所有的工艺步骤，标明主要工艺参数和所用提取溶剂等；②详细描述制备方法，对工艺过程进行规范描述（包括包装步骤），明确操作流程、工艺参数和范围。

（3）剂型及原辅料情况 列出药味及辅料，辅料的用量、作用、执行标准。并要说明制剂工艺中使用到并最终去除的溶剂。①说明具体的剂型和规格，以表格的方式列出单位剂量产品的处方组成，列明各药味（如饮片、提取物）及辅料在处方中的作用，执行的标准，对于制剂工艺中使用到但最终去除的溶剂也应列出；②说明产品所使用的包装材料及容器。

（4）制备工艺研究资料 ①制备工艺路线筛选，提供制备工艺路线筛选研究资料，说明制备工艺路线选择的合理性，处方来源于医院制剂、临床验方或具有人用经验的，应详细说明在临床应用时的具体使用情况（如工艺、剂型、用量、规格等），改良型新药还应说明与原制剂生产工艺的异同及参数的变化情况。按《古代经典名方目录》管理的中药复方制剂应提供按照国家发布的古代经典名方关键信息及古籍记载进行研究的工艺资料。同名同方药还应说明与同名同方的已上市中药生产工艺的对比情况，并说明是否一致。②剂型选择，提供剂型选择依据，按《古代经典名方目录》管理的中药复方制剂应提供剂型（汤剂可制成颗粒剂）与古籍记载一致性的说明资料。③处方药味前处理工艺，提供处方药味的前处理工艺及具体工艺参数，申请上市许可时，还应明确关键工艺参数控制点。④提取、纯化工艺研究，描述提取纯化工艺流程、主要工艺参数及范围等，提供提取纯化工艺方法、主要工艺参数的确定依据，生产工艺参数范围的确定应有相关研究数据支持。申请上市许可时，还应明确关键工艺参数控制点。⑤浓缩工艺，描述浓缩工艺方法、主要工艺参数及范围、生产设备等，提供浓缩工艺方法、主要工艺参数的确定依据，生产工艺参数范围的确定应有相关研究数据支持，申请上市许可时，还应明确关键工艺参数控制点。⑥干燥工艺，描述干燥工艺方法、主要工艺参数及范围、生产设备等，提供干燥工艺方法及主要工艺参数的确定依据，生产工艺参数范围的确定应有相关研究数据支持，申请上市许可时，还应明确关键工艺参数控制点。⑦制剂成型工艺，描述制剂成型工艺流程、主要工艺参数及范围等，提供中间体、辅料研究及制剂处方筛选研究资料，明确所用辅料的种类、级别、用量等，提供成型工艺方法、主要工艺参数的确定依据，生产工艺参数范围的确定应有相关研究数据支持，对与制剂性能相关的理化性质进行分析。申请上市许可时，还应明确关键工艺参数控制点。

（5）中试和生产工艺验证 ①样品生产企业信息，申请临床试验时，根据实际情况填写，如不适用，可不填，申请上市许可时，需提供样品生产企业的名称、生产场所的地址等，提供样品生产企业合法登记证明文件、《药品生产许可证》复印件；②批处方，以表格的方式列出（申请临床试验时，选择中试放大规模；申请上市许可时，选择商业规模）产品的批处方组成，列明各药味（如饮片、提取物）及辅料执行的标准，对于制剂工艺中使用但最终去除的溶剂也应列出；③工艺描述，按单元操作过程描述（申请临床试验时，选择中试批次；申请上市许可时，选择商业规模生产工艺验证批次）样品的工艺（包括包装步骤），明确操作流程、工艺参数和范围；④辅料、生产过程中所用材料，提供所用辅料、生产过程中所用材料的级别、生产商/供应商、执行的标准及相关证明文件等，如对辅料建立了内控标准，应提供辅料、生产过程中所用材料的检验报告，如所用辅料需要精制的，提供精制工艺研究资料、内控标准及其起草说明，申请上市许可时，应说明辅料与药品关联审评审批情况；⑤主要生产设备，提供中试（适用临床试验申请）或工艺验证（适用上市许可申请）过程中所用主要生产设备的信息，申请上市许可时，需关注生产设备的选择应符合生产工艺的要求；⑥关键步骤和中间体的控制，列出所有关键步骤及其工艺参数控制范围，提供研究结果支持关键步骤确定的合理性及工艺参数控制范围的合理性，申请上市许可时，还应明确关键工艺参数控制点，列出中间体的质量控制标准，包括项目、方法和限度，必要时提供方法学验证资料。明确中间体（如浸膏等）的得率范围；⑦生产数据和工艺验证资料，提供研发过程中代表性批次（申请临床试验时，应包括但不限于中试放大批等；申请上市许可时，应包括但不限于中试放大批、临床试验批、商业规模生产工艺验证批等）的样品情况汇总资料，包括批号、生产时间及地点、生产数据、批规模、用途（如用于稳定性试验等）、质量检测结果（如含量及其他主要质量指标），申请上市许可时，提供商业规模生产工艺验证资料，包括工艺验证方案和验证报告，工艺必须在预定的参数范围内进行，按《古代经典名方目录》管理的中药复方制剂，应提供按照国家发布的古代经典名方关键信息及古籍记载制备的样品、中试样品和商业规模样品的相关性研究资料，临床试验期间，如药品规格、制备工艺等发生改变的，应根据实际变化情况，参照相关技术指导原则开展研究工作，属重大变更及引起药用物质或制剂吸收、利用明显改变的，应提出补充申请，申请上市许可时，应详细描述改变情况（包括设备、工艺参数等的变化）、改变原因、改变时间及相关改变是否获得国家药品监督管理部门的批准等内容，并提供相关研究资料。

（6）试验用样品制备情况 主要内容与要求如下。

1）毒理试验用样品：应提供毒理试验用样品的制备信息，一般应包括：①毒理试验用样品的生产数据汇总，包括批号、投料量、样品得量、用途等，毒理试验用样品应采用中试及中试以上规模的样品；②制备毒理试验用样品所用处方药味的来源、批号及自检报告等；③制备毒理试验用样品的主要生产设备的信息；④毒理试验用样品的质量标准、自检报告及相关图谱等。

2）临床试验用药品（适用于上市许可申请）：申请上市许可时，应提供用于临床试验的试验药物和安慰剂（如适用）的制备信息。①用于临床试验的试验药物，提供用于临床试验的试验药物的批生产记录复印件，批生产记录中需明确生产厂房/车间和生产线，提供用于临床试验的试验药物所用处方药味的基源、产地信息及自检报告，提供生产过程中使用的主要设备等情况，提供用于临床试验的试验药物的自检报告及相关图谱；②安慰剂，提供临床试验用安慰剂的批生产记录复印件，提供临床试验用安慰剂的配方，以及配方组成成分的来源、执行标准等信息，提供安慰剂与试验样品的性味对比研究资料，说明安慰剂与试验样品在外观、大小、色泽、重量、味道和气味等方面的一致性情况。

（7）“生产工艺”资料（适用于上市许可申请） 申请上市许可的药物，应参照中药相关生产工艺格式和内容撰写要求提供“生产工艺”资料。

4. 制剂质量与质量标准研究

主要内容与要求如下。

1）化学成分研究：提供化学成分研究的文献资料或试验资料。

2）质量研究：提供质量研究工作的试验资料及文献资料。按《古代经典名方目录》管理的中药复方制剂应提供药材、饮片，按照国家发布的古代经典名方关键信息及古籍记载制备的样品、中间体、制剂的质量相关性研究资料。同名同方药应提供与同名同方的已上市中药的质量对比研究结果。

3）质量标准：提供药品质量标准草案及起草说明，并提供药品标准物质及有关资料。对于药品研制过程中使用的对照品，应说明其来源并提供说明书和批号。对于非法定来源的对照品，申请临床试验时，应说明是否按照相关技术要求进行研究，提供相关研究资料；申请上市许可时，应说明非法定来源的对照品是否经法定部门进行标定，提供相关证明性文件。境外生产药品提供的质量标准的中文本须按照中国国家药品标准或药品注册标准的格式整理报送。

4）样品检验报告：申请临床试验时，提供至少一批样品的自检报告。申请上市许可时，提供连续三批样品的自检及复核检验报告。

5. 稳定性

主要内容与要求如下。

1）稳定性总结：总结稳定性研究的样品情况、考察条件、考察指标和考察结果，并拟定储存条件和有效期。

2）稳定性研究数据：提供稳定性研究数据及图谱。

3）直接接触药品的包装材料和容器的选择：阐述选择依据。提供包装材料和容器执行标准、检验报告、生产商/供货商及相关证明文件等。提供针对所选用包装材料和容器进行的相容性等研究资料（如适用）。申请上市许可时，应说明包装材料和容器与药品关联审评审批情况。

4）上市后的稳定性研究方案及承诺（适用于上市许可申请）：申请药品上市许可时，应承诺对上市后生产的前三批产品进行长期稳定性考察，并对每年生产的至少一批产品进行长期稳定性考察，如有异常情况应及时通知药品监督管理部门。提供后续稳定性研究方案。

（二）药理毒理研究资料

申请人应基于不同申报阶段的要求提供相应药理毒理研究资料。相应要求详见相关技术指导原则。非临床安全性评价研究应当在经过药物非临床研究质量管理规范（Good Laboratory Practice，GLP）认证的机构开展。

1. 药理学研究资料

药理学研究资料是通过动物或体外、离体试验来获得非临床有效性信息，包括药效学作用及其特点、药物作用机制等。药理学申报资料应列出试验设计思路、试验实施过程、试验结果及评价。药理学研究报告应按照以下顺序提交：①主要药效学；②次要药效学；③安全药理学；④药效学药物相互作用。

2. 药代动力学研究资料

非临床药代动力学研究是通过体外和动物体内的研究方法，揭示药物在体内的动态变化规律，获得药物的基本药代动力学参数，阐明药物的吸收、分布、代谢和排泄的过程和特征。药代动力学研究报告应按照以下顺序提交：①分析方法及验证报告；②吸收；③分布（血浆蛋白结合率、组织分布等）；④代谢（体外代谢、体内代谢、可能的代谢途径、药物代谢酶的诱导或抑制等）；⑤排泄；⑥药代动力学药物相互作用（非临床）；⑦其他药代动力学试验。

3. 毒理学研究资料

毒理学研究包括：单次给药毒性试验，重复给药毒性试验，遗传毒性试验，生殖毒性试验，致癌性试验，依赖性试验，刺激性、过敏性、溶血性等与局部、全身给药相关的制剂安全性试验，其他毒性试验等。毒理学研究报告应按照以下顺序提交：①单次给药毒性试验；②重复给药毒性试验；③遗传毒性试验；④致癌性试验；⑤生殖毒性试验；⑥制剂安全性试验（刺激性、溶血性、过敏性试验等）；⑦其他毒性试验。

三、临床试验

药物的临床试验根据试验目的不同，分为不同的试验阶段。根据《药品注册管理办法》相关要求，新药的临床试验分为四期。

1. Ⅰ期临床试验

初步的临床药理学及人体安全性评价试验，包括人体耐受性试验和人体药代动力学等研究。人体耐受性试验是观察人体对于药物的耐受程度，其目的是为Ⅱ期临床试验确定合适的剂量，为用药间隔和疗程等提供依据。中药新药的人体药代动力学研究应参照化学药品关于药代动力学的技术要求。由于中药具有成分复杂等特点，在无法进行药代动力学研究时，Ⅰ期试验主要进行人体耐受性试验。受试对象一般为健康志愿者，在特殊情况下也选择患者作为受试对象。受试例数一般为20～80例。

2. Ⅱ期临床试验

Ⅱ期临床试验即治疗作用初步评价阶段。其目的是初步评价药物对目标适应证患者的治疗作用和安全性，也包括为Ⅲ期临床试验研究设计和给药剂量方案的确定提供依据。此阶段的研究设计可以根据具体的研究目的，采用多种形式，包括随机盲法对照临床试验。通常应该与标准疗法进行比较，也可以使用安慰剂。此期试验中试验组和对照组的例数都不得低于100例。

3. Ⅲ期临床试验

Ⅲ期临床试验即治疗作用确证阶段。其目的是进一步验证药物对目标适应证患者的治疗作用和安全性，评价利益与风险关系，最终为药物注册申请的审查提供充分的依据。试验一般应为具有足够样本量的随机盲法对照试验。试验组例数一般不低于300例，对照组与治疗组的比例不低于1∶3。

4. Ⅳ期临床试验

Ⅳ期临床试验即新药上市后应用研究阶段。其目的是考察在广泛使用条件下的药物疗效和不良反应，评价在普通或者特殊人群中使用的利益与风险关系，以及改进给药剂量等。一般可不设对照组，但应在多家医院进行，观察例数通常不少于2000例。

5. 生物等效性试验

生物等效性试验是指用生物利用度研究的方法，以药代动力学参数为指标，比较同一种药物的相同或者不同剂型的制剂，在相同的试验条件下，其活性成分吸收程度和速度有无统计学差异的人体试验。

四、中药新药的申报与审批

新药注册申报与审批分为两个阶段：第一阶段是药物临床试验申请，第二阶段是药品上市许可申请。国家药品监督管理局药品审评中心（以下简称药品审评中心）负责药物临床试验申请，药品上市许可申请的审评。申请人完成支持药物临床试验的药学、药理毒理学等研究后，提出药物临床试验申请的，应当按照申报资料要求提交相关研究资料。经形式审查，对申报资料符合要求的予以受理。药品审评中心组织药学、医学和其他技术人员对已受理的药物临床试验申请进行审评，对药物临床试验申请应当自受理之日起 60 日内决定是否同意开展，并通过药品审评中心网站通知申请人审批结果。逾期未通知的，视为同意，申请人可以按照提交的方案开展药物临床试验。申请人在完成药物临床试验等研究后，确定质量标准，完成商业规模生产工艺验证，并做好接受药品注册核查检验的准备后，提出药品上市许可申请。其中，仿制药按照药品管理的体外诊断试剂及其他符合条件的情形，经申请人评估，认为无须或者不能开展药物临床试验，符合豁免药物临床试验条件的，申请人可以直接提出药品上市许可申请。综合审评结论通过的，批准药品上市，发给药品注册证书。申请人取得药品注册证书后，为药品上市许可持有人。

思考题

1. 中药研究的主要内容有哪些？
2. 请列举几项最新的中药制剂研究新技术，并讨论其主要解决中药的哪些问题？
3. 请列举几项最新的中药资源鉴定新技术，并讨论这些技术如何促进中药材质量的全面控制？
4. 何谓归经，如何看待归经与现代药学中靶向制剂的关系？
5. 中药新药的临床前研究中，药学研究资料包括哪些内容？

（熊　阳　张　婷）

第十章 中医药科研论文的写作

中医药科研论文（scientific papers）是科研工作者对自己所从事的中医药科研工作及取得的研究成果进行的详细报道，是著者所取得科研成果的重要标志和载体。中医药科技工作者通过文字介绍，将自己的研究成果和学术观点公之于众，并在国内外学术界进行传播与交流，也是进一步获得研究课题资助或科技奖励的重要依据。同时撰写中医药科研论文对传播中医药学研究成果、交流实践经验、探讨学术思想、促进成果转化、评价学术水平、促进中医药学传承发展具有重要的科学意义与价值。

中医药作为医学的重要组成部分，也遵循医学论文分类方法。医学科研论文的分类方法不一，按写作目的可分为学术论文与学位论文；按资料来源分可为原著与编著两大类；按学科及课题性质可分为基础医学论文、临床医学论文、预防医学论文和康复医学论文；按研究内容分可为理论研究、调查研究、实验研究、实验观察、资料分析和经验体会等形式的论文；按论文体裁可分为述评、论著、学术交流、研究报告、综述、临床报道等。对多数作者来说最实用的还是按照专业期刊的栏目分类，主要分为评论类、论著类、研究简报类、调查或者病例报告类、文献综述和学术讲座类及会议纪要类等。

撰写中医药科研论文是中医药研究工作者的重要基本功之一，是中医药研究工作的重要组成部分，也是科研过程的总结，只有具备较高水平的论文写作能力，才能对自己在实际工作中所取得的成果进行及时准确的报道，并能在论文的书写、修改和发表过程中不断发现和解决问题，进一步提高科研和医疗水平。随着生物医学科学的发展，对中医药科研论文的写作也提出了更高的要求，熟悉中医药科研论文的基本特点与撰写论文的要求，熟练掌握撰写中医药论文的基本程序及论文的基本结构与格式，是不断提高论文撰写质量的前提。

第一节　中医药科研论文的选题

中医药科研论文写作是建立在科学研究工作基础上，是对科学研究成果的表达和阐述。因此，论述中医药科研论文的选题，在很大程度上就是论述科研选题，论文选题是科研工作者开展科研活动的重要前提和先决条件。但科研选题是研究者对某一中医药问题在理论认识和实践手段上的总体概括，而中医药科研论文的题目通常是科研课题完成后，以某一研究结果为基础，提出该论文核心内容的标题。

一、中医药科研论文的选题

中医药科研论文的选题就是选择和确立科学研究和论文写作的中心论题。它既是某项中医药科学研究工作的起点，也是关系到该研究工作价值和论文写作能否成功、成果大小及水平高低的关键环节。一项中医药科学研究如果选题不当，论文写作就失去成功的基础，甚至达不到科研预期成果。

选题不当的情况下进行研究和写作，往往难以保证其质量和意义。选题也是科研工作者科学思维方式、研究动态掌握度和专业技术能力的集中体现。因此，在中医药科研论文写作过程中，选题应当予以特别的强调与重视。

（一）选题的要求

中医药科研论文的选题首先应适应国家和地方政府及行业主管部门对该学科科学研究发展规划的要求，并结合学科研究方向，要有一定的研究基础和延续性，还需满足与适应社会发展及其他具体情况。解决问题不容易，选择最佳题目也绝非易事。爱因斯坦说过："提出一个问题往往比解决一个问题更重要。"合理的选题判断需要有标准，这就是选题的基本要求。一般来说，选题应遵循以下基本要求。

1. 创新性

创新性（innovation）是科研工作最本质的特点，中医药科研工作最忌讳毫无意义地重复前人的工作，能否在选题环节充分体现创新性，是科研工作成败的关键。创新性即要求选题具有先进性和新颖性。科学研究本质上是一种探索未知的活动，以解决前人没有解决的问题，因此，选题必须有创新性。创新性是衡量一项科研工作或一篇论文最重要的价值标准和灵魂，创新一般可分为原始创新、集成创新和继承创新，选定科研或论文题目可从以下几个方面考虑是否有创新：①选题在理论、方法或技术、内容等方面的体现是不是前人未涉足的领域，即发挥填补空白的作用；②前人对此虽有研究，但本人在选题中提出的观点或结果基于学科间交叉渗透，或是补充前说，有所前进，或是纠正通说，正本清源；③古医籍中虽有记载，但不完善，不成体系，或存在争议，尚需通过逻辑思维加以归纳升华，形成对科学实践有指导意义的新理论。总之，选题应有论文写作者的创造或较新颖的观点，或有超越前人的独到之处，优于已知的同类选题。做到选题创新，首先要有创新理念与意识，其次要学会善于学习与比较，最后要防止在选题上的低水平重复。

2. 科学性

科学性（scientificalness）是指选题必须符合最基本的科学原理和客观规律，是科研或论文选题的基本前提。在选题过程中，必须坚持以科学理论为指导，进行严密的逻辑推理，正确认识和使用作为选题依据的每一项已知材料，并力求采用先进方法，使确立的选题能够正确反映客观事物的变化规律，提出的假说要有科学理论和实践的依据，要经得起推敲，实验方法和结果应能得到重复验证，即选题必须有依据、符合客观规律与逻辑性，如此才能保证研究工作质量和普遍性意义。但客观事物是在不断变化发展的，事实和理论也会随着实践的发展而发展，选题时既要尊重事实，又要对已变动的事实提出质疑，既要有理论的指导，又要敢于冲破旧的传统观念的束缚，敢于创新。科学性是论文的根本特征，是论文的生命，缺乏科学性，论文就会一文不值。如实地反映中医药学领域的客观规律，这是中医药论文的基石。科学性包括以下三个方面：①真实性，就是实事求是，内容真实，资料可靠，绝对是客观事实；②逻辑性，论文的逻辑性是指用科学的论据和逻辑推理来论证和阐述问题；③全面性，中医药论文是反映中医药科学研究过程的文献记录，科学研究过程是客观的实践活动，是为了发现生命和疾病本质的目的性探索。

3. 需求性

需求性（demand）是指选题应面向社会的需求和科学理论发展的需要，是科研工作的目的和意义所在，即实用性。中医药选题主要面向医疗卫生的需要，包括基础研究和应用研究。基础研究要从科学理论发展的需要出发，立足于本学科前沿，去研究和发现自然界的新现象和新规律，为正确地认识和成功地改造世界提供根本性的理论性依据；应用研究致力于解决国民经济和社会生活中所提出的实际科学技术问题，其任务是把理论推进到应用实践中，解决特定的中医药学问题，选题的方向应指向加强生产活动的技术基础，弄清技术原理。因此，选题应注重其实际应用价值或科学理论价值两方面。有无实用性是中医药论文的基本要求，也是衡量中医药论文质量的重要指标。首先要看论文是否提出或解决了某一学术或技术上需要解决的、有价值、有意义的实际问题，对于中医药临床、教学、科研实践，是否具有直接的或间接的、现实的或潜在的指导价值，是否具有良好的社会效益和经济效益。

4. 可行性

可行性（feasibility）是指作者要切合实际，充分考虑自身所具备的各种主客观条件，能够保障研究工作和论文写作的顺利进行。包括：①选题者本人的业务水平与专业能力；②完成研究工作和论文写作所需的工作条件，临床课题研究还应考虑是否能收集到足够的病例资料；③必要的科研经费与时间；④强有力的合作者、支持者或指导者；④研究团队组成与分工合理性，即选题必须与作者具备的理论水平、技术能力、经费状况、研究条件等相适应，必要时可组织科研协作。

5. 延续性

延续性（continuity）是指选题在研究方向、研究内容与发展趋势上要有一定的前期研究基础与未来发展方向。选题者要有一个相对稳定的研究方向，使研究工作和论文写作前有基础，后有延续，既具备较好的前期基础，又能够步步深入，不断精进研究，丰富成果，形成可持续性的发展。同时科学研究也可在继承和借鉴他人研究成果的基础上进行新的探索过程，发挥自己的专业特长与优势，找到研究的突破口和创新点。切忌漫无边际，没有主攻方向，这样成果不易扩大和深入，学术上形不成气候。对某一选题从文献、理论、实验、临床、开发应用等多层次、多领域开展可持续性研究，是保持选题延续性的有效途径。

6. 效益性

效益性（effectiveness）是指预期研究成果可能收到的效益，这种效益包括经济效益、社会效益和生态效益等，选题者要对预期成果可能收到的效益做预先评估和论证。应用与开发研究，讲究投入少，成本低，见效快，经济或社会效益显著；基础研究，注重理论价值、潜在应用价值和可能的经济或社会效益。中医药学工作者应致力于具有临床应用价值和科研成果开发与转化，合理支配自然资源、认真预测和评估近期和远期社会经济效益，形成良好的研究方向。

7. 特色性

特色性（characteristics）是指选题应注重以中医药理论为指导，遵循中医药原理特点，从中医基础理论、中西医结合临床问题、中药应用与开发研究中进行选题，充分体现中医药思维特色。突出以整体观为主体的辨证论治体系，围绕中医理、法、方、药等方面进行探索与研究。中医药现代研究之路漫漫，但用现代语言解析中医药密码势在必行，关键要在中医理论指导下，按照中医药的思路，设计中医药的内容，要求选题者必须掌握中医药基础理论和思维特点，同时掌握现代研究技术与方法，以进行有机的结合。

中医药选题的上述要求，既有区别，又有联系。选题是否符合上述要求，是衡量选题质量的主要指标和原则，也是关系到中医药研究工作和论文写作成败的关键所在。

（二）选题范围

选题的种类和范围按联合国教科文组织关于科学研究特点分为三大类：基础研究选题、应用研究选题和开发研究选题。医学研究也同样分为这三大类，但医学研究主要是以人体为研究对象，以应用研究为主要目标。另外也可按医学一级和二级学科分类进行划分。中医药学是医学科学的一个独特体系，属于现代生命科学范畴，并以独特的医学理论、思维方式和临床诊疗特色，承担着促进生命科学理论不断前进和创新的使命。因此，中医药学选题，应突出其特色，并注重理论与临床的联系和原创思维。

1. 传统中医药理论研究

中医药具有自己完整的理论体系，在漫长的历史发展过程中，形成了理、法、方、药丰富的理论知识和临床经验，在常见病和疑难病的诊治中，形成的中医药理论思维与技术，一直有效指导着临床实践。同时中医学重视人的属性，结合人文社会科学和哲学学术思想，形成了中医药独特的医学理论体系，兼具自然科学和社会科学属性特点。传统中医药理论研究选题主要包括：①中医基础理论整理与学术思想提炼，传统中医理论哲学思想、文化属性与伦理思想研究，医家与医学流派学术思想与传承研究，中医理论文献学研究，中医原创思维与健康状态辨识方法体系研究等；②中医基本理论研究，藏象学说理论研究，阴阳五行理论研究，精气血津液理论研究，病因病机理论与治则治法研究，养生与治未病研究，中医体质学说研究，中医证候学研究，运气学说研究等；③针灸研究，针灸理论与效应研究，经络学说与经穴特异性研究，经络脏腑相关研究、经络实质研究等；④中医诊断研究，中医诊断方法与技术研究，中医诊断标准化研究等；⑤中药研究，中药药性与归经理论研究，中药材道地性关键科学问题的基础研究，中药"十八反""十九畏"的中药配伍禁忌理论基础研究等；⑥方剂研究，方剂效应的物质基础研究，方剂配伍规律研究，经方量-效关系相关基础研究等；⑦其他，中医实验动物病证结合模型研究，新理论、技术与方法在传统中医理论中的应用研究等。而作为中医药学科研论文的选题应该是以上选题的部分或小部分内容，是其研究结果精华部分的提炼。

2. 中医临床研究

中医临床研究是以"病的人"为研究对象，进行中医诊断、辨证与治疗，在自然状态下进行研究观察。中医临床研究需遵循现代医学科研设计要求，严格遵守医学伦理学原则，同时要考虑中医临证思维特点，严谨设计研究方案，其成果还必须经得起重复性实验。多数中医药科研都是从临床入手，中医临床实践研究的选题主要包括：①临床疾病中医药防治研究；②名老中医临证经验整理与临床观察研究；③民间秘方、验方、单验方的调查、收集、整理与临床应用研究；④中医养生与康复研究；⑤中医有效治法方药临床应用与验证研究；⑥中医临床应用新技术与方法学研究；⑦中医临床辨证论治疗效评价标准与评价体系研究；⑧中西医结合防治疾病的临床及应用基础研究等。而作为中医药学科研论文的选题应该是以上选题的部分或小部分内容，是其研究结果精华部分的提炼。

3. 中医药理论体系的创新研究

中医药理论体系是中国古代自然科学和社会人文科学相互交叉而形成的综合性、系统性的知识体系，具有复杂性科学的特征，是我国最具有原始创新潜力和可能的科技优势领域之一。中医药理论体系的创新研究选题主要包括以下几种。

（1）理论创新研究 理论创新研究以理论的自主创新为导向，选择重大科学问题，建立合理的科学假说，通过观察与实验研究而获取科学事实，进行科学抽象，创新科学理论的同时提出新的科学问题。

（2）模式创新研究 在研究模式上，重视理论与实践相结合、临床与实验相结合、传统与现代相结合的模式。在思维模式上，应强调一般与特殊相结合、分析与综合相结合的模式。在学科交叉研究模式上，以中医学科为主体，应用其他学科的概念、原理、理论、方法与之相交叉而形成新的科学研究模式。

（3）思维创新研究 中医药理论基础研究的科学问题属于复杂性问题，背景知识涉及中医学、现代医学、自然科学、社会科学和人文学科等多学科复杂知识体系，其思维方式应为探索复杂性问题的思维方式，即以系统思维和辩证思维为根本思维方式，综合运用逻辑思维和非逻辑思维。

（4）方法创新研究 方法的创新是理论创新的前提和灵魂。科学方法有哲学方法、一般科学方法和具体科学方法三个层次。中医药学的学科属性，决定中医药理论基础研究必须综合运用各种学科的具体科学方法，并形成自身特有的科学方法，如中医药文献分析法和中医临床调查法等。

（5）内容创新研究 从他人未曾研究的内容出发或从交叉科学中选择内容与中医药结合进行内容创新性研究，发现新认识、新规律。一方面开展中医药研究内容新领域，另一方面从交叉学科角度拓展中医药研究内容新角度、新领域。

中医药理论研究应尊重中医研究基本规律和特征，倡导百花齐放，百家争鸣，鼓励传承和创新。具体选题举例如“973”计划中医理论基础研究专项，而科研论文选题则可根据国家重大需求导向，从该专项部分或小部分内容进行选题，凝练研究结果。

1）中医基本理论研究：①中医基础理论整理与创新研究；②中医病因病机理论继承与创新研究；③基于中医特色疗法的理论基础研究；④“肺与大肠相表里”脏腑相关理论的应用基础研究；⑤基于“肾藏精”的藏象理论基础研究；⑥中医原创思维与健康状态辨识方法体系研究；⑦基于“肝藏血主疏泄”的藏象理论研究；⑧基于“脾统血主运化”的藏象理论研究。

2）中药理论基础研究：①方剂配伍规律研究；②中药药性理论的基础与创新研究；③中药性味功效相关理论基础研究；④确有疗效的有毒中药科学应用关键问题的基础研究；⑤若干中药成方的现代临床与实验研究；⑥以量-效关系为主的经典名方相关基础研究；⑦基于“十八反”的中药配伍禁忌理论基础研究。

3）针灸理论基础研究：①络病学说与针灸理论研究；②基于临床的经穴特异性研究；③基于临床的针麻镇痛的基础研究；④灸法作用的基本原理与应用规律研究；⑤确有疗效的经穴效应相关基础研究；⑥针刺对功能性肠病的双向调节效应及其机制。

4）评价理论基础研究：中医辨证论治疗效评价方法基础理论研究。

（三）论文文题的确定

中医药论文文题是全文的高度概括，能体现出论文的主题，反映研究范围和深度的最恰当、最简明的文字逻辑组合，代表论文的要旨与核心内容，如实反映本篇论文的研究对象、方法、解决的问题，力求精确、简洁、生动、有效，重点突出；文题既应避免使用广义的、笼统的、泛泛而谈的词语，也应避免太具体、太详尽和企图将论文主要内容都体现出来的冗长表述。正确编写文题，有利于读者正确理解论文核心内容与检索，也有助于选定关键词和编制题录、索引，而不恰当的文题很可能会导致论文“丢失”，从而不能被潜在的读者所获取。

1. 撰写文题的基本要求

学术论文文题撰写要求为准确、新颖、简练、清楚，同时要有特异性和可检索性，要特别注意题目中句法的正确性。

1）准确：文题应紧扣主题和要旨，即“题括文意，文切题旨”，要准确地反映论文的内容。文题应避免过于笼统和空泛化，也不宜烦琐冗长，使读者不能得到核心的论文主题。谨防题大文小，空洞无物，名不副实，或文题不符，产生歧义。如原文题为“冬病夏治法治疗过敏性鼻炎的临床研究”，题目本身没有问题，但通读全文后发现，此临床研究主要对象是肺气虚寒型过敏性鼻炎，而不是所有证型的过敏性鼻炎，故应在题目中有所体现，可改为“冬病夏治法治疗肺气虚寒型过敏性鼻炎的临床研究”。又如“奇经论治过敏性鼻炎-哮喘综合征”，文题中“奇经”是主语，是一个抽象的概念，但论治的主语应该是作者，奇经只是一个手段，故应改为“从奇经论治过敏性鼻炎-哮喘综合征”。目前，大多数检索系统都已采取“关键词”系统，题目中术语应符合编制题录、索引和检索的有关规定，可使用全国自然科学名词审定委员会公布的名词，易被理解和检索，并适用于文摘、科学引文索引、医学索引等所用的计算机索引系统。

2）新颖：文题应突出论文的创新性、特异性，以吸引读者的阅读兴趣。题目好比论文“窗口”，修饰题目像“画龙点睛”。用词要新颖有特色，不要千篇一律冠上“的研究”“的初探”“的临床观察”“的疗效分析”等，既不符合科技论文文题规范要求，也多无实质性意义，应予删除、修正。如题为“大鼠左侧大脑中动脉线栓法与单侧颈内动脉线栓法脑缺血模型的比较研究”，去掉“研究”后题目比较醒目。虽然题目用词不要如出一辙，但也不要求作者在题目上大做文章。

3）简练：文题的用词应简短、精悍，高度概括最重要的主题内容，要生动、有效，使读者一目了然，过目难忘。中文文题一般在20个汉字左右，英文文题不宜超过10个实词，并与中文文题意义一致，且符合英文规范要求。尽量不用介词、连接词、形容词、助词，更须剔除语义相近相类的并列词语。当然，在撰写题目时不能因为追求形式上的简短而忽视对论文内容的表述。题目过于简短，会导致意义不够明确，如题为“药物性黄疸”，不明作者讲述的内容是黄疸的诊断、治疗、诱因，还是预防。题目笼统则不利于读者在浏览时迅速了解信息。如题为“中西医结合治疗慢性乙型肝炎临床研究”，该文的题目太大，过于笼统，实际上是中药复方加一种西药治疗某中医证型慢性乙型肝炎的临床观察，将题目改为“中药复方联合一种西药治疗某中医证型慢性乙型肝炎临床观察”，更能反映文章内容，又显精练。

4）清楚：文题一般由三个区域组成，即对象、方法、目的，按逻辑结构无差误地准备清晰表达其内在联系，并且要根据学科要求的语言文字进行描述，不可臆造。研究方法的表述要依据实际操作的特征进行概括性凝练，如临床观察、实验研究、统计分析、干预影响等。题目清晰易读，意思明确表明研究工作的独到之处，使读者一看就明了本文的目的和意义，得到见题如见其论文要旨的效果；题目中所用词语概念的内涵与外延必须与文中一致；字句次序适当，应尽可能地将表达核心内容的主题词或重要的字句放在题目开头。

此外，中医药领域有着特殊的语言体系，文题的构建可充分考虑中医药思想特色。如可以多使用中医名词术语命名，既充分体现中医药内涵自信，又能更好地传播中医药思想文化，如“痰核”“痞满”“瘰疬”“瘿瘤”“五心烦热”等。

2. 撰写文题的注意事项

撰写文题时应注意以下几个方面。

1）句式的选择：基于行业相关规则，中文文题宜使用反映论文主题与要旨的短语、逻辑词组，不使用疑问句，具有主、谓、宾结构的完整句子，以及宣传鼓动方式的状语。论文题目是个“标记”，它并不一定是具有主语、动词和宾语的句子。如题为“胸腺癌患者术后应用化疗药物致血小板减少”就是主谓宾结构的完整句，改为“胸腺癌患者术后应用化疗药物与血小板减少发生的关系”，显得客观，又无主观武断的语气。题目中的每个词的含义和词序，可能对于看杂志目录中标题的读者来说是很重要的。

2）代号的应用：题目中应慎用缩略语，不使用非公知公认的缩略语、字符代号等文题的禁则，尤其对于有多个解释的缩略语应严加限制，必要时应在括号中注明全称。对那些全称较长、缩写后已得到科技界公认的才可使用，并且这种使用还应得到相应期刊读者群的认可。如三磷酸腺苷（adenosine triphosphate，ATP）、脱氧核糖核酸（deoxyribonucleic acid，DNA）、核磁共振（nuclear magnetic resonance，NMR）等已为整个医学界公认和熟悉，可以在医学期刊的题目中使用。以外国人名命名的综合征或体征，不必译成中文，不加“氏”字。为方便检索，题目中应避免使用化学分子式，缩写词，上下角标，特殊符号（数字符号、希腊字母等），公式，不常用的或过时的术语、词汇及标点符号等。

3）一般不设副题：副题是用于补充、完善论文中的特点内容。在下列情况下可使用副题：①题目语意未尽；②研究报告、论文分册（题）出版；③其他，如引申说明等。副题一般置于正题下方，应加括号或加破折号与主标题分开。但对于是否能采用主、副题目和疑问句性题目，还应视论文的需要和拟投稿期刊是否允许而定。

4）其他问题：①文题在论文中不同地方出现时，应完全相同；②文题中的数据均用阿拉伯数字，但不宜用阿拉伯数字开头，作为名词和形容词数字仍用汉字，如十二指肠；③论文系某科研基金资助课题，论文系在进修或学习时的工作总结，应在文题的右上角加角注，并在页下列出角号及加注内容；④系列研究的分篇报告，或某一课题的阶段性成果的连续报道等，则应采用系列性文题，以保持课题研究的完整性；⑤文题切忌简单、枯燥、呆板和脱离论文主题与要旨；⑥文题中冠有前缀（如“关于”“基于”“浅析”“浅谈”等）和后缀（如“的研究”“的初探”“的临床观察”“的临床分析”“的疗效分析”等），既不符合学术论文文题规范要求，也多无实质性意义，应予删除、修正；⑦标题过长、副标题使用不当、标题不准确、逻辑关系混乱、谦虚性用词不当、出现专家职称头衔、中西医专业术语混用。

第二节　中医药科研论文的写作方法

一、一般格式

中医药在漫长的发展过程中，涌现了一些独特的论文体裁形式，如医案、医话。随着现代科学技术的不断发展，中医药论文体裁亦逐渐科学化、规范化，在总体上仍属于自然科学技术论文的范畴，其内容基本格式应遵循国际、国家的有关标准和规定，国际标准如ISO8：1977《文献 期刊编排格式》，国际医学期刊编辑委员会《生物医学期刊对原稿的统一要求》（第4版），国家标准如GB/T 7713.2-2022《学术论文编写规则》、GB/T 7713.1-2006《学位论文编写规则》、GB/T 771.3-2009《科学技术报告编写规则》、GB/T 3179-2009《期刊编排格式》等。上述标准或规范，并非一成不变，有关机构或学术团体一般都会根据杂志实际情况或论文体裁进行必要的修订。目前，中医药论文已有了较为规范的格式结构，一般包括题目、作者署名、作者单位、内容提要或中英文摘要、主题词或关键词、引言、材料（或对象）与方法、结果、讨论、结论、致谢、参考文献等。

二、署　　名

论文的作者应在发表的作品上署名，可以是个人作者、合作作者或团队作者。署名是论文作者拥有著作权的声明，亦是对文责自负的承诺，因此署名的作者必须具备以下条件：①直接参加课题研究的全部或主要部分的工作并作出主要贡献；②应为论文撰写者；③对作品具有答辩能力，并为作品的直接责任者；④必须阅读过论文的全文，并同意发表。署名一般注于题名下方，作者单位可用更小一些的字号注在作者姓名的下方或右方。文稿作者一般不超过6人，排列顺序一般根据其承担工作的多寡和实际贡献的大小而定，不受职务、职称、资历的影响。在导师指导下完成的论文，可在作者署名后，注明指导者的姓名。为了便于读者与作者交流，一般都要对署名的作者，加以注明，尤其是第一作者和通讯作者的通讯地址、工作单位和邮政编码等。目前，未参加研究或创作而在研究成果、学术论文上署名，未经他人许可而不当使用他人署名，虚构合作者共同署名，或者多人共同完成研究而在成果中未注明他人工作、贡献视为学术不端行为，应当严厉杜绝。

三、摘　　要

摘要作为论文主要内容的浓缩体，是以提供全文梗概为目的，不加评论和解释、讨论，简明、准确地记述论文主要信息的独立短文。中华人民共和国国家标准《文摘编写规则》GB6447-86中将文摘定义为“为提供文献内容梗概为目的，不加评论和补充解释，简明、确切地记述文献重要内容的短文”。随着科学技术的飞速发展，想要掌握汗牛充栋的文献全文内容不切实际，为了在短时间内获取重要文献的核心内容，加快信息交流，多数作者都选择首先阅读文献。一篇论文摘要篇幅宜短小精要，不宜过长，能具体将内容完整表达出来，具有自明性，拥有与论文同等量的主要信息，使读者易于阅读。在有限的字数内向读者提供尽可能多的定性或定量的信息，充分反映该研究的创新之处，同时能让读者迅速找到针对性强的文章，信息量大，便于学术交流。

1. 类型与基本内容

摘要的常见类型与内容如下。

（1）**类型** 根据不同的需要和目的，摘要可分为以下三大类：报道性摘要、指示性摘要和报道-指示性摘要。①报道性摘要，又称为情报性摘要或资料性摘要，是编写中医药学科研论文摘要的主要形式，其特点是全面、简要地概括论文的目的、方法、主要结果和结论，这种摘要便于作者按照结构式摘要的规范将所需定性或定量的信息放置在相应的栏目中，反映主要研究成果，展示创新内容，结构合理、条理清晰，自明性强，通常可以部分取代阅读全文，篇幅200～300字；②指示性摘要，又称为说明性摘要、描述性摘要或论点摘要，一般只用简洁的语言阐述论文主题及取得的成果性质和水平，而不涉及新的科技信息、论据和结论，多用于综述、问题讨论、会议报告等，此类摘要提示了论文内容，可以充当目录看，让读者决定是否需要阅读全文，篇幅在100字左右；③报道-指示性摘要，是以报道性摘要的形式表述论文中信息价值较高的部分，其余部分用指示性摘要形式表述，介于上述两者之间，此种形式适用于综述性、资料性或评论性论文，篇幅以200字左右为宜。目前MEDLINE检索系统所收录的生物医学期刊文摘常采用摘要文体是“结构式摘要”，其行文中用醒目的字体（黑体、全部大写或斜体等）直接标出目的、方法、结果和结论等文字。使读者更方便、快速地了解论文的各项重要内容。结构式摘要的构架包括目的、设计、对象、处置、主要结果测定、结果、结论，比较适合于中医临床类原始论文。

（2）**基本内容** 摘要构成与论文主体的结构是对应的，其基本内容包括：①目的，研究工作的前提、目的和任务，以及涉及的主题范围和重要性，应注意目的不是对文题的简单重复；②方法，研究的资料、手段、程序及分析方法等，如研究对象的选择、分组（包括每组动物数或患者例数）及造模方法、给药剂量和次数、主要检测指标与方法、研究范围及精确程度、数据是如何取得的，经过何种统计学方法处理等；③结果，主要阳性或阴性结果，重要数据及统计学数值，效果，性能等，叙述要具体、准确，并需给出结果的置信值、统计学显著性检验的确切值；④结论，结果的分析、比较、评价、应用，提出的问题等，简要说明经验证、论证取得的正确观点及其理论价值或应用价值，是否值得推荐或推广等。

2. 摘要撰写的注意事项

目前国内外重要的文献数据库也主要以文摘形式收录，包括网络版和期刊光盘版。论文摘要适合数据加工、传递、二次转载和检索，也适应现代信息管理计算机化、网络化。摘要的撰写应注意以下几点：①忠于原文，可适当强调研究新贡献，不列举例证，一般不用引文，不描述研究过程，不自作主观评论，尽量涵盖论文中的主要论点和重要细节，根据不同的类型，字数一般100～400字；②尽量使用指示性词语表达论文的不同部分，用第三人称叙述，开头语不加“作者”“本文”等字样，一般采用“对……进行了研究”“报告了……现状”“进行了……调查”等记述方法，表达要准确、简洁、明了，注意表述的逻辑性；③用词应为潜在的读者所熟悉，不用图表、示意图、公式、结构式和非公用的符号和术语，缩略语、略称、代号在首次出现处必须加以说明；④避免与标题和引言在用词上明显重复，忌罗列正文中目次、小标题和段落标题或结论部分的文字，不要对题名等进行注解；⑤摘要的结构一定要注意前后句的逻辑关系，慎用长句，每句力求简明，一般不分段。

3. 摘要的英译

英文摘要的内容应包括文题（为短语形式，可为疑问句）、作者姓名（汉语拼音，姓的全部字母均大写，复姓应连写；名字的首字母大写，双字名中间加连字符）、作者单位名称、所在城市、邮政编码、省和国名。有关中医药英译要求：①中药材译名用英文或拉丁学名；②中成药、方剂的名称用汉语拼音，剂型用英文；③语句通顺，符合英文语法；④内容详略得当，句型尽量简洁使用书面语；⑤避免使用口头语或口语体；⑥标点及数字使用合乎规范；⑦英文摘要中采用的时态主要是一般现在时和一般过去时，偶尔也会出现完成时，通常情况下，方法和结果多用一般过去时，目的和结论多用一般现在时，英文摘要中要用第三人称的被动语态，而少用第一人称的主动语态，这是因为中医药临床研究着重于客观事物和过程的描述，用第三人称的被动语态，可使得研究活动显出更强的科学性，强调的是用事实本身来说明真理，而不是强调这些研究是哪个作者做的。

四、关　键　词

关键词是对论文主题内容的高度提炼，是从论文中直接概括的，能揭示论文主题的，具有实际检索意义的词或词组。包括主题词和自由词两个部分。关键词是目前互联网常用的检索语言，被文献检索工具和学术期刊普遍采用。一般每篇论文专门列 3～8 个关键词，可从题名、摘要、层次标题和正文重要段落中抽出与主题概念一致的词和词组，按其重要性依次列出。就中医药学论文而言，病症、证候、治法、方剂、药名、穴位名、医家、论著等名称都可以作为关键词。中医药及中西医结合论文标准关键词可参照《中国中医药主题词表》（中国中医科学院信息所主编）、《中医药学主题词表》（中国中医研究院图书情报研究所主编）、《医学主题词表》（美国国立医学图书馆编辑出版），还可参照《汉语主题词表》《医学主题词注释字顺表》等公认的有关主题词表中经过规范的单词、词组或术语选取。未被词表收录的新学科、新技术中的重要术语，确有必要标引的词也可选作关键词标出。

1. 关键词的作用

关键词能直观地表达论文的主题，是读者了解论文主要内容的窗口，使读者在阅读论文的摘要和正文之前便能对论文的主题一目了然，以便迅速确定该论文对自己来说是否有阅读价值，体现文献的主题。随着信息化水平的提高和计算机的普及，科技工作者主要依赖计算机从电子文献数据库查找自己所需要的文献信息。通过关键词的标引，编制关键词索引，作为文献检索的途径，实现科技文献计算机联机检索，丰富信息库资源，为高质量的文献查询提供了极大的便利。同时关键词选用是否得当，关系到文献被检索的概率和成果的被引用率。因此，关键词在现代科技论文中的传播与检索中具有重要作用。

2. 关键词的分类与特征

关键词是科技论文文献检索的标识，是表达文献主题概念的自然语言词汇。关键词包括两类词：①主题词（又称叙词），是规范的关键词，是专门为标引或检索医学文献而设计的词或词组；②是直接从论文文题、摘要、层次标题或正文其他内容中抽出来的，能反映论文关键内容的词或词组，即《汉语主题词表》中的上位词、下位词、代替词等非正式主题词或词表中找不到的自由词。关键词通常应具备下述三个特点：关键性，对全文内容具有串联作用；便于检索和索引，易于计算机技术处理；必须是名词或名词性词组。

3. 关键词的选取

关键词可从论文的题名、摘要、层次标题或论文其他内容中抽取。文题中的专业词汇在很大程度上概括了主题的含义，所以，首先可考虑从篇名中选用，文题中所含的具有实质意义的信息应在关键词中反映。当论文篇名写得过大或过小时，就不能仅仅局限在篇名的范围，而应进一步在论文的摘要中选择，甚至需要在通读全文后再选取关键词。对中医药科研论文来说，关键词可以是研究目的、研究对象、诊疗方法、部位或器官、区域等。

4. 选取关键词存在的问题

选取关键词常出现的问题如下。

1）不能反映论文的主题，关键词不关键，就失去了关键词的本质意义。

2）不是名词或名词性词组，而以动词、形容词等作关键词，或不使用通用词，如“方法”“观察”“理论”“研究”“探讨”等，避免使用很多限定词的短语。

3）排序不当，未将核心关键词排在前面。

4）不宜使用代词、冠词、连词、感叹词等没有实际意义的词，以及副词、形容词和某些动词；不使用公式，如化学结构式、化学反应式和数学公式等。

5）标注太少，选择的关键词过少，不能全面反映论文的主题，影响该文献的检索，或对论文的主要研究目的不理解，造成论文的主要关键词未标引，这就是漏标。

6）标注太多或中英文不一致，英文缩写和符号不宜使用。

7）错标，在中医药学文献中存在着大量词义有关联的中医药学术语，混淆这些术语的概念，则会造成误标。

8）复标，将具有上、下位关系的词同时标引，或表达的主题内容是一致的词同时标引。

五、前　言

前言，也称引言或导言，是中医药学术论文主体部分的“开场白”，主要起提纲挈领的作用，通过阐明论文背景相关内容，研究的目的、范围和结果等信息，对读者阅读有定向导读作用。前言的内容可有较大的伸缩性，但基本内容应包括立题的缘由、背景、依据、研究方法和预期目的及本文创新价值和意义等。一般情况下无须标明前言或引言等字样。

1. 指出所探讨主题的本质和范围

一般是先指出较宽泛范围的事实，然后重点导入与论文所探讨的问题有密切联系的主题。紧扣中心，简要叙述进行研究工作的来龙去脉和主要目的，以及有待研究或观察证实的假设。其目的是说明论文的主题与较为广泛的研究领域有何关系，以便让读者了解论文内容的重要性。

2. 介绍研究背景和提出问题

以简短的篇幅介绍相关领域的历史和现状，包括前人所做的工作和研究概况，以及所取得的成就和留下的空白，说明本研究与前人研究的关系，目前研究的热点、存在的问题及价值意义，通过一系列问题的说明，为提出自己的新论点或报道工作的新发现、新发明作铺垫，也含蓄地表述本研究的先进性、科学性、理论意义与实用价值。背景介绍应引用最密切相关、经典和最具说服力的文献。

3. 阐述研究目的

目的的阐述旨在将作者研究的内容具体化，强调本研究的重要性、必要性及现实价值。并可根据情况说明在已有工作的基础上，有何贡献或创新，但应慎重且留有余地。要求重点突出，评价客观，少用套话。切忌使用“有很高的学术价值”“填补了国内外空白”“首次发现”等不适之词；同时也要注意不用客套话，如“才疏学浅”“水平有限”“恳求指教”“抛砖引玉”之类的语言。

4. 指出研究方法

用什么方法进行研究，如文献研究主要方法、动物实验研究主要方法、临床研究主要方法、中药研究主要方法等，研究方法能一定程度上反映研究的合理性、先进性与创新性。

此外，根据实际需要可适当介绍论文所涉及的重要问题，如现场调查应说明工作场所，多中心研究说明协作单位；有时间性的工作，应说明工作的期限；对论文涉及的有关术语或概念的解释等。

5. 注意事项

①言简意赅，突出主题，勿与摘要雷同，主要写好研究的理由、目的、方法和预期结果；②尊重科学，不落俗套，科学、客观地对本研究作出评价；③开门见山，不绕圈子，直接切入正题，不能铺垫太远；④“前言”最好与“讨论”能形成良好的呼应关系，篇幅一般为200～300字，切忌大段摘录教科书内容进行一般理论推导，内容不涉及本研究中的数据或结论；⑤如实评述，防止言过其实，评价成果时实事求是，不要拔高，也不要自谦，分析得当，用词准确。

六、材料与方法

材料与方法是中医药科研论文重要的组成部分，是阐述论点、引出结论的重要步骤。科学研究的基本要求是研究结果能够被重复，而快速判断结果能否被重复的重要信息源就是作者所描述的材料和方法，它是判断论文科学性、先进性、创造性与可信性的主要依据。

材料与方法的表述要点是：研究对象和实验材料的性质和特征、选取的方法和处理的方法、实验的目的、使用的仪器设备和器材、观察及测定的方法和过程、出现的问题及采取的处理方法、对照的设置及数据统计处理方法与指标分析。在撰写此部分时应注意：①实验研究应对实验对象、材料（试剂、药物）、仪器、方法、条件应作出详尽说明；②临床研究时应提供病例的详细资料；③当实验对象为动物时应写明动物详细情况与处理方法；④实验仪器中若对现有仪器作了改进，要在注明出处的前提下，描述改进之处与改进的程度及其优点和特点，若为自行设计制备的仪器，则应做详细说明并附上图片或照片。

受试对象、处理因素和试验效应，为试验设计的三要素。如何正确把握三要素是试验设计的关键问题之一。

（一）受试对象

受试对象（subject）的选择十分重要，对实验结果有着极为重要的影响。大多数中医药学科研的受试对象是动物和人，也可以是器官、类器官、组织与细胞，也有将药用植物、矿物等列为受试对象。在中医药学科研中，作为受试对象的前提是所选对象必须同时满足两个基本条件：①必须对处理因素敏感；②反应必须稳定。

研究对象为动物时，应明确注明动物的名称、种属（品种、品系）、等级、数量、来源、性别、年（月）龄、遗传学与生理学状态特征（体重、健康状况等）及饲养条件（包括微生物控制级别），膳食或饲料的构成及配制方法；实验对象为离体器官、组织、细胞或微生物时，应明确描述采样部位，采样条件，新鲜程度，保存方式，细胞或微生物的种、型、株、系及其来源，培养条件及实验室条件。为保证实验效应的精确性，某些动物的生活环境还有严格要求。

研究对象为人时，要介绍调查人群或患者的一般情况及与疾病相关的一些特征性数据等，如种族、地域、性别、年龄、职业、病程、病因、病情的分型、分期、疾病中医辨证分型；选择的标准（诊断标准、纳入标准、排除标准、剔除标准、疗效评价标准）与方法等，还应注明参与研究者是否知情同意及伦理审查。为使研究对象标准化，应根据国标疾病分类标准或全国性专业学会的规定，在设计中制订明确的诊断标准。由于患者的心理状况、情绪起落、病情程度、病程长短、生活习惯、个人嗜好、家庭经济收入等都不同程度地影响疗效，所以这些影响因素必须很好地加以控制，以使组间均衡化。

（二）处理因素

处理因素（treatment factor）又称被试因素或施加因素，通常是指由外界施加于受试对象的因素，包括生物的、化学的、物理的或内外环境的。但是生物本身的某些特征（如性别、年龄、种属、遗传特性、心理因素等）也可作为处理因素来进行观察。因此，研究者应正确、恰当地确定被试因素。一般应注意以下几点。

1. 主要因素

研究中的主要因素是基于以往研究基础提出的某些假设和要求来决定的。一次实验涉及的被试因素不宜太多，否则会使分组增多，受试对象的例数增多，在实施中难以控制误差，研究速度缓慢。但被试因素过少，又难以提高实验的广度和深度，研究效率低。因此，需根据研究目的的需要与可行性来确定关键性的因素。

2. 非处理因素

除了确定的处理因素以外，凡是影响实验结果的其他因素都称为非处理因素，包括研究对象本身所具有的特征，如性别、年龄等及环境因素，其产生的混杂效应也影响处理因素产生的效应和对比分析，这些非处理因素又称混杂因素。因此设计时便设法控制这些非处理因素，使其尽量均衡化，只有这样才能消除它们的干扰作用，减小实验误差。

3. 处理因素的标准化

通过查阅文献和开展预实验找出被试因素最适合的处理条件，包括强度、频率、温度、持续时间与施加方法等，并制订出相对固定的规定和制度。在正式实验中要加以贯彻，不允许轻易更改，以保证在正式研究过程中，处理因素各种条件始终如一，有利于分析处理因素与效应之间明确的因果关系，确保科研结论的可靠性。如处理因素是药物，必须选择同一批号，给药途径和时间也应标准化和相对固定化。

（三）试验效应

试验效应（effect reaction）是处理因素作用于受试对象所表现出的反应和结果，可通过指标、参数和数据来表达。任何效应都是通过具体的效应指标测量出来的，如果指标选择不当，则不能很好地反映处理因素的作用，那么获得的研究结果就缺乏科学性、准确性，因此，选择好观察指标是关系研究质量的重要环节。

1. 指标分类与性质

一般反应指标根据其性质可分为：①定量指标和定性指标（包括分类有序指标和分类无序指标）；②主观指标和客观指标；③功能学指标和形态学指标；④直接指标和间接指标；⑤绝对指标和相对指标；⑥综合性指标和专一性指标等。

2. 指标选择的要求

一般来说反应指标尽可能满足以下要求：①关联性，选用的指标必须与研究内容有本质上的联系，且能确切反映处理因素的效应，确定指标的关联性，可通过查阅文献、预实验或标准型对照验证；②客观性，客观性指标是指通过精密设备或仪器测定的数据，能真实显示试验效应的大小或性质，且不易受主观因素影响，如心电图、CT 摄片、造影、生化数据等，在临床试验中，主观指标易受研究者和受试对象心理因素的影响，因此，应尽量选用客观的、定量的指标；③灵敏度，是根据该指标能如实反映研究对象的最小数量级或水平来确定，一般要求其灵敏度能正确反映处理因素对受试对象所引起的反应就够了，并非灵敏度越高越好；④精确性，包括准确度和精密度，应选择准确度和精密度皆优的指标，要注意若两者存在矛盾时，则优先考虑准确度；⑤有效性，是由该指标的敏感性与特异性来决定的，理想的试验是阳性只出现在患有本病的条件下，未患本病时的试验是阴性，由于生物个体之间存在差异与试验结果呈正态分布或偏态分布，从试验结果来分析，患者与非患本病者通常在分布上存在不同程度的交错重叠现象，对于大多数试验而言，在样本含量确定的条件下，敏感性与特异性存在反变关系，因此，在选择指标时，宜将两者综合起来考虑；⑥稳定性，是指指标的变异程度，它与仪器的稳定性及操作者的技术有密切关系，因此应选用性能良好的仪器，注意使用、维修保养和经常校准，在一个实验的测量工作中，不能调换仪器和操作者；⑦可操作性，可操作性越强的指标，越易被人们所接受，所获得的数据就有可能越准确。

（四）实验方法

随着现代生物医学技术的快速发展和广泛应用，中医药学科的研究方法日新月异，这些方法的使用不仅深化了对疾病的认识，拓宽了中医药工作者的视野，而且提高了中医药学的研究水平和医疗服务质量。中医药科研论文中方法的描述要详略得当、重点突出，即描述“研究是如何开展的？”，通常是按照研究步骤的时间顺序描述，或按照重要程度依次描述。如果是系统文章，可以先给出一个系统介绍，然后再分别按模块、步骤展开。在撰写此部分时应注意如下几点。

1）若采用的是公认的或已用过的方法，只需写明其名称；如引用他人的方法应以参考文献的方式注明出处；尚未被熟知的方法需提供参考文献，并说明原理；如在原有方法的基础上加以改进，要对改进的要点与理由加以说明；对于新建立的方法应作详尽的描述，提供有关细节及操作步骤，并说明理由和对局限性进行评价等；涉及观察标准的要注明标准的来源或出处。

2）临床研究方法的描述要具体、详尽，并富有逻辑层次性。对临床研究的设计方案需要作具体介绍，如随机分组、盲法的设置、揭盲的步骤及研究质量控制方法等尤为重要，有利于提高观察结果的可信度。

3）治疗方法如为药物治疗，则写出药名、生产厂家、批号、剂量、剂型、给药方式等；中药及其方剂应介绍中药来源，方剂的出处，药物的组成、不同的配伍比例及其用量，药物的制备方法、使用前配制方法及保存条件等；协定处方或院内制剂要以规范的治法与功效表述，一般不要采用自拟名称。

4）若为手术治疗，则写出手术名称、术式、麻醉方式等；当实验对象为动物时应写明分组标准与方法，手术及造模方法、过程，实验与记录手段。

（五）统计方法

常用的统计设计及方法无须解释或评论，但对先进的或特殊的统计方法可作简要介绍，并引用原始文献，对统计学术语、缩略语和符号进行注解，并说明所使用的统计学软件。

七、结　果

结果是作者通过观察、调查或实验研究所得到的结果描述，形式多样，但均是形成观点与主题的基础和支柱，也是结论的依据，并由此引发讨论，导出推理。这部分内容的叙述必须高度真实、客观、准确、简练，不能有任何虚假或含混不清。结果的基本内容：①结果应充分展示论文主题所涉及的研究对象、研究方法和（或）项目的相关内容；②既介绍正面的、阳性的结果，也交代负面的、阴性的结果；③数据准确，真实可靠；④结果可用文字表述，也可用表、图展示；⑤凡与研究课题有关的内容应完整、规范，图、表的项目与内容设计应合理并符合相关标准要求。

（一）主要内容、形式与要求

结果中通常包括的主要内容、形式与要求如下。

1. 内容

结果部分应根据不同情况分段叙述，可和材料与方法相呼应，如果内容较多，可设小标题，每个标题下还可根据观察内容、观测指标及不同的观测方法等再设分标题，具体分段的方法要根据研究结果而定，这样研究结果的脉络清晰、层次分明。结果的表述要纯净，不要加入作者的主观推测或议论、评析，列出的数据只能是本次实验所得到的数据，而不能掺入其他数据，体现出科学性和准确性。通常由两部分内容组成：①对研究结果作全面叙述，形成一个大的轮廓；②提供详细数据，重点描述具有代表性的数据或现象。

2. 形式

结果应以形象、简洁、易懂的图、表、照片与精练的文字表述相结合的形式表达出来。

1）表：是简明的、规范化的科学语言，易于比较、便于记忆，可使大量的数据或问题系列化。表述结果的表主要有统计学处理表、对照表、数据测定表、分布情况表等。表格要简明扼要、重点突出、栏目清楚、数据准确、有自明性，表中内容以数据为主，但应是经过统计分析的有说服力的数据和结果，能反映研究成果的重要现象参数，应删除一切在研究、测试、分析过程中的中间步骤数据。对于较多的数据，可采用表格形式来完整、详细地表述，并对结果进行总结、对比。现今论文中多使用三线表，不用竖线，力求直观、简单。一般表格由表序与表题、表头、表身、表注、量和单位组成。

2）图：是一种形象化的表达方式，可以直观地表达研究结果，并可相互比较。表达结果的图主要有线图、条形图、饼图、照片等。图要求主题明确、正确真实、重点突出、影像清晰、线条有美感、对比度强，图中的字母、数码和符号必须清晰、匀整、大小适宜。对于较多的数据，也可采用图的形式来完整、详细地表述，并对结果进行总结、对比。现今图的制作大多使用计算机的统计软件绘制，更加简便和美观。

3）文字：是表达结果重要的、不可缺少的手段，要简明扼要，描述方式应一致，力求用最少的文字、最简洁的语言把结果表达清楚。适当用文字说明原始数据，以帮助读者对结果的理解，以便让读者能清楚地了解作者此次研究结果的意义或重要性；如果只有一个或很少的测定结果，在文中用文字描述即可；文字可与图、表相结合表达数据，用来指出图、表中资料的重要特性或趋势，包括重要数据的统计学分析处理结果。

3. 要求

撰写的要求：①实验数据、观察结果必须是经审核的原始资料或数据通过必要的统计学处理的结果；②结果要实事求是，具有科学性、可重复性和完整性；③正确选择统计学分析方法与结果表达，对数据进行统计学比较时，仅仅指出两组数据的差异有统计学意义是不够的，应明确指出数据比较的高低、增减、大小、长短等差异；④结果层次分明，重点突出，清晰简洁，避免篇幅冗长，不重复资料与方法中已交代的内容；⑤数字精确度应符合论文研究要求，且全文齐同化一；⑥不作结论和评论；⑦处理好文、表、图三者的关系，表、图前均应有简要引述，处理好图题与图注的关系及表述，采用的图、表应符合规范要求，如图的大小规格，影像图的规范、标准，统计表须用三线表，并按照期刊要求书写中、英文表题、图题等；⑧正确使用法定计量单位和各种标准符号；⑨结果的内容应与前后内容相一致。

（二）符号数字

1. 计量单位

医学科研论文必须采用 1984 年国务院发布的《中华人民共和国法定计量单位》，并遵照《中华人民共和国法定计量单位使用方法》执行。使用各种计量单位和符号，必须遵循国家标准的规定执行。单位名称和符号的书写方式一律采用国际通用符号。

2. 数字的用法

医学科研论文中涉及大量的具体数字，数字书写如出现错误，危害甚大，错误的数字如被读者所引用，将给科研、教学和医疗造成重大损失，如何准确地书写数字，国家标准《出版物上数字用法》GB/T 15835-2011 中有详细说明。为了便于掌握和运用，将数字书写和运用中常见情况介绍如下。

（1）阿拉伯数字　阿拉伯数字可以作为量词或序词使用，具体写法如下。

1）整数：可写全数，也可加位数词，如 800 000 也可写成 80 万；千位数及千位数以内，不加位数词，即不以十、百、千做单位；五位以上整数，从个位起，每三位数空 1/4 格，不用逗号分隔；高位数数字，除加位数词外，一般宜用 $\times 10^{n}$ 的形式表示，图或表中出现高位数数字，宜用 $\times 10^{n}$ 统一表示，不必每数必加 $\times 10^{n}$，另外高位数也可用词头符号表示，如 100 000m 可写成 100km；当出现三位以上小数数字时，可用 $\times 10^{-n}$ 的形式表示；表格中的数字应以个位数对齐。

2）小数：小数点后的位数应保持一致，小数点无整数时，“0”不可省略；数值中的有效位数应全部列出。

3）分数：为排印方面和节省版面，分号以同一水平位置的斜线“/”表示，如 1/2，数学公式除外。

4）表示时间概念的数：表示年、月、日的数一律用全称；当年份换行时，不应上行末写“20”，下行首写“24”；文中应尽量避免使用时间代词“今年”“下月”“本周”“昨天”等。年份不能简写，如 2024 年不能写成 24 年。

5）起止数和约数：起止数用“～”连接；表示范围的起止数而单位相同时，前一个数后的单位符号可省略，不同单位时应分别标明，如 30～60ml；百分数时，百分号均应写出；当以位数词表示起止数时，前后两个数均应标明数位，如 30 万～50 万；用词头或正、负指数时，前后两个数均应标明数位，如（3～5）×10^5。用约数词应避免概念重复，如“需 2～4 个疗程左右”改为“需 2～4 个疗程”。

6）数字增加或减少：倍数只用于增加；百分数可用于增加或减少，如增加到 5 倍，减少 60%；要注意“增加了”“增加到”“减少了”“减少到”的不同含义，避免误用。

7）均数、标准差或标准误符号：首次出现应标明，并附带法定计量单位符号，也可在写统计学处理方法时谈及，但在表格中出现时应在相应标目下注明，并置于括号内。

8）有效位数：科学研究中的任何一个数字，只有最后一个数字允许有一个单位误差，而其前面的数字必须是精确数。

（2）汉字数字 数字作为词素构成定型的词、词组、惯用语、缩略语或具有修辞色彩的语句，或不是表示科学计量和具体统计意义的数字时，应用汉字数字，如五脏六腑、五官九窍、六味地黄丸、四君子汤等。

3. 统计学符号的书写

平均数用英文小写 $\bar{x}$，标准差用英文小写 s，标准误差用英文小写 s，t 检验用小写 t，F 检验用大写 F，卡方检验用希文小写 χ^2，相关系数用英文小写 r，自由度用希文小写 μ，样本数用英文小写 n，概率用英文大写 P。以上符号均用斜体。

（三）表格

1. 表格语言

表格在科技论文写作中占有重要地位，并具有多项功能。与文字相比，表格具有承载信息量大、形式简洁明了的特点，而且通过数据的对应排列，可阐述强烈的对比效果；与数量图相比，它的表达更具体，精确度更高。表格的设计本着科学性、逻辑性、可读性、简洁性、可靠性的原则进行，科学性体现为表格整体结构的合理性、数据排列的规律性、信息传递的优化性；逻辑性体现为表格内容应与论文主题的逻辑思维相一致、表项排列应符合事物发展规律、表中数据能反映论文的观点；可读性体现为表格与文字衔接合理、表格要素齐全；简洁性体现为表格以最少的线条、最简洁的项目表达最多的信息；可靠性体现为表格数据的完整性、一致性、合理性。

2. 表格编制

表格编制一般有下述要求。

1）必须有表题和序号，并列于表格上方靠左或居中，采用小于正文字号的不同字体以示区别。表题力求简明，尽可能不用标点符号，一般不超过 20 个汉字。表序号前空两格，表序号与表题间空一格，与文内对应。

2）表项要明确，位置要合理，有纵表项和横表项之分，纵表项通常列于表格左侧，横表项通常列于表格上方；一般情况下表格应随正文，先见文字后见表。

3）将表格中的符号、标记、代码及需要说明的事项，以最精练的文字，横排于表题下，作为表注；如附注于表下称为注录，注录的序号宜用小号阿拉伯数字并加半圆括号置于被标注对象的右上角。

3. 制作表格的注意事项

表格制作的格式及内容要求如下。

1）表格应具有“自明性”：表中的各项资料应清楚、完整，以便读者理解表中所表达的内容。表的标题中应避免使用不常见的缩写或含义不明的公式或符号。不要多次在正文和表格中重复同样的数据。

2）表格的编排：编排表格力求使表序、表题、表注、表头、单位、数据（或资料）等要素的表达条理清楚、层次分明。一般是内容和测试项目由左至右横排，表内数字一律用阿拉伯数字，同一项目内的小数位应一致，同一栏数字必须上下对齐，表中相邻或上下栏的数字或内容相同者，一律重复标注。

3）数据、符号与单位：必须有一定数量的精确数据，标准规定符号与单位，表中的缩略词、符号、单位、数值等必须与正文一致。

4）表格的版面安排：同一表格要尽量安排在同一版面上，并使内容的布局清楚、合理，并且一定要遵循相关期刊的排版习惯。如果表格过大，也可考虑将其作为论文的附录列出，以免打断行文的流畅性。

5）统计表格格式：应按统计学制表原则，采用三线表，由顶线、栏目线、底线组成，表格两端不封口，不用纵线，必要时可加辅助线。

（四）图

图是指用穿插在正文中的线条图、各种实物照片（如病例、标本、心电图等）的形式来描述复杂的、篇幅冗长繁杂的论文材料、实验结果等内容，使之简单明了，生动形象，易于记忆、分析、比较。图应主题明确，具有文稿特征，有“自明性”，即只看图、图题和图注，不阅读正文，便可理解图意。图的合理绘制、摄取与使用，对于提高论文质量有重要意义。医学科研论文中最常用的是统计图和照片图，统计图是指对原始数据进行统计学处理，将结果绘制成的条形图、线图、圆周图等。

1. 条形图

采用等宽的长短来表示相互独立的各项指标的数值大小，包括原式和复式两种。

2. 线图

采用数段的升降来表示某事物的变化，应用于连续性资料，有纵轴和横轴。

3. 圆周图

以圆的整个面积代表100%，以圆内各扇形面积代表全体中各部分所占的比重。

4. 注意事项

图制作的格式及内容要求如下。

（1）图文相符 图中的各项资料应清楚、完整，与正文内容要紧密相连，图内文字、数值、单位、缩略词等必须与正文保持一致，忌在一幅图中表达过多内容。图的标题中应避免使用不常见的缩写或含义不明的公式或符号。

（2）图的编排 编排图力求使图序、图题、图注、单位等要素清楚明了、层次分明、重点突出；图序应与正文内所指序号一致，图序与图题列于图下方，中间应空一格，并采用小于正文的字号以示区别，图题力求简明，尽量不用标点符号；应将图上的符号、标记、代码及实验条件等，用精练文字横排于图题下方，作为图例说明。图题、数据（或照片）与注释相互配合，能够达到自我说明的目的。

（3）数据（或照片） 必须有一定数量的精确数据，照片应正确真实、轮廓完整、清晰无损、反差适度、图面光洁，重点部分可加贴箭头指示，并注明倍数及目的物尺寸的标度。

（4）图的版面安排 同一图要安排在同一版面上，并使内容的布局清楚、合理，并且一定要遵循相关期刊的排版习惯。一般插图，尤其是过多的照片，不要贴于正文内，可考虑将其作为论文的附录列出，以免打断行文的流畅性。

八、讨　论

讨论是论文的重要组成部分，是结果的展开、延伸和升华，是作者表达个人见解、阐述学术观点，把实验结果提高到理论高度的部分。作者在正文末尾部分依据实验、观察、调查研究中得到的各种资料作出的理论性推论与预测。此部分先从理论上及科学规律的角度对实验结果进行分析和综合，再从实验结果的内在规律及与有关研究成果的相互联系上深化对实验结果的认识，并结合前人的资料进行论证分析、比较异同和优劣，最终得到全文的总体认识及其科学意义。讨论是显示研究者科学智慧和研究认识水平的重要部分，反映作者的理论思维、学术素养、知识深度与广度及论文写作技巧。

1. 讨论的主要内容

讨论内容应针对研究目的，基于实验观察结果，其内容因文而异，写法相对较为自由。通常情况下，讨论中首先简要回顾研究目的和概述重要结果，然后再讨论具体结果所蕴含的科学意义或贡献。讨论的基本内容与撰写要点如下。

（1）简要概述 回顾研究的科学假说，概述重要的研究结果，分析所得到的结果是否符合预期结果或证实假说。

（2）比较与评价 ①与国内外相关研究的结果进行比较，指出本文结果是否与以往工作或文献中同类工作的结果一致；②分析其他观点和结论与本文的异同及可能的原因，分析比较、评价各自的优缺点，明确提出可能存在的原因或问题，并对其缺陷及局限性进行实事求是的评价、分析；③对材料、方法、结果的准确性、合理性进行分析与论证；④对实验结果的数据资料存在的矛盾、误差或阴性结果作出符合逻辑的解释；⑤对新现象的探讨；⑥阐述其研究水平、价值与指导意义。

（3）集中主要的论点 对实验结果中现象、数据进行归纳、推理与分析探讨，对研究结果进行综合分析，揭示内在规律，作出理论阐释，集中讨论研究中新的和重要的发现、创新点，并从中得出结论。根据结果可得出的结论或进行推论，凝练、抽提出主要论点作为讨论的标题，尽量给出研究结果所能反映的原则、关系和普遍意义。要对结果所包含的各种因素的影响或彼此之间内在的联系作出阐述，说明现象发生的原因和机制；在解释因果关系时，应说明偶然性与必然性。

（4）存在的问题 研究过程中遇到的、在文章中涉及而未解决的问题，可在讨论中提出，并提出改进意见和建议；根据作者的感悟，提出围绕本研究主题今后探索的方向和设想。

（5）阐释意外的发现 研究中若有意外的重要发现也应在讨论中作适当解释或提出新的研究问题和新的假说，但不能对其过于关注而迷失最初的研究问题。

当然，以上的内容与要求不可能在每篇具体的论文中都面面俱到，要因文制宜，言之有物，论之有据。要善于运用自己的资料，阐明自己的观点。以观点统领研究结果，以结果证明提出的观点。

2. 讨论的注意事项

常见需注意的事项如下。

（1）推论要合乎逻辑 写作时要围绕结果内容进行论述，避免出现实验数据不足以支持观点和结论。必须紧扣主题，根据结果进行推理时要适度，切忌推理过分外延，恰如其分，坚持一分为二的观点，论证时一定要注意结论和推论的逻辑性，避免妄下研究结果不支持的结论。

（2）观点要明确 突出新发现、新发明，阐述自己的见解，对于提出的新观点，不能含糊其词，也要避免含蓄，尽量做到直接、明确，以便审稿人和读者了解论文的观点。对不妥之处，提出解决的办法和今后努力的方向。

（3）讨论的内容应基于实验资料 围绕研究目的，基于实验事实，突出主题、抓住重点研究结果及其结论理论意义、指导作用和实践意义进行讨论。基于实验资料着重讨论研究中新的和重要的发现，并从中得出结论。基于实验资料与国内外同类研究结果和论点相比较，突出研究的创新与先进之处，提出作者的观点和见解。条理分明、有理有据、论据充分、论点明确，不能泛泛而谈，文不对题。凡是实验结果中提不出线索和依据的内容均不要在讨论中出现，避免作出不成熟甚至臆断的推论。不能任意夸大或贬低，不能妄下结论。另外，在讨论中也绝不能出现在前节“结果”中未曾表述的有关数据或发现。

（4）结果的概括 讨论中对重要结果的概括是为讨论服务的，切记不要将讨论变成实验结果的重复叙述或实验指标及其意义的简单解释。应强调指出研究获得的新的重要结果和结论，不要重复引言和结果部分内容。

（5）引用文献 引用他人文献数据、论据及学术观点时必须准确无误，不应断章取义或以偏概全。一般不要成段引用，而是摘其观点、结论或重要数据。引证要择其近期的主要文献资料，不可过多地引用文献，尤其是与本研究核心内容关系不大的文献内容，切记不要将讨论撰写成文献综述或文献的堆砌。同时要严格防止将他人的工作与自己的研究结果混为一谈，避免出现“剽窃他人成果”的嫌疑。

（6）客观评价结果 对结果的科学意义和实际应用价值的评价要实事求是，掌握分寸；对研究的局限性、缺点、疑点等加以分析和解释，不能隐瞒不足与缺点，不能回避问题与矛盾，切忌报喜不报忧；避免使用首次发现等类似的优先权声明；应避免强调和暗示尚未完成的工作的重要性，如果有把握，可以提出新的假设和建议。

（7）一般不用图表 在讨论部分中，除了为阐述复杂的机制而必须采用能凸显主题论点的示意图外，讨论部分一般不用图表。

（8）讨论与结果可合并撰写 有些论文也将结果与讨论合并为一节书写；或在结论较为明确的情况下，可不设“讨论”，将讨论与结论合为一项，即以“讨论与结论”的形式进行表述；短篇文稿可以不写讨论。

总之，讨论一定要基于实验结果，紧紧围绕研究课题的假说，按照逻辑推理的基本要求，进行正确的判断和推理，得出符合实际的结论。而对重要结果（或发现）的精练概述，对研究的进步与不足的客观评述，对研究成果的特色的凸显与研究意义表述，对存在问题的指出及进一步研究的方向、设想是讨论的着力之处。

九、参考文献与标注

（一）参考文献

参考文献是指文末附列的作者为撰写论文而阅读的有关图书、期刊资料等。按规定，在论文中，凡是引用已发表的文献中的观点、方法、数据和材料等，都要对它们在论文中出现的地方予以标明，并在文末参考文献表按标注顺序逐一列出。

1. 参考文献作用

参考文献是一篇完整科技论文中不可或缺的一部分，其主要作用有注明前人的相关工作及阐述研究的背景、依据等，向读者提供有关信息的准确来源，反映作者学风严谨、立论有据、学术尊重；同时避免不必要地重复论述已有的方法与结果，节省论文篇幅。参考文献不仅是论文研究工作的某种缘由及发展，也有助于科技情报人员进行情报和文献计量学研究。

2. 参考文献选取

参考文献的选取原则与要求如下。

1）参考文献选取原则：公开、原始、择要、择新、准确、完整、规范、便于检索。

2）参考文献选取具体要求：①限于公开发表的一次文献资料，著录内容要择要、择新，以近三年内的文献为佳；②必须是作者亲自阅读过的，对本文的科研工作有启示或关系密切的；③严格遵从拟投稿期刊有关参考文献体例方面的规定，熟悉有关参考文献规范化著录格式。论文中的参考文献著录方法，国家标准 GB/T 7714-2015《信息与文献 参考文献著录规则》中标定采用“顺序编码制”和“著者-出版年制”两种，其中前者在我国最为常用，包括文内标注与文后文献表。国际标准 ISO 690-2021（E）《文献工作—文献题录—内容、格式和结构》规定用“顺序编码制”“著者-出版年制”“引文引注法”三种。现列举范例如下。

[1] 田金州，王永炎，徐意，等. 血瘀证动物模型的种类、评价与研究[J]. 北京中医药大学学报，2006，29（6）：396-400.

[2] Zhang YT，Xiao MF，Deng KW，et al. Novel mathematic models for quantitative transitivity of quality-markers in extraction process of the Buyanghuanwu decoction[J]. Phytomedicine，2018，45：68-75.

[3] 王永炎，张伯礼. 中医脑病学[M]. 北京：人民卫生出版社，2007：156-160.

（二）标注

在论文中对某些读者难以理解的词语用文字加以说明解释的方法称标注，又称注解或注释。标注的类型有正文夹注、脚注及尾注等，在必要时可采用。

1. 正文夹注

正文夹注通常是在正文中的一词或一短语后以圆括号的形式表述，即在圆括号内表述需要说明或解释的内容。因此，夹注是唯一能够与参考文献兼容的注解方式。如文中第一次出现的生物学普通术语或中文名称需夹注拉丁文字、英文名等。若在句中出现这种注释，括号前后的语句应连贯、通顺，如“脂质体微粒进入体循环后被单核巨噬细胞系统（mononuclear phagocytic system，MPS）视作异物吞噬”。

2. 脚注

目前多数期刊均采用，通常列于文章页面最底端，对某些东西加以说明。只有一个注释时，脚注可用符号“*”“#”等标识；若注释多于一个时，可用数字序号（1）、（2）……标注在需注释内容的右上角。每条脚注均应另行书写，以小字列出。脚注主要用于提供辅助性信息，如注明研究基金来源、作者工作单位、第一作者简介及通讯作者等，大多在论文首页的最下方作出脚注。

3. 尾注

对文本的补充说明，一般位于文档的末尾，有些期刊将致谢或获得基金资助的内容放于此部分。

十、投稿与发表

论文是科学研究工作的结晶，中医药科研论文撰写完毕后，需要选择合适的期刊进行投稿，以期获得发表。除了期刊约稿外，所有文稿的投递均有一个投递期刊杂志的问题，锁定的杂志合适，不仅有利于缩短投稿周期，更能尽快彰显论文学术价值并进行分享交流。同时医学科研论文发表具有传播科研成果、交流实践经验、启迪学术思想、考核业务水平的作用。

（一）投稿前准备

为使论文能在国内外较好的期刊上顺利发表，作者必须了解与自己研究有关的医学专业性期刊的种类，熟悉它们的稿件基本要求和特殊要求，甚至可以先锁定目标期刊后再进行论文的撰写。

1. 国内医学期刊

目前国内学术界较为认可的三类期刊包括中国社会科学院文献中心《中国人文社会科学期刊AMI综合评价报告》、北京大学图书馆《中文核心期刊要目总览》、南京大学《中文社会科学引文索引（Chinese Social Sciences Citation Index，CSSCI）来源期刊》。另外，高级别自然科学领域则有中国科学院文献情报中心《中国科学引文数据库（Chinese Science Citation Database，CSCD）来源期刊》，国内许多高等医药院校把CSCD核心库中的期刊认定为核心期刊，即学术水平较高、能够反映学科最新成果及前沿动态的刊物，受到相应学科读者的广泛关注；2019 年在中国科学技术协会、国家中医药管理局的直接指导下遴选 T1、T2 级中医药科技期刊。

2. 国际医学期刊

当前，在国际权威期刊发表论文的数量已成为评价单位科研实力、评估个人科研水平的客观标准。国际期刊被国际权威文献检索数据库如美国《化学文摘》（*Chemical Abstract*，CA）、联机检索系统 MEDLINE/PubMed，荷兰医学文摘（Excepta Medica）及其数据库（Excerpta Medica Database，EMBASE），美国科学引文索引（Science Citation Index，SCI）、美国工程索引（Engineering Index，EI）收录已成为国内许多医学院校及科研机构职称评审等各项评估的重要依据。CA 期刊是世界上最大的化学文摘库，也是目前世界上应用最广泛、最为重要的化学、化工及相关学科的检索工具。PubMed 是美国国家医学图书馆所属的国家生物技术信息中心，基于互联网的生物医学信息检索系统，它的数据库来源为 MEDLINE，其核心主题为医学，但亦包括其他与医学相关的领域，例如护理学或者其他健康学科；MEDLINE 是美国国立医学图书馆开发的当今世界上最具权威性的文摘类医学文献数据库之一，收录生物医学期刊上发表的论文的题录或文摘，其中大约有 75%的文献为英文文献，文献来源以美国为主。EMBASE 是全球最大、最具权威性的生物医学与药理学文摘数据库，以及全球最大的医疗器械数据库，包含全部 MEDLINE 的内容。SCI 是世界著名的三大科技文献检索系统之一，由美国科学信息研究所出版，涵盖数、理、化、农、林、医、生命科学、天文、地理、环境、材料、工程技术等自然科学各学科的核心期刊。EI 期刊是指被工程索引数据库收录的学术期刊，EI 数据库是工程领域最重要的数据库之一，是国际上公认的一流工程领域文献检索工具。

3. 确定拟投期刊

科研工作者都希望自己的论文在高级别刊物上发表，而论文投递后能否被采用，文稿的质量很重要，选择合适的期刊也至关重要。如果选择不当，论文就无法得到中肯的评审意见，不能及时地修改及发表。因此在选择投稿期刊时需要注意以下几方面：①多数学术期刊均有明确的办刊宗旨和范围，要注意稿件主题是否与目标期刊办刊方向与栏目相匹配；②作者对论文水平有一个客观的评判，选择学术水平相称的期刊进行投稿；③学会识别公开发行的正式期刊，国内期刊刊号结构式是：CN 报刊登记号/分类号，仅有 ISSN 国际刊号而无国内统一刊号的期刊是不允许在国内公开发行的；④熟悉期刊的影响力，可从影响因子、发行量、被著名数据库收录情况及在本单位（或机构）或主管部门认定中的权威性；⑤熟悉论文审稿和出版周期，评估论文期望发表时间与期刊发表周期是否相适，虽然目前大多数期刊并不公开相关数据，但可通过查看近期发表论文的收稿日期、修回日期和出版日期，粗略估算平均发表周期；⑥基于首发权问题，应核查欲投稿期刊是否已发表文稿相近内容；⑦可向导师或专家咨询推荐投稿选刊。

4. 明确投稿要求

多数是以国际上《生物医学期刊投稿的统一要求》、国内规定《科学技术报告、学位论文和学术论文的编写格式》等有关文件为依据，结合办刊宗旨、栏目、读者对象和内容而提出投稿要求。尽管国内各生物医学期刊稍有差异，但投稿者可以通过详细阅读拟投期刊的“稿约”或“作者须知（细则）”中的各项具体规定和要求，再按期刊规则和要求，认真撰写论文，且使文稿的撰写格式和排版打印符合所投期刊要求。

5. 写好推荐信

文稿附带加盖公章的推荐信是许多期刊投稿所必要的，其主要目的在于说明稿件的真实性并介绍稿件的有关情况。一般推荐信中包含：①内容真实、数据准确、有何创新之处；②无一稿两投和重复发表；③不存在利益冲突；④署名无争议。

6. 稿件审理费及版面费

绝大多数期刊要求稿件寄送的同时邮寄审稿费；当稿件确定刊用后，一般会根据所占版面与插图数量收取版面费，刊印彩图者需另付彩图印制工本费。

（二）论文发表程序

投稿后，做好与编辑的有效沟通是非常有必要的。目前国内各编辑部处理稿件的流程和具体要求虽然不尽相同，但稿件处理一般流程却具有共性：论文寄到编辑部→分管编辑初审并登记稿件→

送给专家复审→编辑部作出录用或退修决定→作者修改→寄回编辑部→二审并排校样稿→作者、责任编辑、供稿编辑及校对室进行一校→二校→责任编辑三校→出片→责任编辑复核胶片→交出版人员填写付印单→交印刷厂印刷、装订及出版。

1. 投稿

①投稿形式一般是线上投稿，即杂志正规网站或知网投稿或 E-mail 邮件投稿，也有光盘打印稿（附光盘）；②与稿件随附的投稿信是必不可少的，其目的是明确投稿论文的栏目类型、通讯作者及联系方式；③投稿回执即通知作者稿件已收。纸版稿件，一般 15 天内作者可收到有编号的回执。线上投稿，一般投稿后 1～2 天就能通过 E-mail 或短消息收到临时稿号的回执。如在期间未收到回执，则应致电编辑部（或电子邮件）查询，以防出现稿件丢失等情况。

2. 审稿

审稿是决定投稿是否被录用的关键环节。审稿人往往是投稿作者所属领域的专家，会对稿件作出很好、较好、一般或较差的总体评价，提出可发表、修改补充后发表、修改后再审、改摘要发表或不宜发表的建议，并写出具体意见。审稿过程中，作者应充分尊重审稿意见，对审稿意见进行充分研读并据此对论文进行修改与完善；如果觉得审稿人和编辑对论文内容产生误解和误判，则应以平和的心态和礼貌的语气进行沟通。在返修过程中鼓励作者对不合适的意见发表自己的观点，而非一味遵从审稿意见；同时也建议审稿专家接受与自己相悖但合理的学术观点。提倡平等的学术交流，真正做到"百花齐放、百家争鸣"。审稿一般采取匿名的方式，时间是 2～3 个月，作者在接到期刊回执后的 3 个月内若未收到稿件处理通知者，系仍在审理中。

3. 读校样

校样是编辑部对稿件进行编辑加工、排版后打出的一份样稿，也称清样。校样是出版前作者对稿件的最后审阅阶段，是质量把关重要的一环，撰稿人切不可疏忽大意。作者必须通读全文，确保论文行文结构完整，数据完整真实，文字、插图、表格、符号、参考文献等符合期刊出版要求。校样审读中应遵循的原则是除非有重大错误或问题，否则不允许作大段的增补或删改，同时必须按编辑部要求的编排规则等进行审校修改。校样审读完毕，必须按规定时间寄回。否则推迟发表，甚至取消资格。

第三节　学 位 论 文

学位论文（degree dissertation）是高等院校和科研机构毕业生为获得各级学位而撰写的科学论文或研究报告，一般是毕业生从事科学研究和思维劳动而取得的学术性见解或创新性结果，是申请者对基础理论、专业知识、关联知识的掌握程度呈现，也是其专业技能、科研能力和创新能力的集中体现，也可作为对申请者的学术水平及治学态度的检验。学位论文是申请者对其独创性的科学研究成果进行完整阐述，具有一定科学理论或应用价值；同时学位论文反映了申请者与所申请学位的能力、学识匹配程度，是审查者对申请者是否达到了相应学位要求的学术水平的重要依据。国家质量监督检验检疫总局、国家标准化管理委员会发布了 GB/T 7713.1-2006《学位论文编写规则》。教育部颁布《关于深入推进学术学位与专业学位研究生教育分类发展的意见》（教研〔2023〕2 号）中明确要求分类推进学位论文评价改革，依据两类学位的知识和理论创新、综合解决实际问题的能力水平要求和学术规范、科学伦理与职业伦理规范，分类制订学位论文基本要求和规范、评阅标准和规则及核查办法。优化交叉学科、专业学位论文评审和抽检评议要素（指标体系），重点考核独立解决专业领域实际问题的能力，鼓励对专业学位实行多元学位论文或实践成果考核方式。国务院学位委员会、教育部《关于进一步严格规范学位与研究生教育质量管理的若干意见》（学位〔2020〕19 号）强调要严格把关学位论文研究工作、写作发表、学术水平和学术规范性。《专业学位论文写作指南》分章专题讨论了案例研究类、调查研究类、政策分析类、实施方案类、产品研发类、文献研究类、工程设计类、实验研究类共8类专业学位论文的撰写，对于专业学位研究生撰写学位论文具有很强的针对性、实用性。

一、学位论文分类与基本要求

根据《中华人民共和国学位法》规定，学位论文分为学士、硕士和博士三个等级，并对其提出了明确的要求。学士学位论文应能表明申请人在本学科或者专业领域较好地掌握基础理论、专门知识和基本技能，具有从事学术研究或者承担专业实践工作的初步能力；硕士学位论文应能表明申请人在本学科或者专业领域掌握坚实的基础理论和系统的专门知识，学术学位申请人应当具有从事学术研究工作的能力，专业学位申请人应当具有承担专业实践工作的能力；博士学位论文应能表明申请人在本学科或者专业领域掌握坚实全面的基础理论和系统深入的专门知识，学术学位申请人应当具有独立从事学术研究工作的能力，专业学位申请人应当具有独立承担专业实践工作的能力，学术学位申请人应当在学术研究领域作出创新性成果，专业学位申请人应当在专业实践领域作出创新性成果。尤其强调的是，博士学位论文要求有“创造性成果”。按照研究方法不同，学位论文可分理论型、实验型、描述型三类；按照研究领域不同，学位论文又可分人文科学、自然科学与工程技术三大类。学位论文与学术论文撰写的差异在于：学位论文一般不在刊物上公开发表，只能通过学位授予单位、指定收藏单位或私人途径获得，且不受字数、图表和参考文献多少的限制，可根据其内容而定。

二、学位论文的原则要求

1. 立论客观，具有创新性

①学位论文的选题应遵从科学性原则，基本观点必须符合基本科学原理与客观实际，有充分理论依据与事实依据；②学位论文施行应坚持可行性原则，考虑主客观条件是否能确保完成；③学位论文目标应坚持价值性原则，注重应用价值或学术价值；④学位论文内容应服从专业性原则，是所在专业研究领域与范围；⑤学位论文宗旨应坚持创新性原则，研究内容应新颖与前沿，应有所发现、有所发明、有所创造，促进中医药守正创新。

2. 论据翔实，富有确证性

论文理论依据应充实，能够做到旁征博引，多方佐证，不能从主观出发武断臆测；论文应资料充足，所用材料应做到言必有据，数据翔实可靠，具有可验证性。

3. 论证严密，富有逻辑性

论文提出问题、分析问题和解决问题，要符合客观事物的发展规律，论文结构合理、层次分明、条理清晰、逻辑严谨、详略得当，以形成一个有机整体，使判断与推理言之有据，围绕核心论点层层推进。

4. 体式明确，标注规范性

论文必须以核心论点作为全文的中心，围绕中心论点设置论文结构布局，以多方论证内容组成论文丰满的整体，富有逻辑层次性，以较深的理论分析辉映全篇。做到概念清楚、观点明确、论点突出，整体结构和标注要求规范得体。

5. 语言精练，表述清晰性

学位论文最基本的要求是具有可读性。因此，要求论文思路清晰，说得明、想得深、说得透，做到深入浅出，言简意赅，表述得体，行文流畅。使用学术语言，避免语言晦涩、用词生僻，甚至文理不通。

三、学位论文撰写的格式与要求

学位论文的撰写格式需遵照国家标准 GB/T 7713.2-2022《学术论文编写规则》、GB/T7713.1-2006《学位论文编写规则》、GB/T 771.3-2009《科学技术报告编写规则》的要求。各学位授予权的单位根据国家标准对不同专业的学位论文写作要求有些差异，应遵照执行。学位论文由于需要同行专家评阅与审定，因此都采用单行本格式。学位论文的章、条、款、项的编号参照国家标准 GB/T 1.1-2020《标准化工作导则　第 1 部分：标准化文件的结构和起草规则》的有关规定，采用阿拉伯数字分级编号。

学位论文的格式与其他各类论文格式大体相近，但也有一些不同。根据学科不同，一般可分为两种基本类型：①指以自然科学为内容的论文；②指以社会科学为内容的论文。学位论文可分为前置部分和主体部分，前置部分一般包括封面、题名页、目录页、中英文摘要、关键词、附表和插图清单及符号、标志、缩略词、计量单位、名词术语等注释表等；主体部分内容主要由引言、正文、结论三部分构成，其编写格式根据内容需要，由作者自定。但主体部分内容必须由另页的右页开始，每部分必须另页起。整个论文的每一部分的格式和版面安排要求统一，层次清楚。

例如，论文在一个总题目下分为两部分以上，各部分应有序号。可写成第一部分、第二部分等。采用外文撰写的学位论文，其每部分则用罗马数字编码。论文中一律采用阿拉伯数字连续编排页码。页码由打字或印刷的首页开始，为第一页，且是另一页的右页。封面、封二、封三和封底不编入页码。可以将目录页等前置部分单独编排页码。必须将页码标注在每页相同位置，以便识别。力求不出空白页；若有，应以右页作为单页页码。如在一个总题目下有两个部分以上内容，应连续编排页码。

1. 封面、题名页

封面内容一般包括分类号、本单位编号、密级、题名、申请者姓名与单位名称、导师姓名与职称、申请学位级别、专业名称、完成论文日期、题名页、题名等。

1）分类号：在封面左上角注明分类号，便于信息交换和处理。应按《中国图书资料分类法》注明类号，如医药卫生 R，中国医学 R2，中医外科 R26，中医外科痈疽 R261。同时应尽可能注明《国际十进分类法》（UDC）的类号。学位论文的封面及题名页可根据授权单位的规定书写。

2）本单位编号：一般标注在右上角。

3）密级：学位论文的内容按国家规定的保密条例分为公开、内部、秘密和机密四级，应在右上角注明。如系公开发行，不注密级。

4）题名（副题名）：用大号字标注于明显地位。

5）责任者姓名：包括作者姓名、指导教师姓名、评阅人、答辩委员会主席及学位授予单位等。

6）申请学位级别：应按《中华人民共和国学位法》规定的名称进行标注。

7）专业名称：系指学位论文作者主修专业的名称。

8）论文完成日期：学位论文完成提交日期。

9）题名页：论文著录的依据，除封面的内容外，还可补充地址及参加部分工作的合作者。

10）题名：以简练、明了、确切的词语概括学位论文中最重要的特定内容的逻辑组合。其所用每一词语必须考虑到有助于选定关键词和编制题录、索引等二次文献可以提供检索的信息，应避免使用不常见的缩略词、首字母缩写、代号等，尽可能不用标点符号。题名应言简意赅，一般不宜超过 20 字，应简明扼要地反映论文的中心思想和主要内容，避免过分笼统。一般情况下尽可能不用副题名，凡题名语意未尽，需要用副题名补充说明者，可以用之。学位论文用作国际交流，应有外文题名，外文题名一般不宜超过 10 个实词。

2. 目录页

目录页既是学位论文的概括提纲，又是学位论文组成的小标题。使读者能够在阅读该论文之前对全文的内容、结构有一个大致的缩影了解。一般目录引至三级标题，由论文的章、节、条、款、附录等序号、题名和页码组成。每项内容的末尾应注明页数。目录应准确、清楚与完整。

3. 摘要

摘要具有独立性与自明性，拥有与学位论文等量的主要信息，是对论文主要内容的高度概括。学位论文摘要分为简短摘要与详细摘要两种。简短摘要与学术论文摘要的写法相同，但字数可适当增加，通常作专页排印，称摘要页。详细摘要是提交学位论文评审委员会或同行评阅人阅读的，或是学位授予单位将学位论文摘要汇集出版所用，详细摘要字数可增加至 2000～3000 字，以充分反映学位论文的主要内容。当前一般将学位论文的简短摘要与详细摘要合并在一起，学士学位、硕士学位论文的摘要为 800～1000 字，博士论文的摘要为 1500～3000 字。撰写论文摘要的关键是如何在有限的文字数的范围内，充分将论文承载的信息表达出来，即作者研究课题的选题依据、研究思路与方法、技术路线及所获得的主要结果、结论和展望等，且有较多有用的定性与定量的信息；切忌罗列段落标题来代替摘要，一般不对论文内容作诠释和评论。学位论文除撰写中文摘要外，还要有相应的英文摘要，基本要求是在内容上要与中文摘要一致，尽量避免使用第一人称 We、I 的形式为主语的句子，一般使用第三人称写作；尽量用短句，避免句型单调重复。鉴于中英文的表达方式明显不同，最好能在不违背中文摘要原意的基础上重新组织书写。摘要一般不分段，不引用图、表、化学结构式及非公认公知的符号、代号、专业术语和参考文献的序号。

4. 关键词

每篇学位论文选取 3～8 个词作为关键词，能够反映论文特征内容。关键词以显著的字体另起一行，排在摘要的左下方。关键词之间不用标点符号或用分号。外文关键词应与中文对应，排在外文摘要的左下方。关键词应尽量使用《中医药主题词表》《汉语主题词表》《医学主题词表》等国内外公认的主题词表工具书提供的规范词。

5. 符号、标志、缩略词、计量单位、名词术语等注释表

根据实际需要将上述数项内容的注释说明汇集成表，置于图表清单之后单独成页，缩略词表一般按文中出现先后顺序或按英文字母顺序排序。

6. 附表和插图清单

如学位论文中图表较多，可以分别列出清单置于正文后。图的清单应有序号、图题、说明和页码，表的清单应有序号、表题、表注、说明和页码。

7. 前言

前言亦称绪论、序言、引言、导言等，主要论述论文的选题意义及应用背景、国内外研究现状分析及论文的主要研究内容与方法等。这部分作用是点题，对研究课题的选择及其依据作简要的论证，阐明问题背景、研究意义和研究内容及方法，使人一看就知道作者提出什么问题，想解决什么问题，进而评估论文的价值。也是为了表明作者对这一研究领域的知识信息的掌握程度。

前言应涵盖三方面的内容：①研究的总体描述，解决“从何说起”的问题，即研究原因与意图，研究背景，目前存在的问题、拟解决的关键问题及追求的目标，以此来表明论文创新性与价值；②研究目的和意义，即研究的必要性。首先要对这一研究领域的研究历史与现状作出简要的评述，明确指出目前存在的问题及解决该问题的重要性，课题研究在该学科领域中的学术地位及其理论意义或应用价值；③论文的总体框架，即作者提出对解决这一问题的设计思路、研究目标与内容、可行的技术途径，分析达到预期目标的可能性等。同时前言应体现推介性、针对性、叙述性、简洁性、概括性与关联性于一体。

8. 正文

正文是学位论文的核心与主体部分。由于研究工作涉及的学科、选题、研究方法、结果表达方式等存在差异，故对正文内容不能作统一的规定，但必须客观真实、设计合理、合乎逻辑、层次分明。

1）材料与方法：是论文的基础，对论文质量起关键作用，内容同一般学术论文，但要求更细致和具体。对成熟的常规方法不必详细介绍，只需引用有关文献；对虽较成熟，但改变具体参数时可明确影响实验结果的方法应详细介绍；对有实质性改进的方法，重点表述改进部分并说明改进的理由。明确说明实验数据的表示方法及统计学处理方法，特殊的统计学方法需作详细表述。

以人为研究对象的临床资料包括：①病例基本情况，写明病例收集时间期限、病例总数、病例来源、性别、年龄、病程、中医证候分型、西医诊断及必要的检查指标；②分组，前瞻性病例总结应遵循随机分组原则，对照形式依时间区分，如同期对照、历史对照，依对照物区分，如安慰剂对照、标准对照等，回顾性病例总结可采用历史对照、标准对照，但要注意对照时间的诊断标准、疗效标准的统一性；③诊断标准与辨证依据，一般参照国际、国家或行业制订的最新权威诊断标准及辨证依据；④疗效观察，一般参照国际、国内或行业制订的最新权威疗效评价标准，重点突出有针对性和特异性的指标，舍去与主题无关的观察项目；⑤注明参与研究者是否知情同意和相应伦理审查。

2）结果：是论文的核心部分，是作者艰辛劳动的成果。其内容是将观察研究所得的资料和数据用文字、图、表形式表达出来。它既是作者对自己原先设计的目的所提出问题的直接回答，也是下文逻辑推理、深入讨论的依据。内容包括观察的现象、测定的数据、记录的图像和效果差异等。结果的准确、清晰、直观表达是学位论文作者的重要基本功之一。写好结果应注意以下几点：①全面掌握、仔细分析和如实反映所获材料；②注重逻辑、突出重点、表述形式应相对一致，避免罗列材料和夹杂讨论；③应有对数据的严格统计学处理。

3）讨论：是对结果的逻辑延伸，通过作者对研究观察的思考和科学推论，对结果进行科学解释与评价，阐明其内在联系，从而揭示研究结果的理论与实践价值、意义。讨论部分的撰写是作者学术思想的展示，亦是学位论文学术水平的主要体现，可充分反映作者的基础理论水平、逻辑思维能力及学术思想的深度和广度。说清楚论文的新贡献和新见解是讨论关键所在。其内容包括：①主要基础原理与概念，重要实验结果概述、解释与评价，并与前人的工作比较，重要创新之处；②揭示因果关系及内在规律，阐述必然性与偶然性；③重要结果和观点的理论与应用价值；④研究过程中存在的问题、差误和教训；⑤提出进一步研究或改进的方向、建议和设想；⑥层次分明，论证有序，推理合乎规律，注重事物间的内在联系。写作中应注重论点、论据、论证的融合性与逻辑性，要有自己的观点和见解，论点要明确，要以充分可靠的数据、材料为证据，引用文献观点应准确。

4）结论或小结：学位论文的结论是以研究成果为前提，结合前期或他人的研究成就，经过严密的逻辑推理和论证所得出的最后结论。①内容要求，在结论中应明确指出论文研究的成果，得出了何种规律及提出的新观点、新认识，并尽可能对其理论价值、应用前景和社会经济价值等加以预测和评价，可以在结论中提出本课题研究的局限性，尚待解决的问题及今后研究的改进意见等，结论不应涉及前文不曾出现的新事实，也不能在结论中简单地重复引言、结果或讨论等部分的文句，切忌重复摘要中的内容；②文字要求，结论是对论文的主要结果和论点高度概括，应写得简明扼要、逻辑严密、精练完整、层次分明、定位精准、表述准确，把握好概括结论的分寸，用词要准确、精当、鲜明，不可含糊其词、模棱两可，对于提出的新观点、新见解，可用“揭示”“证实”“表明”“指出”等词引出，对确无把握的结论，表述要留有余地；③格式要求，结论的内容较多时，可用序号分条列出，但必须突出重点，一些重要的数据也可以作为结论表述，如果得不出明确结论，可采用简单总结形式表述。

5）致谢：是以书面形式向在学位论文的选题、设计与研究、撰写等过程中指导、帮助过的组织或个人表达的诚挚谢意。在正文后面单列一页，致谢的对象有指导教师及导师小组成员；各级政府科学基金、资助研究工作的奖学金或基金、合同单位、支持的企业、组织和个人；协助完成课题研究工作和提供便利条件的组织和个人；在研究工作中提供研究思路、实验材料、仪器设备、图片、文献及其他帮助的组织和个人。

致谢对象不宜过于宽泛，不必面面俱到。语言言辞应恳切、恰如其分，切忌华丽浮躁。所有致谢必须征得被谢者的正式同意，不宜以致谢来沽名钓誉。

6）参考文献：是为撰写或编辑论文和著作而引用的有关文献信息资源，是学位论文的重要组成部分，文献标引也是判断论文真实性的重要依据之一。引用文献的基本原则：①引用与主要理论依据、方法和内容及有争议的论据有直接关系的文献；②要引用立意新颖、资料准确、理论可靠的文献；③要明确论文中哪些是作者自己的观点，哪些是引用文献的论点或论据，要尊重他人的劳动成果，避免出现知识产权纠纷；④所列文献必须是自己读过的，尽可能是一次文献；⑤注意统一著录格式及对近 5 年的著录进行引用。

7）个人简介：一般对从高中起的学习与工作情况进行简要介绍，包括发表论著、主持或参与课题及获奖等情况。

8）附录：根据实际需求对正文所作的重要补充，也能体现研究工作的数量和质量，一般置于正文之后。主要有：①与学位论文有关的文献综述；②某些重要的原始数据、图片资料、各种量表、计算过程、较复杂的公式推导、结构图、术语符号说明、统计表、计算机打印输出件等；③攻读学位期间已发表学术论文的原文或复印件；④由于篇幅过大或取材于复制品而不便于编入正文的数据和资料；⑤对本论文有参考价值的资料等。

四、学位论文撰写注意事项

学位论文是学位申请者在导师指导下完成的科学研究、科学试验成果的书面报告，是对研究课题完成后的总结，但撰写学位论文并不是实验数据与文献资料简单的罗列堆积，而是对研究课题和研究结果进行分析归纳、总结提炼的过程，是从感性认识到理性认识本质上的飞跃。所以在掌握了第一手研究资料，并在查阅有关文献资料的基础上，要进行精心谋划，巧妙构思，拟定提纲目录，要做到论点鲜明、重点突出、层次分明、结构严谨、详略得当。

1. 要注意论文严谨性与规范性

对论文的主要观点、主要论据是否成立，论点是否明确，结论是否恰当、可信等需进行反复推敲论证。运用医学名词术语要概念准确清楚。统计数据，反复核查，统计方法选择得当，药物计量单位使用要规范，可参照《中华人民共和国法定计量单位使用方法》或《法定计量单位在医学上的应用》执行。药物、方剂名称须正规使用。某一医家姓名、关键词在同一篇论文中，应保持统一。凡引用文献处要具体标明出处，并需与原文逐一核对，要尽可能引用第一手文献资料。简化字一律以国务院公布的为准，不可使用非正规的简化字、自造字、异体字等，标点符号使用规范，全文格式保持统一。上述内容不可忽视，其关系到作者的治学态度，直接影响到论文的质量与可信度评价。

2. 要处理好前言、正文及结论之间的关系

前言、正文及结论的内容与形式要保持严密有序的逻辑联系，形成完整的统一体，又不可在语言文字表述上过多重复。摘要与主体内容应一致，是主体内容的浓缩与提炼，不可自相矛盾。对学术内容与研究结果的评价，必须实事求是，慎重对待，不可任意拔高或贬低，不可夸夸其谈，妄自尊大，更不可据他人学术思想、学术观点为己有。避免内容不一致、名词理解不一致、符号表示不一致等问题，注重承接，即明确各部分的逻辑顺序关系，避免由于文字解释不到位导致的逻辑不清、思路不清等问题。

3. 强化系统思维与体系的完整性和条理性

系统性不够主要表现在学位论文中涉及重点问题的研究不够，而对非重点和非核心内容描述过多，主要表现为：①缺乏整体研究，即缺乏对论题整体的把握；②文章避重就轻，缺乏对核心问题的研究；③文章层次性差，研究问题粒度差距过大。学位论文是一个整体，贯彻系统思维是学位论文的基本要求：①加强体系的完整性，即充分考虑论题和内容的关系，所有内容要在论题所涵盖的框架下，并且所有内容组成一个完整的论域；②加强体系的条理性，即将学位论文按照合理的框架体系展开，把握好各部分之间的逻辑关系，形成有序的逻辑关系。

4. 要在论文完成后反复修改

撰写学位论文是一种精神生产和创造性劳动，是学位申请者必须具备的技能和素质，也是一个反复雕琢，反复修改的订正过程。论文初稿完成后往往有“大功告成”的满足感与轻松感，但等数天后再重新审读，又会发现许多不足之处，譬如名词术语前后不一致、符号表示不一致、结论论证不严谨、结论表述不清楚等。应尽早把反复修改后的较成熟稿子请导师或其他同行专家审阅，虚心听取各方面意见，再修改订正。总之，要把学位论文撰写好，必须在练好学术基本功的基础上，坚持多看、多写、多思，博采众长，条分缕析，才能使学位论文尽可能达到较高水平。

教育部发布了《高等学校预防与处理学术不端行为办法》，其中列举了七种学术不端行为，在研究生学位论文中主要存在以下几种学术不端行为：①剽窃、抄袭他人发表或未发表的学术成果；②为达到预期实验结果，篡改伪造实验数据；③个人有偿代写、代发论文。因此学位论文在撰写过程中应避免以上学术不端行为。

第四节　中医药类文献综述

文献综述（literature review）简称综述，是相关文献“综合”与“评述”的有机组合，是在全面收集某一研究领域或专题文献资料的基础上，就该领域或专题的国内外主要研究成果、最新进展、研究动态、前沿问题等进行综合分析后形成科学研究信息交流的书面形式，属于学术论文范畴。文献综述不仅能够迅速反映当前该领域或专题的最新学术动态、观点见解、新原理、新技术等，有时也是开展中医药课题研究之前必不可少的基础工作，同时对后继研究有着重要的指导意义。

一、文献综述的特点和分类

中医药文献综述即是对中医药领域中某个学术问题进行综合评述的专题文章，一篇高质量的中医药文献综述，能够对中医药理论发展、临床实践、科学研究、教学改革，甚至政策制定等提供有益参考。现代中医药学文献综述主要体现对当今最新知识的提高和再创造，反映当前某种疾病、某种理论或某种治疗措施的新进展、新动态和新技术等。而中医药的文献综述除了搜集具有创新的最新进展外，还要注意从经典古籍中寻根求源。

（一）文献综述的特点

中医药类文献综述和其他研究领域的综述基本相同，都应该具备综合性、评述性、先进性及学术性四个基本特性。

1. 综合性

综述要“纵横交错”，既要以某一专题的历史及动态发展为纵线，反映当前课题的进展；又要对某一专题的国内外研究现状、各派观点、各种方法、各自成就等加以描述，进行横向比较，提出进一步研究的方向与重点，进而把握本专题发展规律、预测发展趋势，具有信息量大、内容丰富、寓意深邃及综合性强的显著特点。

2. 评述性

评述性是指比较专门地、全面地、深入地、系统地论述某一方面的问题，对所综述的内容进行综合、分析、评价，反映作者的观点和见解。其重点在于“综”，要点在于“评”。要客观而又简明扼要地表述通过综合分析文献资料所得出的重要结论与观点，并作出恰当评价，指明该研究问题未来的发展趋势和研究建议。若只“综”无“评”，则不能成为综述，而是手册或汇编。

3. 先进性

先进性是要求全面搜集最新资料，获取最新内容，对最新的医学信息和科研动态进行归纳总结，及时传递给读者，使读者了解某一专题的现状及前景，利于开阔视野，可帮助读者发现前期研究的空白点和不足之处，选出新的科研课题。

4. 学术性

一篇质量好的综述，既有研究的历史背景，又有当时的科研现状；既有综合归纳，又有分析探讨；既有学术述评，又有专题特色；是作者对某一专题认真分析后，提炼出的精华内容。作者通过撰写综述，能及时了解相关学科的学术动态和发展概况，对于推动学科发展具有促进作用。因此，具有较高的学术价值。

（二）文献综述的分类

文献综述通常按内容和侧重点两种方法进行分类。

1. 依据文献综述的内容不同分类

1）动态性综述：是指围绕某一专题或某一学科领域，按时间先后顺序或专题本身发展层次，对其在各个阶段的发展动态作简要描述，如已解决哪些问题，取得哪些成果，还存在哪些问题，今后发展趋向如何等。要求每个时间段的内容和层次要清楚，避免出现零散或是遗漏要点的现象，此种综述为纵式写法。

2）成就性综述：是指对某一专题的研究现状、各派观点、各种方法、各自成就等加以描述和比较，进而提出进一步研究的方向，此种综述为横式写法。这样的横式综述大多通过比较、归类的方式达到快速传递信息、突出重点的目的，为进一步研究起到借鉴、启示和指导作用。当然，此种综述的作者需要具备深厚的学术功底，否则容易因个人学术倾向导致错误结论。

3）复合式综述：是指在阐述时，“纵写”历史背景，“横写”当前现状，通过“纵”“横”联写，全面系统地认识某一现象或理论及其发展方向，作出较可靠的趋向预测，推导出新发现、新见解和新结论，为新的研究工作选择突破口或提供参考依据。此种方式要求全面系统，分析透彻，且条理清楚，语言简练，适用于时间跨度较大、研究背景资料较为丰富的文献综述。

4）争鸣性综述：是指对某一存在争议的学术问题，将其各种主要观点进行分类和系统归纳的综述。此类综述以“综”为主，较少评述，对原文的引用更加严格，重点在客观、规范、准确地阐述各种观点，不可曲解或断章取义，也不能将原作者观点与综述作者观点混淆在一起。

2. 依据写作的侧重点分类

1）历史、背景性综述：是文献综述中最常见的一种，属于介绍性的综述，通常在文章的开头部分出现。这一类文献综述通过追溯某一思想或理论形成和发展的来龙去脉，介绍该学科领域的大致情况，以此立论进而说明某一研究问题的意义、背景情况，将该研究问题置于一个大的相关研究背景下，让读者了解到该研究在整个相关领域中所占的比重和位置。读者可以通过综述中的历史材料及背景材料看到该研究问题与前期研究的相关性，并了解到前期研究中存在的问题和不足。

2）方法、理论式综述：此类综述侧重于理论及方法研究，对不同理论分别进行阐述，比较各理论的优势和劣势，同时对研究中研究方法使用是否正确、得当，以及不同方法可能导致的不同研究结果等进行科学评价，继而为后继研究提供思路。此类研究更多是基于创新、探索性研究的需求而开展的综述工作。

3）整合式综述：是研究者整合某一研究问题相关的论文和研究报告，为读者展现出该研究问题的研究现状。

二、文献综述的写作程序

文献综述的撰写，大致遵循选题→查阅文献→撰写成文的程序。

（一）选题

选题是写好文献综述的前提，选题是否得当关乎文献综述的质量与水平。一般来讲，选题时要考虑研究者自身知识结构、时间、精力、研究方向等因素，从实际出发，以自己所从事的专业为主要选题方向。

1. 选题原则

选题应遵循以下两个原则。

1）新颖：创新性是中医药科研选题的关键，也是科研题目的价值所在。要选择前人没有解决或没有完全解决的问题做研究，最忌讳无意义地重复前人做过的工作。一般来说，选题应选择近年来确有进展，适合我国国情，又为本专业科技人员所关注的题目，如某一中医药基础理论的新观点、新进展；新的药物或仪器设备的应用前景；新发现的疾病或对疾病的新认识、新的治疗方法；与国外或其他学科交叉产生的新问题等。需要注意，所综述的选题必须是近期未曾刊载过的，且应是具有较强实用性的问题，即医疗、科研、教学中存在争议或迫切需要解决的问题。

2）精当：综述选题可大可小，从一个学科、一个领域到一种药物、一种疾病、一种方法等都可选择。大的综述选题定位高、内容丰富，对作者自身的知识积累及专业水平要求较高，通常为该领域资深专家所撰写。初学者若选题过大，容易因自身认知局限出现方向性错误，或因工作量过大而顾此失彼，难以深入，流于空泛及一般化。实践证明，题目较小的综述穿透力强，易深入，特别对初学者来说更易上手，应循序渐进，积累经验后再逐渐写较大范围的专题。此外，题目还必须与内容相称、贴切，不能小题大做或大题小做，更不能文不对题。好的题目可一目了然，看题目可知内容梗概。

2. 选题范围

主要包括：①中医药基础理论的新进展、新观点；②新发现疾病或疾病的新认识；③中医诊断的新技术、新方法；④某种疾病诊断、治疗的进展；⑤新药物、新器材或老药新用的进展；⑥各学科之间的相互联系，或边缘学交叉学科。

（二）查阅文献

查阅文献是文献综述的基础性工作，由于个人学习方式的不同，文献的查阅方式不尽相同，但亦有一些原则性内容，大体如下。

1. 首选权威文献

权威文献大致包括百科全书、专科全书一类权威性的，内容广泛的大部头著作和一些年鉴、年度评论之类连续出版的综述性文集，此外专著、教科书、学术论文集、核心期刊、经典著作、专职部门的研究报告、重要人物的观点等均可为作者快速把握住当代该领域的研究动向提供至关重要的素材。中医药类参考的权威文献资料一般包括中医药学经典著作、医家医学全书、《中国中医药年鉴》《中国中医药报》、中医药行业规划教材、硕博士学位论文、核心期刊、SCI、EI、SSCI及学科权威人士学术专著、政府官网文件等。

2. 关注研究领域进展

目前国内外期刊文献里面常有重要的近期进展性资料，认真研究、有选择地吸收，可使综述更有先进性，更具有指导意义。

3. 由近及远，以点带面

收集文献时，要首先查阅发表时间最近、最前沿的研究成果，因为这些成果常常包括前期成果的概述和参考资料，可以使人快速了解到某一研究问题的现状。在研读本篇文献的同时要“顺藤摸瓜”检索相关的参考文献，为进一步查找资料提供线索。中医药综述还需注意，如涉及新引进的前沿技术与方法或古代医学文献、古代语言文字、天文地理等，研究者需要追踪相关文献资料，深入了解其发展背景、技术知识等内容。

4. 适度限定查阅年限

一般来讲，研究成果具有一定的时效性，许多研究领域成果日新月异，为尽量增强综述的新颖性、代表性，查阅文献的年代以近 3～5 年为主。如文献数量较多，查阅年限可适量缩短；如资料有限或动态性综述年限可放宽至 10 年；若有研究领域内影响力大、引用量多的重要文献，虽年代较远也可选择纳入，尤其中医经典理论阐述性文章一般受年限影响较少，不应忽略该领域著名专家或影响力较大的文章。具体依据综述定位及选题情况来确定。

5. 整理分类，概括点评

根据综述主题及研究目的制订文章的初步框架，参照框架对收集到的文献进行整理分类，或直接按照收集文献的研究主题、观点、年代进行相应分类；其次，根据文献的科学性、时效性等因素进行适当取舍，可按照时间顺序有序编排，便于后续层次分明、条理清晰地对文献内容进行阐述。在此基础上还需对收集的文献内容进行深加工，即概括、点评，这也是决定综述水平及价值的重要方面，是对作者专业素养的体现，也是初学者需要把握并不断强化的能力。所谓概括，即是对各篇文献资料重要观点、内容进行提炼，并按照综述框架进行重新表述。重述的内容必须如实反映原作者的观点，不能歪曲原作者意图。所谓点评，即是作者对所纳入文献资料的评价，多为对研究内容、研究方法、研究现状的总结，点明前期研究的成就与局限性，并据此提出进一步的研究思路与建议。对各篇文献用自己的语言写下对该资料的体会和想法，将文献的精髓摘录下来，不仅为撰写综述提供有用的资料，而且对于训练自己的表达能力，提高阅读水平都有好处。

（三）撰写成文

完成选题及资料收集分析，便进入撰写这一步骤，同样也有一些原则性问题需要明确。

1. 撰写原则

撰写应遵循以下原则。

1）拟定提纲，结构清晰：在完成对资料的分析评价以后，往往写作思路、论文架构、内容层次大致就明确了，在此基础上确定提纲，提纲要求结构缜密、条理清楚、紧扣主题。

2）语言流畅，有理有据：撰写文献综述一般应按照文献综述的格式分别从前言、正文、总结、参考文献几部分逐条撰写，不能随意发挥。在正文部分要层次清晰，不能写成资料的堆积和简单罗列。表述过程中要求语言流畅，逻辑严谨。尤其在医学概念描述及阐述机制等方面，一定要符合权威标准和术语规范，不能生拉硬套、天马行空。撰写综述要深刻正确理解参考文献的内容，评论要有依据，忠于原著，让事实说话，同时要体现自己的见解。

3）反复推敲，严格把关：评述及总结是撰写综述最关键也是最容易出现偏差的部分，与作者本身的思路和水平密切相关。如何客观、公正、准确地点评总结，需要作者反复推敲，决不能草率成稿，误导读者，必要时可邀请相关领域专家协助指导审核。

2. 一般结构

综述的篇幅和形式并无严格规定，文章结构一般由题名、前言、正文、结语、参考文献几部分组成。

1）题名：文献综述的标题同其他类型文章一样，需简明扼要，主题鲜明，通过阅读标题即可清晰了解该文章的主要研究内容。此外，综述文章的标题往往带有标志性词语，如"综述""概况""近况""述评""研究进展""研究现状"等。

2）前言：是正文的引言部分，主要说明该篇综述写作的目的、意义和作用，介绍主要概念、定义及该文研究的范围、纳入文献的起止年月、有关问题的现状和争论焦点、引出正文论述的主题等。令读者对全文论点有一个初步的了解。此部分篇幅一般为 200～300 字，要求简明扼要，重点突出。

3）正文：是综述的主体，其写法多样，没有固定的格式。可按年代顺序综述，也可以按不同的问题或内容进行综述，还可以按不同的观点进行比较综述。不管用哪一种格式综述，都要围绕文章主题，将搜集到的文献资料进行归纳、整理、比较分析，评述各部分研究内容的异同及其理论根据，进而反映作者的见解。

正文的常规框架包括历史发展、现状分析和趋向预测等几个方面的内容。①历史发展，按照时间顺序，概括说明研究内容各历史阶段的发展状况及各阶段的研究水平，要求各相关时段的内容和层次要分明，避免出现遗漏；②现状分析，介绍国内外研究现状及各派观点（包括作者本人的观点），并进行比较分析，提出现阶段研究取得的成果及存在的问题，对陈旧的、过时的或已被否定的观点可从简，对一般读者熟知的问题只要提及即可；③趋向预测，针对纵横对比中所综述问题的研究水平、存在问题和不同观点提出展望性意见和建议，如后续可改进的研究方法、深入完善的研究内容、尚未挖掘的研究方向等，这部分内容要写得客观、准确、一针见血，既能指明方向，又可提示捷径，但一定要逻辑缜密，经得起推敲。

4）结语：主要是对该篇综述的论点、论据、结论等主要内容进行扼要总结，指出该专题当前国内外主要研究动态、实际意义、分歧、存在问题、发展趋势，并作出恰如其分的评价，并得出结论。不能与文章前言和摘要内容重复，也不是正文部分观点的简单罗列，要能表达出自己的见解和写作目的，提出解决或探索性建议，给读者以启示。

5）参考文献：是文献综述的重要组成部分，其数量与质量直接关系到综述论文的质量，一般对文献的数量要求为 20～25 篇，可根据研究主题及文献情况适当增加，国外学者撰写的综述一般都引用 100 篇左右的参考文献。通常情况下，凡引述的观点、数据、结果等均需标注文献出处。准确引证文献，一方面可以点明文中引用资料的出处，使论据更有信服力；另一方面也对被引证者的劳动表示尊重；此外，还可以为读者提供相关研究资料的线索，便于读者查找。参考文献的编排应条目清楚，格式准确，内容无误。

三、文献综述的意义

文献综述常为新知识和新技术的应用推广提供理论依据。其意义主要体现在：①通过阅读近期文献而撰写成的综述，可以迅速反映某一领域或某一专题的新动态、新进展、观点见解；②也是开展课题研究之前必不可少的基础工作，为选定研究课题和制订研究计划提供有益的信息和依据；③有益于提高综合分析和逻辑思维能力及写作技巧。

四、文献综述的来源

文献综述国内和国外的来源有所差别。

1. 国内医学文献综述来源

国内医学文献综述来源有数百种医学、药学杂志及医药或中医药院校学报，几十种国外医学和国外药学各专业分册，均刊登数量不等的综述。国内一些专业学术会议也征集一定数量的综述。国内也有少数期刊，如《医学综述》专门刊登文献综述。

2. 国外医学文献综述来源

国外常见专门刊登文献综述的期刊：①评论（review），如《药理学评论》（*Pharmacological Review*）、《外科评论》（*Review of Surgery*）；②进展（progress），如《心血管疾病进展》（*Progress in Cardiovascular Diseases*）；③年度评论（annual review），每年仅出 1 本，一般综述近 3～5 年的文献，如《内科学年度评论》（*Annual Review of Medicine*）等。

五、文献综述写作的注意要点

在撰写文献综述时应注意以下几个要点。

1. 从问题出发，作有价值的文章

撰写文献综述应是一个发现问题—提出问题—解决问题的过程，综述选题应该基于研究或实践中发现的问题、产生的疑问，并提出解决问题的建设性意见。综述成果应具有一定的理论或应用价值，能够为发展中医药理论或指导临床实践提供决策参考，不能为了完成任务而滥竽充数、无病呻吟。

2. 资料齐全，主题鲜明

检索文献资料，既要保证全面、系统、数量丰富，避免遗漏，又要围绕主题、重点突出、特色鲜明，切忌面面俱到罗列资料。

3. 客观翔实，注重科学性

综述的特点在于综合前人的研究成果加以总结评述，进而阐述作者的思路建议，指明未来趋势，给读者以启发。因此应注重客观、真实地引述他人成果，如实反映原作者观点，并作出公正评价，切忌随意发挥、联想、推测。且由于文献资料鱼龙混杂，应对引述资料的科学性、可靠性、前沿性作出甄别，注意选择研究水平较高、较为新颖的文献。尤其对中医药类临床研究问题展开的综述，其结果往往对临床实践具有一定指导作用，若研究结果出现偏差，容易误导临床诊疗，产生不良后果。另外，要注意引用原始文献，尽量避免二次引用，以免出现信息的失真或误读。严禁篡改原文献内容。

4. 量力而行，保证文章可行性

选题时一定要结合自身知识结构、精力、专业方向等因素，选择切实可行的研究主题，切忌盲目跨入生疏领域或选择研究范围太大的选题，避免综述文题重复和雷同。

5. 层次分明，语言表达准确流畅

撰写文稿要求分析透彻，综合恰当，层次分明，条理清楚，逻辑严谨，语言简练，详略得当。注重段落结构一致性，做到重点突出，切忌只综不述或综而少述。

6. 内容相关，避免重复

对于研究生而言，文献综述作为毕业学位论文的重要组成部分，应紧紧围绕中医药科研课题，文献综述内容应能够为毕业设计或学位论文撰写提供背景支撑和观点支持，有助于拟定可行性较高的技术方案，避免简单重复他人研究，或再走前人走过的弯路。

思考题

1. 学术论文选题的基本要求有哪些？
2. 简述学位论文的原则要求及撰写注意事项。
3. 简述学位论文讨论部分主要内容及注意事项。
4. 文献综述的特点及撰写的注意要点有哪些？

（李佩佩　刘珍珠）

第十一章 中医药科研课题的申报与实施

科研课题申报是指研究者将拟开展研究的课题，撰写成文件呈递给提供科研资助并负责管理的有关部门，以获得批准和资助的过程。所呈递的文件通常称为申请书（application），又称标书。一个课题被批准并受到资助，称为立项，又称中标。建立科研项目实施管理制度是科研管理工作中的一项重要任务，旨在为研究人员提供明确的工作指引与方法，有助于提高科研项目的管理水平和整体效益。

中医药是中华民族在与疾病长期斗争的过程中积累的宝贵财富，其有效的实践和丰富的知识中蕴含着深厚的科学内涵，是中华民族优秀文化的重要组成部分。如何在继承发扬中医药优势特色的基础上，充分利用现代科学技术推动中医药现代化和国际化，对中医药的科研提出了迫切的需求。课题申报是当今科学研究的一个重要环节，中医药学研究需要经费和条件支撑，需要占用诸多自然与社会资源，也会受到许多伦理法规的约束，故而更需要通过申报课题来获得必不可少的资助和批准，对丰富和完善中医药理论、推进和发展大健康医药产业将会产生重要的科学价值。如何申报中医药科研课题，立项后如何确保中医药科研项目顺利进行，是当今中医药科学研究的一个重要环节。研究生开题报告是新开展一个研究项目或课题时，对研究概况和工作计划进行的汇报，它是向有关专家陈述研究计划并接受评议的科研活动。开题报告可以是研究课题申请的计划书，也可以是课题立项后的实施报告，是研究生培养的重要环节。

第一节 中医药科研课题的分类和来源

一、中医药科研课题的分类

中医药科研课题的分类是按照一定的标准和规则进行划分和归类的过程，该过程有助于高效管理和组织科研活动，便于管理者评估和监管各种类型的科研课题，帮助研究者更有序、高效地开展科研课题，还有利于项目之间的合作和交流，推动科研成果的共享和转化。

（一）按研究性质分类

中医药科研课题按研究性质分为以下四类。

1. 基础研究

基础研究（basic research）是指以发现人类自然规律和发展中医药理论为目标，以获得关于现象和可观察事实的基本原理的新知识而进行的包括实验性和理论性在内的创造性研究，其成果将成为一般的真理，或普遍的原则、理论或定律。中医药基础研究是在中医药理论指导下运用现代科学技术手段，对中医理论体系进行理论与实验研究，以阐明其科学内涵，提高中医药学术水平，促进中医药学术发展为目标。中医药基础研究可分为纯基础研究和应用基础研究。

1）纯基础研究：是认识生命和疾病的现象，揭示生命和疾病的本质，探索健康与疾病相互转化的规律，增加新的医学科学知识的过程。在中医药研究中，纯基础研究主要关注中医理论体系、经络学说、藏象、治则治法、中药性味归经理论等方面，重点是探讨中医药的基础理论和学术体系。

2）应用基础研究：是认识人体生理和疾病变化，探索疾病病因、发病机制及病程转归，通过基础研究工作，为建立有效的中医药疾病诊断、预防、治疗、康复方法等提供理论依据。中医药应用基础研究的重点是病因、证候、治则治法、方剂配伍规律及物质基础等基础理论研究。

2. 应用研究

应用研究（applied/application research）是指通过应用研究将理论发展成为实际应用的形式，为此确定基础研究成果的实际用途以达到具体或预定的目标。中医药临床研究属于应用研究，其研究目的明确，周期较短。主要是为解决中医药临床防病治病中各种问题进行的科学、技术知识的创造性的系统研究。如疾病的诊断、预防、治疗、康复的新方法与新技术的研究；中药新药、保健品的筛选；重大疾病的治疗方案等。中医临床研究的重点是，利用中医药的优势和特色，研究对常见病、多发病、疑难病、重大疾病等创新性的治疗方法、治疗方案、诊疗规范、诊疗技术和诊疗设备及中药新药研究（病因、病机、治则治法有创新的新药前期研究）。而中医护理研究的重点是要充分发挥中医药护理特色优势，旨在提高中医护理技术与方法的临床疗效。

3. 开发研究

开发研究（development research）是把研究成果转向生产的桥梁，是对应用基础研究和应用研究成果的实现，是为了推广新材料、新产品、新设计、新流程和新方法进行的本质上的、原理上的改善而开展的系统的创造性活动。包括对现有疾病诊断、预防、治疗、康复技术进行实质性改进提高；对新的诊疗技术和方法进行开发、引进与应用。如磁共振成像、断层造影术、超声波技术等的应用与改进；计算机在疾病诊断和治疗中的应用；新型复合材料的开发、引进及在临床医学中的研制和应用；新药、新生物制品、新医疗器械、新技术、新材料、新方法的研制开发和中间试验；应用生物技术对医用微生物、动物、药用植物进行属性改良和特殊用途的医用转基因微生物、动植物和遗传操作及培育。中医药研究属于中医方面有特色的开发性研究，重点要能解决目前中医药新药、新技术和新设备的开发，中药栽培、生产、开发和安全用药中存在的关键、共性、基础性科学问题和技术问题，以促进中药可持续发展，提高中药的产品质量和疗效。

4. 软科学研究

软科学研究（soft science research）是指应用软科学理论、方法和技术，针对社会、经济发展及各类工作中的问题，经过系统的研究，制订出新方案，常以咨询报告、科学论著等形式表达成果的一种多学科、多层次的综合性研究活动。如中医药事业发展战略研究、中医健康服务与管理研究等。中医健康服务与管理研究是以符合中医理论，开展新的理论、康复保健和预防疾病的新方法、新技术研究为目标，重点提高中医药健康管理与服务能力，促进中医药健康服务与管理规范化和专业化，彰显中医药特色优势。

（二）按研究时间点分类

中医药科研课题按研究时间点分为以下两类。

1. 回顾性研究

回顾性研究（retrospective study）是以现在为结果，回溯过去的一种科学研究方法。回顾性研究是从已有的记录中追溯从那时开始到其后某一时点或直到研究当时为止这一段时间内，每一研究样本的情况，是一种由“果”到“因”的研究方法。如对名老中医临床经验的回顾性整理研究，对大量临床医案挖掘的整理性研究。

2. 前瞻性研究

前瞻性研究（prospective study）是以现在为起点追踪到将来的研究方法，通过选定研究对象，预定研究方式和条件，在这些条件下，去做研究追踪，分析判断，最后在原定的计划和时间内作出评估，把符合原设计的所有病例和影响因素都进行统计学处理，最后把全部结果都呈现出来。其特点是有明确的研究目的，周密的研究计划，合理的观察指标，并严格按设计要求收集资料，进行归纳，统计分析后得出结论。如采用随机对照方法进行的中药新药、新诊断方法、新治疗方案的研究，是目前中医药研究中常用的方法。

（三）按研究方法分类

中医药科研课题按研究方法分为以下五类。

1. 实验研究

实验研究（experimental study）是研究者能够人为给予干预措施的研究，通过实验手段取得科学资料的研究方法。其特征是为了明确科学目的，突破自然条件的限制，完全在人工控制的条件下观察客观事物，搜集可靠资料，并进行分析、综合、演绎、归纳、判断、推理，获得理性认识。目的是揭示某种事物或现象的本质，阐明某种事物的运动规律及其机制。实验研究课题需要在实验环境中进行，屏除外界因素的干扰，从而可获得比较可靠的科学数据。如中医疾病病因病机、正常机体功能、中药新药药效和部分中医临床方面及各种中医药新技术的应用等研究。

2. 调查研究

调查研究（investigation and study）是利用调查研究的方法和手段发现事物本质特征和基本规律的科学研究方法。为了弄清某些疾病在某个时期的发生、发展和转归状况，研究者根据研究目的和问题设计相应的调查问卷或面谈问题，通过整理和分析来自被调查研究对象的回答或观点，进行统计分析研究，从而发现并推断疾病本质特征和基本规律。调查研究的类型有按获得资料的时间可分为经常性调查和阶段性调查；按调查对象的范围可分为普查、典型调查、抽样调查；按调查目的可分为居民健康状况调查、卫生学调查、流行病学调查、临床随访调查；按收集资料的方式可分为现场测试法、采访法、填表法和通讯法。调查研究课题包括流行病学、非流行病学、职业病、地方病、环境与健康、临床病例分析等几方面。中医药调查研究主要包括疾病病因病机、人体体质、证候特征、病例证型、中药资源分布等。

3. 观察研究

观察研究（observational study）是通过观察和记录来研究现象之间关系的研究方法。观察研究通常基于已经存在的数据或实际情况，通过观察和记录相关变量的变化和关联性，来寻找其内在的规律和联系。观察研究可以是横断面研究，也可以是纵向研究。横断面研究通过一次观察来分析变量之间的关系，而纵向研究则通过多次观察来追踪变量的变化和发展趋势，如中医疾病证候演化规律、中药品质影响因素等。

4. 文献研究

文献研究（literature research）是一种通过收集和分析相关文献资料来了解特定领域的研究现状、方法、成果等，确定研究方向和目标，并以此来解决研究问题的研究方法。一般通过图书馆、国内外数据库、期刊和会议等途径，研究者可以获取并整理和归纳相关的文献和资料。通过对文献的综合分析和比较，可以得出结论并推断某种规律或趋势。中医药文献研究在理论研究、综述和归纳分析等方面具有重要的应用价值。

5. 经验体会

经验体会（experience and insights）是中医药临床科研比较独特的研究方法。往往是在自己或他人临床经验的基础上，对某一问题产生新的认识，再进一步搜集资料，进行规律性总结。特别是在对名老中医的经验继承和整理方面有其独特的优势。这类性质的研究一般以述评、商榷、建议等形式发表研究论文。

二、中医药科研课题的来源

中医药科研课题的来源非常丰富，包括国家、地方政府、社会间的企业或其他组织的资助和支持等，可以满足研究者们多样化的项目申报和科研活动的实施需求。

（一）国家级课题

国家级课题指国家政府部门资助的重大科研课题。根据新科技发展趋势、国家战略需求、政府科技管理职能和科技创新规律，政府将中央各部门管理的科技计划（专项、基金等）整合形成五类科技计划（专项、基金等）：国家自然科学基金、国家科技重大专项、国家重点研发计划、技术创新引导专项（基金）、基地和人才专项。国家社会科学基金属于哲学社科类国家级课题。

1. 国家自然科学基金

国家自然科学基金是国家支持基础研究的主渠道之一，由国家自然科学基金委员会负责实施与管理。基金面向全国科技工作者，支持基础研究。采用同行专家通讯评审和会议评审两级评审制度。国家自然科学基金申报时间是每年 1～3 月。国家自然科学基金资助体系包含研究类、人才类和环境条件类三个项目系列：研究类项目包括面上项目、重点项目、重大研究计划项目、重点国际（地区）合作研究项目等；人才类项目包括青年科学基金项目、地区科学基金项目、优秀青年科学基金项目、国家杰出青年科学基金项目、创新研究群体项目、海外及港澳学者合作基金项目等；环境条件类项目包括国家重大科研仪器研制项目、国际（地区）合作研究与交流项目、联合基金项目等。下面重点介绍与中医药科研密切相关的面上项目和青年科学基金项目。

1）面上项目：是国家自然科学基金研究项目系列中的主要部分，国家自然科学基金资助项目数最多、学科覆盖面最广的项目资助类型，其经费额约占科学基金总额的 60%。面上项目支持从事基础研究的科学技术人员在基金资助范围内自主选题，开展创新性的科学研究，促进各学科均衡、协调和可持续发展。申请人应具备以下条件：①具有承担基础研究课题或者其他从事基础研究的经历；②具有高级专业技术职务（职称）或者具有博士学位，或者有 2 名与其研究领域相同，具有高级专业技术职务（职称）的科学技术人员推荐。正在攻读研究生学位的人员不得申请，但在职研究生经过导师同意可以通过其受聘单位申请。

2）青年科学基金项目：是国家自然科学基金人才项目系列的重要类型，重点评价申请人本人的创新潜力，支持青年科学技术人员在科学基金资助范围内自主选题，开展基础研究工作，培养青年科学技术人员独立主持科研项目、进行创新研究的能力，激励青年科学技术人员的创新思维，培育基础研究后继人才。申请人应具备以下条件：①具有从事基础研究的经历；②具有高级专业技术职务（职称）或者具有博士学位，或者有 2 名与其研究领域相同，具有高级专业技术职务（职称）的科学技术人员推荐；③申请当年 1 月 1 日（含）男性未满 35 周岁，女性未满 40 周岁。符合上述条件的在职攻读博士研究生学位的人员，经过导师同意可以通过其受聘单位申请，但在职攻读硕士学位的人员不得申请。作为负责人正在承担或者承担过青年科学基金项目的（包括资助期限 1 年的小额探索项目及被终止或撤销的项目），不得作为申请人再次申请。

2. 国家科技重大专项

为了实现国家目标，通过核心技术突破和资源集成，发挥举国体制的优势，在一定时限内完成的重大战略产品及产业化目标、关键共性技术和重大工程，解决“卡脖子”问题，是我国科技发展的重中之重。重大专项的实施需根据国家发展需要和实施条件的成熟程度逐项论证启动，同时根据国家战略需求和发展形势的变化，对重大专项进行动态调整，分步实施。任务采取定向委托、择优委托、招标等方式遴选任务承担单位。各重大专项每个五年计划的最后一年组织进行阶段总结。国家科技重大专项由项目和课题组成。项目一般为综合性的、集成性的任务，如某一重大产品、重大（示范）工程或系统的研发和建设等；课题是为完成项目的目标和任务分解设立的，一般为关键核心技术研发等任务。

3. 国家重点研发计划

针对事关国计民生的农业、能源资源、生态环境、健康等领域中需要长期演进的重大社会公益性研究，以及事关产业核心竞争力、整体自主创新能力和国家安全的战略性、基础性、前瞻性重大科学问题、重大共性关键技术，突破国民经济和社会发展主要领域的技术瓶颈和产品、重大国际科技合作，按照重点专项组织实施，加强跨部门、跨行业、跨区域研发布局和协同创新，为国民经济和社会发展主要领域提供持续性的支撑和引领。

4. 技术创新引导专项（基金）

针对企业技术创新活动不同阶段的需求，对发改委、财政部管理的新兴产业创投基金，科技部管理的政策引导类计划、科技成果转化引导基金，财政部、科技部等四部委共同管理的中小企业发展专项资金中支持科技创新的部分，以及其他引导支持企业技术创新的专项资金（基金）进行分类整合。通过风险补偿、后补助、创投引导等方式发挥财政资金的杠杆作用，运用市场机制引导和支持技术创新活动，激励企业加大自身科技投入，促进科技成果转移转化和资本化、产业化。

5. 基地和人才专项

本专项主要为优化布局，按功能定位分类整合，加强相关人才计划的顶层设计和相互衔接。支持科研基地建设和创新人才、优秀团队的科研活动，促进科技资源开放共享，提高我国科技创新的条件保障能力而设。坚持向科研一线和企业科技人才倾斜，地方推荐人选中，领军人才和创新团队推荐人选来自企业的比例不低于 1/3。坚持以用为本，推荐人选要符合国家和部门及地方的发展需求，同一法人单位通过一个推荐渠道推荐人选原则上不得超过 5 人。加强人才、项目和基地有机结合。坚持好中选优，确保推荐质量。

6. 国家社会科学基金

国家社会科学基金用于资助哲学社会科学研究和培养哲学社会科学人才，重点支持关系经济社会发展全局的重大理论和现实问题研究，支持有利于推进哲学社会科学创新体系建设的重大基础理论问题研究，支持新兴学科、交叉学科和跨学科综合研究，支持具有重大价值的历史文化遗产的抢救和整理，支持对哲学社会科学长远发展具有重要作用的基础建设等。申报时间是每年 1～3 月。国家社会科学基金设立重大项目、年度项目、青年项目、后期资助项目、中华学术外译项目、西部项目、特别委托项目等项目类型。根据经济社会发展变化和哲学社会科学发展需要，项目类型会进行适时调整和不断完善，不同类型项目的资助领域和范围各有侧重。申请人应当具备以下条件：①遵守中华人民共和国宪法和法律；②具有独立开展研究和组织开展研究的能力，能够承担实质性研究工作；③具有副高级以上专业技术职称（职务），或者具有博士学位。不具有副高级以上专业技术职称（职务）或者博士学位的，可以申请青年项目，但必须有两名具有正高级专业技术职称（职务）的专家进行书面推荐。申请青年项目的申请人年龄不超过 35 周岁。申请西部项目的申请人必须是西部地区科研单位的在编人员。

（二）部、省级课题

部、省级课题是指由国家部委或各省级行政部门根据国家科研计划下达的各类科研项目，与中医药密切相关的主要有国家卫生健康委员会科技项目、国家中医药管理局科技项目、教育部人文社科项目、省科技厅科技计划项目等。

1. 国家卫生健康委员会科技项目

国家卫生健康委员会科技项目是面向全国医药卫生科技工作者的科研项目，择优支持，覆盖面广，带动性强，主要针对疾病的防治和诊疗技术规范、标准及新技术评价研究等方面的研究。项目类别、招标形式、申报要求以当年申请指南为准。

2. 国家中医药管理局科技项目

国家中医药管理局科技项目根据全国中医药科学技术发展规划和中医药学术需要，面向全国医药卫生系统，资助中医药应用研究、基础研究和软科学研究。着重解决提高中医药防病治病能力，提高临床疗效、中医药标准化及对中医药学术发展有较大意义的科学技术问题。项目类别、招标形式、申报要求以当年申请指南为准。

3. 教育部人文社科项目

教育部人文社科研究项目是面向全国普通高等学校，覆盖全部人文社科学科及交叉学科，是衡量高校人文社科研究水平的重要标尺之一。教育部人文社科研究一般项目分为规划基金项目和青年基金项目，申请人可根据自身的研究基础和学术特长，认真凝练、自行拟定研究选题。自拟选题要体现鲜明的时代特征、问题导向和创新意识。基础研究要密切跟踪国内外学术研究前沿和学科发展需要，体现具有原创性、开拓性的学术创新价值。应用研究要立足党和国家事业发展需求，聚焦全局性、战略性和前瞻性的重大理论与现实问题，体现具有针对性、实效性的决策参考价值

4. 省科技厅科技计划项目

省科技厅科技计划项目面向本省经济和社会发展需求，以重大公益技术及产业共性技术研究开发与应用为重点，加强集成创新，重点解决涉及全局性、跨行业、跨地区的重大技术问题，提升产业竞争力，为本省经济社会协调发展提供支撑的课题。包括对本省科技进步和新兴产业发展有重要影响，对经济社会可持续发展有积极作用的科技支撑计划；在理论创新和学术进步方面有利于提升本省科技发展水平的应用基础研究计划；开展本省发展战略、规划，社会持续发展战略，重点产业、行业的技术政策的超前研究，对政府决策有重大作用和影响的软科学研究计划；资助在学术上已取得国内同行公认的创新性成果，所从事的研究工作对科学技术发展和国民经济建设具有重要意义的青年科技基金项目。

5. 省社会科学基金项目

省社会科学基金项目体现鲜明的时代特征、问题导向和创新意识，着力推出代表正确方向、体现省级水准的研究成果。基础研究要密切跟踪国内外学术发展和学科建设前沿动态，着力推进学科体系、学术体系、话语体系创新，力求具有主体性、原创性和较高的学术思想价值；应用研究要围绕省经济社会发展中全局性、战略性和前瞻性的重大理论与实践问题，力求具有现实性、针对性和较强的决策参考价值。一般分为重大项目、重点项目、一般项目、青年项目和后期资助项目五类。

（三）厅（局）级课题

厅（局）级课题指各省政府主管部门负责的科研课题，如省卫生健康委员会、省中医药管理局、省教育厅、地方科技局等厅（局）级课题。省卫生健康委员会科技项目是资助本省行政区域内的医疗卫生、预防保健、医药院校及科研机构等单位，针对疾病预防、诊断、治疗、护理、康复、保健等方面的研究课题。省中医药管理局科技项目是根据本省中医药事业发展规划，围绕中医药学术发展及科技进步中重大问题而设立。省教育厅科技项目是面向全省高等院校，着眼于提高高校科研整体水平的自然科学类项目和人文社会科学类项目。地方科技局项目是指在本地（市县区）科技计划中安排的科学技术研究开发活动。

（四）单位科研基金项目

单位科研基金项目是各院校、科研院所、医院根据本单位情况自行设立的研究课题，一般反映了本单位的科研特色和优势，也是为了解决本单位发展中的关键问题，或是为了填补空白或加强某个学科而设立。单位科研基金项目是苗圃性课题研究，是为承担省和国家课题做好基础性研究工作，对促进单位科技人才的培养和专业、学科建设发挥积极作用。

（五）委托课题

委托课题又称为横向课题，是指社会生产部门或单位为了解决在医疗、教学、科研、生产与管理实际过程中遇到的具体理论难题或技术难题提出来的，委托科研单位、高等院校或个人进行的科学研究、技术咨询、技术开发、技术服务等项目，也可以是科研单位、高等院校或个人与生产企业联合起来进行的“横向联合课题”。

（六）个人自选课题

个人自选课题是研究者自己确定的研究课题，一般是由研究人员个人独立或小组合作承担的课题。个人根据自身长期的医学实践经验、业务专长、工作特点，发现某些有一定研究价值的课题，依靠自有条件或借用有关方面力量开展科学研究。作为竞争性课题或横向课题的预备性研究。

第二节　中医药科研课题申请书的撰写

课题申请书的撰写是整个课题申请程序中关键的一个步骤。申请书要充分表达研究项目的必要性、先进性、可行性，反映出申请者学术水平、科研作风、科研能力及综合分析能力。课题申请书是集体智慧的结晶，课题组成员应从自己的专业出发，根据个人在课题中承担的任务，提出周密而科学的设计，经课题组讨论后，最后由课题负责人整理，执笔成文。撰写申请书前要认真阅读填表说明，按要求进行。申请书要文笔流畅，内容实际，思路清晰，突出特色，有创新点，且富有逻辑层次性。申请书外观要整洁，装订成册。

一、申请书的格式

由于科研项目资助渠道的要求不同，申请书的格式不尽相同，但是一般内容包括简表（个人信息、项目基本信息、项目组主要参与者），立项依据，研究目标，研究内容，研究方案，特色与创新，研究进度，经费申请等。下面以国家自然科学基金面上项目申请书为例进行介绍。

二、申请书撰写

1. 申请书封面

按国家自然科学基金面上项目申请书撰写。

1）资助类别：国家自然科学基金面上项目。

2）项目名称：是项目内容的高度概括，应简明、具体、新颖、醒目，并能准确反映课题的研究对象、研究方法、研究目标和创新点。要体现三大要素：①研究对象；②处理因素；③研究预计结果。字数以 15～25 字为宜。中医类科研课题的项目名称，还需体现中医特色，包括但不限于中药复方、中药单药疗效或作用机制，临床基础研究，以及中医理论科学内涵的探讨等。

3）申请者：指本项目的提出者，是课题的总设计者，负责科研工作的安排并从事该项科研的工作任务。

4）依托单位：指项目负责人所在单位。

5）通讯地址：申请者联系地址。

6）申报日期：按项目招标单位提出的申请时间填写。

2. 基本信息

基本信息包括申请者信息、依托单位信息、合作单位信息、摘要、关键词。其中，摘要是对申报项目核心内容的概述，集中反映课题的核心与精华，包括主要研究内容、研究方法、预期结果、理论意义及应用前景（或预期的经济效益）等，要求准确清晰，阐述要逻辑严密，语言要言简意赅。摘要字数一般在400字以内，要认真提炼，反复推敲，字斟句酌。关键词不超过5个，至少包含三大要点：研究对象、主要效应指标、干预手段。注意摘要和关键词的中英文应保持一致。中医药类项目要体现中医理论指导下防治疾病的特色，因此至少有一个关键词包含中药复方、中药单药、中医特色治疗手法等中医药术语。

3. 项目组主要参与者

主研人员是指在项目组内对学术理念、研究方案的制订及对项目的实施完成起主要作用的人员，在该项科研工作中承担具体任务，并有创造性贡献。

项目组成员一般宜5～9人，重点项目应有更多人员参加，要有一定数量的高级职称人员。人员构成必须从科研项目的实际需要出发，应包含设计指导者、工作的主要操作者、必要的辅助人员，年龄、技术职称、知识结构及实验技术人员结构要合理搭配，分工合理明确，工作不互相重复。

4. 项目资金预算

项目资金预算主要由直接经费和间接经费构成，直接经费主要用于项目研究开发过程中发生的与之直接相关的费用，主要包括设备费、材料费、测试化验加工费、燃料动力费、差旅费、会议费、国际合作与交流费、出版/文献/信息传播/知识产权事务费、劳务费、专家咨询费和其他支出等；间接费用是指承担项目任务的单位在组织实施课题过程中发生的无法在直接费用中列支的相关费用。申请者要根据项目研究任务的需要，按照经费的开支范围和有关规定，科学、合理、真实地编制项目经费预算。

5. 申请书正文

按国家自然科学基金面上项目申请书撰写。

（1）立项依据与研究内容　立项依据与研究内容是正文中重要的内容，包含5个子项，涵盖了项目研究过程的全部内容。一般以4000～8000字为宜。

1）立项依据：科学地描述申报项目所研究领域的国内外研究现状和趋势，找出该领域与项目相关的空白点、未知数、难点、关键技术，在已有基础上形成清晰严密的假说和设想，明确本项目想做什么、要做什么、能做什么，并以问题为导向确定项目顺利开展能解决什么问题，这些问题的解决究竟有何科学意义和应用价值。阐述要逻辑清晰、层层递进，做到论之有据，令人信服，可适当引用文献数据、学术机构的结论性意见及专家的评价。参考文献要引用恰当，其结论可信度高，主要引用近三年来的国内外文献，要注明出处。中医药类科研项目，需体现中医药防治疾病的合理性、必要性及独特优势，其书写格式可以在立项依据部分穿插书写，亦可以放在立项依据的最后面部分。此部分内容主要包括中医经典理论指导的依据，基础实验或临床试验的研究结果，相关预实验结果等。科学假说可用假说图直观表述，另外参考文献应包含相关的中文核心期刊文献。

2）项目研究内容、研究目标，以及拟解决的关键科学问题：①研究内容，重点阐述本项目的研究内容，内容可分点阐述以保证条理清晰，富有逻辑层次性，要做到具体、全面、完整和适度，是为实现研究目标而具体要做的工作，主要包括从哪几个方面来研究论证提出的问题，明确从什么角度、什么范围、什么水平、什么方法进行研究，每个方面选择什么样的可供考核的技术或经济指标；②研究目标，是指项目研究的核心及目标，是要研究解决的问题焦点，是项目完成后具有显示度的指标，目标要与招标指南和选题相吻合，研究目标包括最终目标和阶段目标，最终目标是指整个项目研究完成后将达到的目标，阶段目标是将研究周期分解成若干阶段，每一阶段拟达到的目标，要围绕最终目标来制订，目标应根据项目进展分点概述，采用概括性文字，准确的语言描述，有根据的预测，中医药类科研项目需探讨中医药理论内涵及防治疾病调控机制的目标；③拟解决的关键科学问题，是指在研究过程中对达到预期目标有重要影响的某些研究内容或因素，本质上是体现要解决和证实申请者所提出的“科学假说”。对项目涉及的关键科学技术问题要有恰当表述，并给出拟定的解决方案。

3）研究方案及可行性分析：研究方案是指围绕该项目的研究内容，结合申请人自身的研究基础和科研平台而制订的具体方案，为完成该内容而对整个研究工作所做的总体设计。研究方案的设计思路要体现科学、清晰、合理、适量，主要方法先进、可行，研究指标特异、准确，技术路线可行，实施措施具体、明确、可行。基于研究内容提出完整的研究方案，写明采用的研究方法，说明选取什么标准的研究对象，研究哪些内容，通过什么方法和指标进行观察，对实验数据如何统计处理，将采取的技术路线或工艺流程。撰写时一般包括以下内容：①研究对象，要充分考虑研究对象的敏感性、特异性和稳定性，要体现标准化、集中化和代表性，要估计样本量的大小，确保对象齐全，临床试验应说明研究对象选取的标准，即诊断标准，纳入标准，排除标准，疗效评价标准，采用相应的公式计算样本量的例数，分组的原则及结合研究目标合理分组，研究的措施和方法，各组处理方法、疗程和药物剂量，不良反应控制和记录，依从性控制和评价，终止的条件及执行等，动物实验应说明选取实验动物的种属、品系及来源、性别、体重、月龄及分级分类等，明确动物分组的原则和方法，造模方法和成功标准，实验给药方法、剂量、疗程、反应处置及记录等，研究对象应经相应伦理学审查，中医药类科研项目涉及中药复方或者单药的研究中，需设置阳性对照药物组以评价中药防治疾病的优势。②实验方法，描述实验名称，具体实验方法的依据，所用仪器名称和厂家、型号、生产日期及稳定性，制剂的厂家、批号、规格、纯度、剂量，中药复方或单药的单体成分和含量及剂量分析，实验条件、操作程序和步骤、中间质控标准，实验数据的记录和保存，若采用的是通用的方法，可不必写明详细步骤，但应写明按××法，并将出处附列到参考文献，若有改进或使用创新性的研究方法或手段，一定要详细叙述，并注明改进点、改进依据和改动的原因，采用新方法的优势，改进后的效果及标准和评价，数据的采集和统计要说明本项研究统计学设计采用了哪几种数据处理方法及标准，所使用的统计工具及软件名称，尤其图像统计具体方法。③技术路线，是指对要达到研究目标准备采取的技术手段、具体步骤和程序及解决关键性问题的方法，按研究过程依次叙述，每一步骤关键点要讲清楚，要具有可操作性，可尽量采用流程图或示意图。技术路线的设计可按时间顺序为主线设计技术路线，也可按研究内容为主线设计技术路线，要求详细地写清楚每个具体步骤，突出逻辑层次性及其关系。④关键技术，是指为达预期目标所必须掌握的关键技术或研究手段。⑤可行性分析，是研究方案设计初步完成后，对研究条件、研究基础等进行可行性分析，主要从所选方法是否有利于检验假说，项目组人员的科研能力和对相关技术的掌握程度，技术路线是否清楚，科研平台的研究条件和财力、物力是否具备等方面进行说明。

（2）项目的特色与创新之处　这是科研项目的价值所在，要表明本项目与国内外同类研究在选题、设计、方法、技术、路线、成果、应用方面的特色和独创之处，尤其是作为中医药科研项目，既要坚持中医药特色，又要有鲜明的创新点。创新点描述简略，一般只要2～3点即可，每个创新点可用几个词概括，力求凸显研究的视角有新颖性和独特性，研究问题的亟待解决等方面。创新切忌“空心化”—— 缺乏数据支撑，可行性不强；切忌“悬浮化”—— 过度追求高大上，如空中楼阁。创新点要有特色，特色是指区别于前人项目之处，创新是指比前人“高明一点”之处。

特色表述可以用词“中性”一点。创新之处要注意用词客观，体现项目相对目前同行研究的类似项目有进步，“站在前人肩膀上”，但务必不要太空泛，有具体信息支撑，创新性新技术、新理论的课题要有一定的理论与技术基础，最好有工作基础，不能无中生有，从而凸显项目优势。

（3）年度研究计划及预期研究结果　要按要求有计划地认真撰写，预期研究结果应实事求是。

1）年度研究计划：是根据项目研究方案对研究内容作的分期研究工作进度安排，用于检查考核指标，一般以3个月或6个月为一个工作单元安排计划，各工作单元之间应具有连续性和层次性，一个工作单元可并列安排不同分题任务。每一工作单元的研究内容应具体、可行，并有明确和客观的进度考核指标，如观察病例的例数等。

2）预期研究结果：指成果的显现形式，不同类型的项目预期研究结果不尽相同。一般为研究论文、专著，专利，临床诊疗方案，新技术方法，新工艺、新标准，新药材、药品、材料、器械、仪器设备、产品及人才培养等。

（4）研究基础与工作条件　要按要求实事求是地撰写。

1）研究工作基础：指与本项目有关的研究工作积累和已取得的研究工作成绩。特别是与本项目相关的前期工作，包括临床基础，必要的预实验结果，成熟的实验方法和稳定的动物模型等，以及发表的相关论文论著，申请或获批专利，获奖情况。工作基础应以高质量图片和表格形式展示。

2）研究工作条件：是指项目组已具备的基本实验条件、团队技术条件及科研平台仪器，包括利用国家重点实验室和部门开放实验室的情况，已有的协作条件，原材料及加工条件，已从其他渠道得到的经费与技术支持等。

3）个人简历：是指申请人和项目组主要参与者的教育经历和工作经历；主持或参加科研项目及人才计划项目情况，要注明项目类别、批准号、名称、研究起止年月、获资助金额、项目状态（已结题或在研等），主持或参加；代表性研究成果与科研奖励情况。

（5）预算说明书　按照《国家自然科学基金项目申请书预算表编制说明》等的有关要求，按照政策相符性、目标相关性和经济合理性原则，实事求是地编制项目预算。填报时，直接费用应按设备费、业务费、劳务费三个类别填报，每个类别结合科研任务按支出用途进行说明。对单价≥50万元的设备进行详细说明，对单价＜50万元的设备进行分类说明，对合作研究单位资质及资金外拨情况、自筹资金进行必要说明。

（6）其他附件清单　是随纸质申请书一同报送的附件清单，按要求填写。

（7）签字盖章　申请人、项目组主要成员、依托单位及合作研究单位对所申报项目的真实性、保证项目研究的顺利实施和开展工作给予条件支持等进行承诺并亲自签章。有合作单位的科研项目，合作双方应本着“公平、平等、互利”的原则，签署合作协议书，明确工作任务和内容，明确知识产权归属、科研成果效益分成。

附：文献查新检索报告

文献查新检索报告是由法定文献检索机构出具的查新报告。对检出文献的新颖性作出结论，对所选项目是否具有新颖性提供客观依据。查清该项目在国内外是否已研究开发或正在研究开发；已解决和尚未解决的问题。

6. 项目申请书撰写心得

良好的研究基础，理论、技术与方法及结果上的创新，解决中医药发展过程中关键科学与技术问题，是申请书撰写核心所在。

1）不打无准备之仗：①成功的项目申报绝非偶然，必须做好充分准备，以夯实项目申报的根基，可以从自身日常工作中熟悉的内容入手，发现值得深究的方面，思考存在的问题及解决方法，结合自身的研究基础，共同决定申报方向；②根据确定的方向查阅近5年的文献，全面掌握研究现状，了解哪些已做到，哪些尚未做到，哪些值得去进一步深入研究（即热点、难点及空白问题），从而确定研究的切入点；③基于文献综合分析的基础上，确定选题，将自己提出的问题上升为一个科学问题，同时需判断所选课题是具有一定的难度、深度、创新性、可行性，本人是否具有该方面的研究基础。

2）创新要顶天立地：项目的创新性要求是顶天立地，所谓顶天就是能“仰望星空”，瞄准国际科技前沿，敢于探索前人未曾涉足的领域，具备前瞻性和原创性；又要“脚踏实地”，即做国家或区域需要解决的问题。总而言之，项目的创新性不仅要有原创性和前沿性，还要突出其意义或者价值的重要性。所谓前沿性即同行关注的问题，从高水平期刊专注的研究方向中提炼，研究内容是当前必须解决且迫不及待要解决的关键科学问题。针对聚焦的前沿科学问题，解决思路是别人没做过或做得甚少，并且是自己能做、擅长做的。采用并大胆引进适于中医药研究的现代自然科学研究的技术和方法，促进多学科的交叉、融合、渗透，联合攻关，实现在较高水平上的技术跨越，也是中医药科学研究取得突破性进展的关键。

项目创新性是提炼项目的精华、亮点，加以重点说明，起到拔高的作用。要强调项目与既往研究相比具有的创新点，如学术理论、学术思想、研究资料、研究方法等方面。学术理论创新是指学术思想、观点等研究假设方面的拓新；学术思想创新指的是构建一套相对完整的学说体系或思想体系；研究资料创新是指研究者发掘了新材料、新证据、新发现等全新的数据；研究方法创新则是指申请者提出解决问题的新方法、新途径。同时，本研究预期结果的科学性及研究结论的科学意义等，也体现项目的创新性和特色。

3）解决中医药关键科学与技术问题：中医药科研项目的申请要遵循“传承精华，守正创新”的原则，以临床需求为导向，以解决临床面临的瓶颈问题为目的，探索中医药发展过程中关键科学与技术问题。临床实践是中医药科学研究的源泉，而科学研究也是解决临床实际问题的根本途径。中医药科学研究既要从传统的中医药理论出发，又要密切联系临床实践，注重将临床实践中遇到的难题，从理性高度深入分析，把握重点，不断探索，广泛开展“以人为本”的临床研究，使科学研究真正做到“源于临床，服务临床，发展临床”。使科学研究既能够为中医药学术发展提出新的方向和思路，又能够成为提高临床诊疗水平的先导和支撑。在传承中医药经典理论研究的过程中，既要有原始的创新发现，又要应用现代科学技术诠释传统中医药，而不是简单地把中药与一个已知的通路结合起来就是自己的创新。遵循实践—认识—再实践—再认识的科学发展规律，创立新学说，发现新理论，促进中医药学术进步和诊疗水平提高。

第三节　中医药科研课题的实施

中医药科研项目意在深入探索中医药的疗效、药物作用机制及临床应用等，进一步挖掘中医药的研究价值，推动中医药的发展和创新，为保护和传承中医药文化作出贡献。中医药科研项目的实施方案旨在确保项目顺利进行，并为研究人员提供明确的工作指引与方法。

一、科研项目实施管理

科研项目实施管理制度是科研项目管理的重要基础，它的健全与否直接关系到科研项目的成效和效率。因此，建立科研项目实施管理制度是科研管理工作中的一项重要任务，有助于提高科研项目的管理水平和整体效益。

（一）项目管理

单位科技管理部门对本单位所有科研项目进行管理，每年编制并下达单位年度科研项目（课题）计划。项目实行年度计划管理制，科研项目组必须按年度科研计划和实施方案进行科研工作，并接受上级有关部门和单位主管部门的检查，按要求填报年度进度表。发表的科研论文、论著及获得的其他科研成果应标注资助单位及项目名称和编号。

（二）项目负责人制

项目负责人对项目实施过程、经费使用、进度控制、成果登记和申报、知识产权保护及项目研究资料的真实性和完整性负责。并有权对项目成员进行调整；有权在规定的范围内支配经费；有权决定研究成果的署名及排序；有权决定所获奖金的分配。项目负责人一般不得代理或更换。

（三）经费管理

各类科研项目经费必须进入所在单位财务处的科技账户，实行专款专用，严格按预算执行，严禁挪用。项目经费使用必须遵守国家有关部门和单位的财务制度，单位财务、审计、科技管理部门有权对项目经费的使用进行审核与监督。

二、课题开题报告

开题报告（opening report）是将科研项目的实施方案，或是已经进行的预实验结果，向专家组汇报，获得修改意见，促使研究人员理清研究思路，完善研究实施方案的过程。

（一）开题报告的程序和要求

科研项目获得批准后，确定开题报告时间，进行开题报告书面材料准备，举行开题报告会，专家组对开题报告进行评审并提出修改意见，科研项目组根据修改意见对项目实施方案进行修改，再启动科研项目的实施。

（二）开题报告的主要内容

开题报告的主要内容包括研究名称、立题背景和依据、目的和意义、研究方案、创新点、统计学方法、完成项目所需要的条件、研究工作进度计划、经费预算、文献综述等。

三、课题实施方案

科研课题负责人根据申请书或任务书制订科学、规范的实施方案，是课题研究顺利开展的前提和保障。实施方案主要由以下几部分构成。

（一）课题名称

课题名称同科研项目申请书，不能更改。

（二）立项依据

立项依据根据科研项目申请书的基本依据进一步细化，一般包括三个方面，即课题提出的背景，研究目的、意义，完成课题的条件分析。

（三）研究目标

研究目标要与科研项目申请书一致。

（四）研究内容

研究内容要根据科研项目申请书或任务书研究内容，结合开题报告专家意见，要求进一步细化，更明确、具体，具有更强的可操作性。

（五）课题研究计划

课题研究计划要明确研究的具体时间和详细步骤，制订每个阶段的起止时间及研究内容，便于课题实施和考核。

（六）预期研究成果

课题预期研究成果的形式包括研究报告、论文、专著、物化成果等。

（七）研究人员分工

科研课题负责人要明确课题组人员的分工，落实具体工作任务及时间。

（八）保障措施

保障措施包括课题研究的领导、管理、人员准备、经费来源、实验环境、奖惩制度等。

四、科研项目结题与鉴定

科技项目按计划完成研究后，要提交研究工作原始资料、总结报告、结题（验收）表、经费使用情况、归档证明或科技成果鉴定申请表，经单位科技处审核批准后呈报相关部门。

（一）科研项目结题

1. 结题报告

结题报告以科研项目研究工作报告来体现，也称为研究工作报告或总结，它是专门用于科研课题结题验收的实用性报告类文体。是研究者在课题研究结束后对研究过程和结果进行客观、全面、实事求是的总结，也是科研项目结题验收的主要依据。

结题报告要根据科研项目申请书、任务书和实施方案，对科研过程中所做的工作进行回顾、梳理、归纳、提炼、总结概括。需要从三个方面进行总结：①“为什么要选择这项课题进行研究”，即这项课题是在怎样的背景下提出来的，研究这项课题有什么理论意义和现实意义；②“这项课题是怎样进行研究的”，要着重阐述研究的理论依据、目标，课题实施的内容、方法和步骤，描述研究的全部过程；③“取得了哪些研究成果”，要说明课题的创新点和研究结果。

2. 研究技术报告

研究技术报告指该项科研工作实施过程中具体的技术方案、技术特征和技术结果；总体性能指标与国内外同类技术的比较、技术难度、技术成熟度；对社会、经济发展和科技进步的推动作用；推广应用情况及条件和前景；课题研究存在的主要问题和下一步的改进方法及今后研究的设想。要包括研究图表，发表的论文、专著，申请的专利、项目推广应用证明等。

（二）科技成果鉴定

科技成果鉴定是指有关科技行政管理机关聘请同行专家，按照规定的形式和程序，对列入国家和省、市有关部门科技计划的科技成果进行审查和评价，并作出相应的结论。其目的是正确判别科技成果的质量和水平，促进科技成果的完善和科技水平的提高，加速科技成果推广应用及成果转化。

1. 申请鉴定条件

科技成果鉴定应按各级课题申请鉴定的相关要求，一般应满足以下条件。

1）已完成科研计划任务书规定的任务。

2）不存在科技成果完成单位或者人员名次排列异议的权属方面的争议。

3）技术资料齐全，并符合档案管理部门的要求。

4）经国家有关部门认定的科技信息机构出具的查新结论报告。

2. 鉴定申报程序

科研项目组按期完成任务后，由项目负责人根据对该项目作出直接贡献的大小，在明确研究单位和主研人员排序的情况下，提出成果鉴定申请。由科技管理部门指导完成鉴定工作。

3. 申请科技成果鉴定具备的材料

申请科技成果鉴定具备的材料：①科技成果鉴定申请表；②科研计划任务书或合同书；③研究

工作报告（结题报告）；④研究技术报告（设计工艺图表）；⑤国家、省认定的测试单位出具的分析测试报告及重要试验、测试记录；⑥具有科技查新资格的科技信息机构出具的查新报告；⑦质量标准（国家标准、行业标准、经质量技术监督部门备案的企业标准）和标准化审查报告；⑧经济效益分析报告；⑨用户使用情况报告（使用情况证明）；⑩环境监测报告；⑪行业主管部门要求出具的其他材料。

4. 成果鉴定工作

鉴定由国家科技部或者省、市科技成果管理部门及国务院有关部门的科技成果管理机构负责组织。必要时可以授权省级人民政府有关主管部门组织鉴定，或者委托有关单位主持鉴定。

1）鉴定形式：①会议鉴定。由同行专家采用会议形式对科技成果作出评价。②函审鉴定。同行专家通过书面审查有关技术资料对科技成果作出评价。③检测鉴定。由专业技术检测机构通过检验、测试性能指标等方式，对科技成果进行评价。

2）鉴定主要内容：①是否完成计划任务书要求的指标；②技术资料是否齐全完整，并符合规定；③应用技术成果的创造性、先进性和成熟程度；④应用技术成果的应用价值及推广的条件和前景；⑤存在的问题及下一步改进意见。

3）鉴定程序：鉴定专家组的遴选，召开专家鉴定会，形成鉴定证书。由组织鉴定单位颁发《科学技术成果鉴定证书》，科技成果鉴定完成后归档。

五、科技成果

科技成果是指通过科学研究，经同行专家确认具有学术理论意义或实用价值的创造性结果。包括新理论、新发明、新见解、新药物、新方法、新技术、新器械、新工艺、新产品及专利、论文、调查报告和专著等。

基础研究或应用基础研究成果，一般是发表论文、调查报告、专著或专利等；应用研究成果，是成熟的应用研究方案和技术，其推广应用前景及其间接的经济效益、社会效益和生态效益预测；中医药研究成果，着重在中医药临床应用价值，包括在医疗卫生方面提高治愈率、降低发病率及环境保护等；开发研究成果，是有形产品和诊疗方案等，重点在于直接获得的经济效益或社会效益。

国家自然科学基金成果要求注重理论创新。其论文应在国内外一些重要刊物上发表，并注明由国家自然科学基金委员会资助；对项目形成的成果，还要关注被 EI、SCI、ISTP 收录的检索情况。

（一）科技成果登记

单位科技管理部门负责科技成果的结题（验收）、鉴定、成果登记、申报奖励、推广转化等方面的组织管理工作。科研项目负责人负责具体登记工作。

科技成果鉴定后，在 3 个月内到省级科技成果档案馆进行成果登记。科技成果登记需报送的资料有《科技成果登记表》、《科技成果鉴定证书》、《科技成果鉴定申请表》及有关技术资料各 1 份；《科技成果登记表》电子文档 1 份。

（二）科技成果报奖

凡通过成果鉴定并在规定时间内完成登记的科技成果均有资格申请国家、省、市等各级各类奖励。科技成果奖励的种类有国家科学技术奖、教育部高等学校科学研究优秀成果奖、省级科学技术进步奖、市级科学技术进步奖和社会力量设奖。

1. 国家科学技术奖

国家科学技术奖是国务院为了奖励在科学技术进步活动中作出突出贡献的公民、组织，调动科学技术工作者的积极性和创造性，加速科学技术事业的发展，提高综合国力而设立的一系列奖项。

1）国家最高科学技术奖：每年授予人数不超过 2 名，获奖者必须在当代科学技术前沿取得重大突破或者在科学技术发展中有卓越建树；在科学技术创新、科学技术成果转化和高新技术产业化中，创造出巨大的经济效益、社会效益、生态环境效益或者对维护国家安全作出巨大的贡献。

2）国家自然科学奖：授予在基础研究和应用基础研究中阐明自然现象、特征和规律，作出重大科学发现的中国公民。

3）国家技术发明奖：授予运用科学技术知识作出产品、工艺、材料、器件及其系统等重大技术发明的中国公民。

4）国家科学技术进步奖：授予完成和应用推广创新性科学技术成果，为推动科学技术进步和经济社会发展作出突出贡献的个人、组织。

5）中华人民共和国国际科学技术合作奖：授予对中国科学技术事业作出重要贡献的外国人或者外国组织，每年授奖数额不超过 10 个。

2. 教育部高等学校科学研究优秀成果奖

教育部高等学校科学研究优秀成果奖（科学技术）由教育部设立，奖项分为高等学校科学研究优秀成果奖自然科学奖、高等学校科学研究优秀成果奖技术发明奖、高等学校科学研究优秀成果奖科学技术进步奖和高等学校科学研究优秀成果奖青年科学奖，共四个奖种。分为一、二等两个等级，对于特别优秀的成果可授予特等奖，高等学校科学研究优秀成果奖青年科学奖不分等级，每年奖励总数不超过 320 项。

3. 省级科学技术进步奖

省级科学技术进步奖由省人民政府设立，省科学技术行政部门负责省科学技术奖评审的组织工作，并设立省科学技术奖励工作办公室，负责省科技奖评审的日常工作。授予在科学发现、技术发明、技术开发、技术合作和推动科学技术进步等方面作出创造性贡献的个人或者单位。省级科学技术进步奖一般分为自然科学、科学技术进步和技术合作三类；又分为特等奖、一等奖、二等奖、三等奖，重大科技成就奖、技术合作奖不分等级。省级科学技术进步奖每年度评审一次，对在科学技术领域作出重大贡献的人员授予重大科技成就奖，重大科技成就奖每年度评审一次，每次授予人数不超过两名。对作出特别重大科学发现或者技术发明的公民，对完成具有特别重大意义的科学技术工程、计划、项目等作出突出贡献的公民、组织，可以授予特等奖。

4. 市级科学技术进步奖

市级科学技术进步奖授予在推动本市科学技术进步和科技成果转化、促进本市知识产权保护与发展及通过科学技术对本市经济、社会发展作出突出贡献的单位及个人。

5. 社会力量设奖

社会力量设奖是指国（境）内外企业事业组织、社会团体及其他社会组织和个人利用非国家财政性经费或自筹资金，面向社会设立的经常性科学技术奖，用来奖励在科学研究、技术创新与开发、实现高新技术产业化和科技成果推广应用等方面取得优秀成果或作出突出贡献的个人和组织。如中华中医药学会科学技术奖，旨在奖励在中医药科学技术进步活动中作出突出贡献的公民、组织，调动广大中医药科学技术工作者的积极性和创造性，促进我国中医药科学技术的发展，提高人民健康水平。包括科技成果、政策研究、学术著作、中青年创新人才及优秀管理人才、岐黄国际等奖励内容。

申请者按规定格式和要求填写科技奖励申报书或推荐书及其附件，并按限额及对项目贡献大小确定项目主要完成人和主要完成单位排序（一般应与鉴定证书一致），经科技处审核，单位签署意见盖章后统一上报。

荣获各级科技奖励的课题主研人员作为考核、晋级、评聘技术职务及享受有关待遇的重要依据之一。科技奖励所得奖金应按贡献大小合理分配，课题研究人员所得奖金之和不得低于奖金总额的 90%；其中获得荣誉证书的主要研究人员所得奖金之和不得低于奖金总额的 60%；不超过奖金总额的 10%用于奖励各级科研管理人员。奖金分配原则上由课题负责人执行。

（三）科技成果推广转化

科技成果推广转化是单位或科技人员对具有自主知识产权的科技成果所进行的开发应用、推广直至形成新产品、新工艺、新材料，发展新产业活动。成果完成者有推广转化的权利和义务。参与科技成果转化的单位和个人，应当遵循自愿、互利、公平、诚实、信用的原则，维护单位声誉，依法按照合同的约定，享受权益、承担责任。科技成果完成单位与其他单位合作进行科技成果转化的，应当依法由合同约定该科技成果有关权益的归属。科技成果转化中的对外合作，涉及国家秘密事项的，依法按照规定的程序事先经过批准。科技成果转化中的知识产权受法律保护，并注意界定清楚职务发明与非职务发明。鼓励科技成果作为无形资产作价入股参与科技成果转化。

科技成果持有者可以采用下列方式进行转化：①自行投资实施转化；②向他人转让该科技成果；③许可他人使用该科技成果；④以该科技成果作为合作条件，与他人共同实施转化；⑤以该科技成果作价投资，折算股份或出资比例。

第四节　中医药学研究生开题报告

开题（opens the question）是研究生对所选论文题目进行较为详细的介绍，体现了研究生对该题目的前期研究和思考，其主要形式是开题报告的撰写及报告。研究生开题报告是新开展一个研究项目或课题时，对研究概况和工作计划进行的汇报，它是向有关专家陈述研究计划并接受评议的科研活动。开题报告可以是研究课题申请的计划书，也可以是课题立项后的实施报告。中医药学的研究生，撰写开题报告，是为了保证研究生培养质量，提升研究生学位论文的科研设计水平而确立的一项专家评议制度。中医药学科研究生开题报告需要参考开题报告的通用方法，也需要结合中医药学的特点。

一、开题报告的目的和意义

中医药发展，离不开中医药的创新研究和中医药创新型人才的培养，而开题报告对于中医药学科研究生的培养有重要意义，以严格把关、集思广益、发现问题、完善设计、提高效率为目的，主要体现在以下三个方面。

1. 提供评议意见

研究生在进行开题报告时，将面对由本学科及相关学科专家组成的专家组。该专家组将对课题的选题价值与意义、创新性、研究方案、计划安排、经费合理性等进行细致的评议和审核。研究生所在部门将根据专家组的综合评议意见，决定是否批准该选题。展现出可行性和创新性的课题，将获得批准。若课题在某些方面存在缺陷，研究生需根据专家组的意见进行必要的修改和调整。对于存在严重不足、不具备研究开展可能性的课题，将不予批准，并要求在规定时间内重新履行开题报告程序。

2. 增强科研水平

专家组成员在开题报告过程中对研究目标、技术路线、实验方法、工作进程、条件设备和经费等提出的建议和意见，有助于进一步补充和完善课题内容，提升研究方案的质量，从而增强该课题的研究水平。

3. 促进学术交流

开题报告不仅是对研究方案可行性和创新性的公开评议过程，也是促进本学科及相关学科学术交流的重要途径。在这一过程中，专家组成员将对开题报告内容进行深入的审核和讨论，各抒己见，分享观点，相互学习和借鉴，从而推动学术领域内的交流合作。同时，这一过程也为研究生本人提供了宝贵的学习和成长机会。

二、开题报告的内容

在进行开题报告时，重点报告三个方面的内容：①选题价值与意义，重点陈述要研究和讨论的学术问题是什么；②研究内容与方法，重点阐述研究的主要内容、思路、方法、重点与创新点是什么；③研究基础与困难，重点说明研究准备工作情况和存在的困难与疑惑有哪些，希望得到参加开题报告评议专家的哪些指导。开题报告主要包括以下四个方面的内容。

1. 综述

综述部分要求综合所涉及学科领域的研究概况，不仅要陈述，更要评述，避免只综不述或综而少述，展现个人的科学观点和见解，注重分析研究。综述应以至少 20 篇与开题报告相关的文献为基础，包括对选题的历史沿革、国内外研究背景、选题的先进性与创新性的分析。

2. 研究内容

研究内容是开题报告的核心部分，涉及科学假说的形成与验证。研究内容应全面、翔实、周密，包括实验设计、技术路线、关键技术问题的解决策略、已有研究基础、工作进度安排等。

3. 条件状况

条件状况包括硬条件和软条件。硬条件强调实验平台和仪器设备的优势及其他资源条件，软条件涉及课题经费、课题组人员的能力和分工、时间限定等，这些都是课题顺利进行的保障。

4. 预期结果

预期结果是阐述通过研究内容后，预期论证的科学假说、学术价值和应用价值，以及可能产生的科技成果，人才培养情况，社会、经济和生态效益等。一个优质的中医药研究生开题报告能够全面反映开题人的专业理论水平和实践应用水平，体现良好的思维能力和科学人文素养，同时也能锻炼其组织能力和应变能力。

三、开题报告的基本结构

开题报告应将为何开展该课题研究、研究的目的和意义、实验设计内容、技术路线图、特色与创新点、计划安排、经费预算和已进行的预实验结果等，向评议组专家做全面汇报。

1. 开题报告题目

开题报告题目应精练而含义确切，能够准确反映研究课题的核心内容和研究目的。题目的选定应基于对研究问题的深入理解，包括理论基础、研究内容和所采用的方法。题目应能够体现研究的关键要素，如干预因素、研究对象及预期的试验效应，即科研的三要素，并揭示这些要素之间的内在逻辑联系。题目应简洁明了，关键词应使用得当，避免冗长，同时要具有足够的信息量，以便于读者快速把握研究主题。选题应遵循以下原则：①价值性，具有一定的理论意义和现实意义，一定要是尚未解决或尚未完全解决而又必须解决的问题，即能解决理论问题以推动学科发展，能解决实际问题符合中医药临床的需求；②创新性，可以推动理论创新、方法创新和应用创新，因此，论文选题可以是完善或创新理论与方法，也可以是拓展现有理论的应用研究领域；③学术性，论文讨论的问题一定要是一个学术问题，才有学术意义和学术价值；④可行性，论文选题要求在科学上成立并可以探究，符合发展趋势，并有一定宽度，可分解，能循序渐进，可以深入研究。

2. 立题背景和依据

立题背景和依据应该具备实践性、行动性与应用性。

1）根据个人的专业经验，如何发现了研究问题。强调这些经验如何与具体问题相联系，并指出这些问题为何值得研究。

2）通过广泛的文献查阅来确定研究的空白点和机会。展示出对现有研究的深入了解，以及选题是如何填补这些空白的。

3）选题确定后，研究生需要对该选题的研究现状和进展，以及亟待解决的问题进行分析，着重说明该选题的依据、相关的国内外研究动态和发展趋势，以及本课题的原创性与创新性。

4）注意事项：①立题依据一定要充分，应紧扣研究切入点和关键问题，避免泛泛而谈；②应列小标题，注意各标题之间的逻辑层次性；③应指出目前研究尚存在的不足，并针对不足开展本课题研究；④选题应富有中医药特色，文题需与学科专业相一致；⑤注意选题创新性，避免低水平重复；⑥国家对专业学位与学术学位研究生选题要求有所不同，研究生根据类型与学科专业不同，选择恰当的题目。

3. 课题的目的和意义

选题的目的和意义可以从以下五个方面来考量：①学术意义，探讨该科学领域中存在的问题或争议，并提出具有创新性的学术观点或科学假说；②理论价值，通过深入研究，旨在丰富和完善相关理论框架，为后续研究提供理论支撑；③实践价值，研究成果预期能够对实践领域产生积极影响，解决实际问题或提升实践效能；④个体目的，明确研究者个人的研究兴趣和职业发展目标，以及如何通过本课题实现这些目标；⑤知识发展，旨在推动该学科领域的知识进步，为学术和实践提供新的见解和方法。研究生应从上述几方面出发，针对学科领域中的未解决问题或争议，提出自己的学术观点或科学假说或解决实践问题，并明确通过研究将要达成的具体目标。国家对专业学位与学术学位研究生进行分类指导与培养，对选题要求有所不同，研究生应根据学科专业培养方案的具体要求，选择合适的题目，实施研究计划，达到相应的目标。

4. 研究方案

研究方案是指在选题确定之后，开题者在正式开展研究之前所拟定的全面工作计划。该方案涵盖了课题研究的各个关键方面和步骤，具体包括：①研究目标，明确课题研究的目标和预期达成的效果；②研究内容，详细描述研究将要涉及的主要内容；③研究方法，阐述将采用的具体科研方法，包括理论分析、实验设计、统计分析等；④技术路线，规划研究的技术流程，明确实验对象、步骤、方法、技术和预期结果；⑤预期结果，客观预测研究可能取得的成果及其应用价值和理论意义。

研究生需从理论和技术可行性两个维度对研究方案的各个组成部分进行详尽的论述。特别是，研究方法的描述必须具体明确，避免仅提及宽泛的方法学概念，以便于专家组能够提供有针对性的建议和意见。开展预试验是为了验证研究内容和技术路线的可行性，而开题报告中必须包含预试验结果的汇报或前期研究基础，以展现技术方法的可靠性。技术路线的描述可通过简明的技术路线图来辅助说明，帮助专家组成员全面理解研究设计。同时，研究生应对预期结果进行客观的评价和预测，阐述其潜在的重要应用价值和理论意义。注意事项：①所有标准必须是国际、国家或行业公认权威的最新标准；②整个研究方案应围绕解决关键问题，富有逻辑层次性；③技术路线图具有自明性，反映整个方案关键环节与步骤、内容与方法；④临床排除标准主要严重疾病或对所选择评价指标有影响的疾病；⑤模型、疗效评价标准应有依据，必要的伦理审查及合理的样本量。

5. 课题的创新点

创新是科研的灵魂，在中医药研究中，创新点应深植于中医药的传统理论和实践经验之中，同时融入现代科学研究的方法和技术。研究生应展示如何在传统中医药理论的基础上，结合现代医学研究的前沿技术，提出新的治疗机制、药物发现或临床应用方案等。创新点可以是新的诊疗方法、对古典医籍的新解读、中药复方的现代化研究，或是中医药在新疾病领域的应用等。创新点可以体现在理论上、技术上、方法上、内容上、结果中。

6. 统计学处理

研究生需说明将如何采用合适的统计方法来分析中医药研究中得到的各种数据，应从统计描述和统计推断的角度说明将要采用的统计指标和统计方法，一般应对计数资料、计量资料和等级资料分别加以描述。同时，应选择合适的统计软件进行数据分析，尤其是图像统计软件种类和版本，并设定合理的检验水准。

7. 必备条件

完成中医药课题所需的条件不仅包括现代化的实验设备、试剂、实验动物或临床研究对象、人力、物力和经费等，还应包括符合中医药特色的实验平台，如中药鉴定实验室、中医诊疗模拟实验室等。此外，还需考虑中药材的来源和质量控制、中医临床研究和动物的伦理审批等条件。对研究工作中可能遇到困难和问题、拟解决的办法和措施也应特别说明。

8. 研究计划

开题报告应有详细的研究进度计划，可分为预备实验、正式实验、统计处理、论文撰写等阶段，按季度制订相应的工作任务，并明确表述每个阶段的工作内容和具体任务指标，确保研究的连贯性、系统性和有序性。

9. 经费预算

经费预算是研究的重要保障，应实事求是，应包括实验材料费、仪器设备费、检测费、临床试验的实施费、资料费和论文印刷费等。预算的编制应体现中医药研究的经济合理性和实效性。

10. 参考文献

开题报告中所涉及的立项背景和依据、目的意义、研究方法、创新点等都应有相应的参考文献予以支持，按引用先后顺序编排，列于开题报告的文末，供专家核查。参考文献应涵盖中医药领域的经典著作和最新的科研文献，展示开题者对中医药学科的深入理解和研究的前沿性。引用的文献应与研究主题紧密相关，能够支持研究的理论基础和方法论。

11. 文献综述

文献综述是开题报告必备的附件，是开题报告中不可或缺的重要组成，其内容应展现综述与评价的有机结合。此部分的核心目的在于反映研究生对国内外与本课题相关研究进展的深入理解和掌握程度。在撰写文献综述时，研究生应系统地搜集和分析与课题直接相关的各类文献资料，包括但不限于期刊文章、会议论文、学位论文、专利及其他学术出版物。通过批判性地审视现有研究成果，研究生应能够识别并阐述该领域的研究空白、争议点及未来可能的研究方向。文献综述不仅仅是对现有文献的简单罗列，更重要的是要展现开题者对文献的深刻理解和归纳分析能力，以及如何将这些知识应用于自己的研究之中。此外，文献综述应遵循学术规范，对所有引用的文献给予适当的标注和致谢，引用的文献不能断章取义。

四、开题报告的一般程序和要求

开题报告必须按一定的程序和要求认真组织实施。

1. 开题报告时间

研究生在完成学位课程并获得规定学分后，基于充分的文献调研、选题、科研设计及必要的预实验，方可进行开题报告。

2. 开题报告文字材料准备

开题报告是在完成科研选题、文献综述、假说建立、课题设计，并在预实验或前期研究的基础上，研究生需将开题报告的内容，按照规定的格式要求，撰写成文字说明材料，并提前提交给专家组成员。同时，应准备高质量的PPT，以便在开题报告会上使用。是对课题研究方案的可行性及创新性进行公开评议的重要环节，是对选题的陈述，也是对选题的验证，重点考虑“做什么”和“怎样做”。

3. 举行开题报告会

在立题并进入实施阶段之前，特别是对于学位论文课题，必须进行开题报告，开题报告会上，研究生利用 PPT 对科研课题的概况及工作计划进行详细汇报。会议按相关规定邀请本学科及相关学科专家组成评议组进行评议。评议组成员不包括研究生的导师及指导小组成员，但允许他们旁听。研究生首先汇报，随后专家组提出质疑或建议，研究生应对相关疑问进行解释或讨论。这有助于对科研选题的科学性、创新性、适用性和可行性进行综合评议，对课题的意义和背景、内容和实施等方面起到至关重要的作用。

4. 评议组专家严格把关

专家组需对开题报告进行细致的评议，确保选题立题依据充分，具有科学性、创新性、可行性，并具有一定的应用价值或理论意义。专家组还需指出研究方案的不足之处，决定是否批准开题报告。若有争议，可通过投票解决。若开题报告原则上通过，但需部分修改，研究生应在规定时间内完成修改并备案。若未通过，研究生应在导师指导下重新准备，并在规定时间内重新报告。若再次未通过，可能导致学业终止。

5. 填写开题报告表

开题报告会后，研究生应根据专家组的反馈意见，对研究方案进行必要的修改和完善，并填写开题报告表。经院系、主管部门审核、签字盖章后，提交至开题者所在部门存档。

6. 开题报告后续工作

开题报告批准通过后，研究生应立即进入课题实施阶段。在课题实施过程中，应按照开题报告中通过的研究方案，不得擅自更改。若因特殊情况或条件变化需调整研究方案或更改研究题目时，应按规定程序重新审批，并可能需要再次进行开题报告。

7. 注意事项

1）避免研究工作的盲目性和低水平重复他人已完成的研究，研究生在开题报告前须阅读大量相关文献，在了解并掌握本研究领域的相关动态或发展趋势的基础上，在导师和指导小组指导下，应精心准备，切勿盲目开题。

2）开题报告所及的书面材料及 PPT 等要求文字简明、图表规范、书写工整、材料完整，文字表述不可口语化。开题报告是一项庄重而严肃的学术活动，研究生报告时应声音洪亮、注重仪表仪态。

3）开题报告必须思路清晰，逻辑层次分明。立题依据充分，技术方法可行，预实验结果可信，技术设备条件具备等，紧扣主题准确表达，并体现出开展此项研究的意义与价值。

4）开题报告不应照本宣科，应以高质量的 PPT 内容为提纲，对开题报告文本的再创造过程，提炼关键环节，报告时间一般控制在 30 分钟之内。

5）开题报告应特别注意展示研究生自身已具备一定的本专业及相关领域基础理论知识和实践动手能力及中医药科研思维能力。

6）开题报告中对进度的安排、条件保障及尚存在的问题等应详细、准确、客观地进行说明，以保障研究顺利进行。

7）开题报告还必须论证是否符合学位类型和学科专业的要求。

思考题

1. 不同类型的中医药科研课题应该如何选择合适的申报方向？
2. 中医药科研课题申请书的撰写如何体现创新性？
3. 开题报告的整理需要注意哪些问题？
4. 请阐述你对加快中医药科研课题研究成果转化的思考。

（孙学刚　高　磊　杨　璇）